Dra. Marie Thirion

La lactancia

dve
PUBLISHING

Colección «*Biblioteca de la familia*» dirigida por *Mahaut-Mathilde Nobécourt.*

Edición de Editorial de Vecchi.

Ilustraciones de Jesús Gracia Sánchez.

Traducción de Núria Viver Barri.

Título original: L'allaitement.

© Editorial De Vecchi, S. A. 2018
© [2018] Confidential Concepts International Ltd., Ireland
Subsidiary company of Confidential Concepts Inc, USA
ISBN: 978-1-68325-885-8

ÍNDICE

PRfiLOGO A LA EDICIfiN ESPAÑOLA   13

INTRODUCCIfiN   17

CAPÍTULO I - POR FAVOR, DIBÚJEME UN PECHO...   23

Fantasmas muy alejados de la realidad   24
    Primera idea falsa: la bolsa   24
    Segunda idea falsa: la fuente   26
    Tercera idea falsa: la madre nutricia   27
    Cuarta idea terrorífica: la vaca lechera   28
    Quinta idea falsa: ¡la visión tercermundista!   29

La realidad de la naturaleza   30
    El tejido que produce la leche   31
    La bomba de eyección   33
    La esponja sanguínea   35
    El silo   36
    El arranque pezón-areola   37
    La envoltura cutánea   39
    Las estaciones del pecho   40

CAPÍTULO II - LA LECHE FLUIRÁ O LA FISIOLOGÍA DE LA RELACIÓN MADRE-HIJO   45

La señal del bebé al mamar   47
    Mamar es una actividad bucal muy compleja   47
    Mamar es seguir un ritmo regular de succión   50
    Mamar es también una técnica especial de deglución   51
    Para conseguir mamar bien, el bebé debe estar despierto y tranquilo   52
    Para conseguir mamar, el bebé debe estar bien colocado   53

El tiempo de reacción cerebral   58
    Una región donde la voluntad no interviene   59
    La secreción hormonal   59
    Los bloqueos del mecanismo   60

La llegada de las hormonas hipofisarias   64
    Durante todo el embarazo   64
    Al salir la placenta   64

De treinta a setenta y dos horas después del nacimiento 66
Los signos de llegada de las hormonas 68

El flujo de la leche 70

La regulación de la producción de leche 73

Un poco de horario, para no contar más 74

La acción beneficiosa sobre el organismo materno 76
Lactancia y tubo digestivo 76
Lactancia y útero 77
Lactancia y fecundidad 77
Lactancia y ahorro de energía 78
Lactancia y equilibrio 79

CAPÍTULO III - LA LECHE DEL NIÑO HUMANO
O LA BIOLOGÍA DEL VÍNCULO 81

La fabricación de leche 83
Cada célula fabrica todos los componentes de la leche 83
Los mecanismos de la fabricación 85

La leche, especificidad de la especie 88

El calostro, leche de la adaptación 90
El calostro es un «concentrado salado de proteínas» 90
El calostro evita la deshidratación 91
Una evolución constante 92

El material de construcción del tejido humano 92
La leche materna es imposible de sintetizar 92
La leche materna es el mejor material de construcción 95
La leche humana aporta una amplia defensa antiinfecciosa 99
Los riesgos de la leche humana y lo que se desconoce 103
Las alternativas a la leche materna 113

CAPÍTULO IV. ELEGIR LA LACTANCIA Y PREPARARSE 115

Tres condiciones necesarias y suficientes 118
Para dar de mamar, vivir en un cuerpo feliz 118
Para dar de mamar bien, hay que elegir a los «consejeros» 119
Para dar de mamar bien, hay que elegir las lecturas 120

Falsos problemas y chismes 121
La lactancia cansa: falso 121
La lactancia estropea los pechos: falso 122

En pecho pequeño, poca leche: falso   123
Mi madre no tenía leche, así que yo tampoco tendré: falso   123
Una mujer muy joven no puede tener mucha leche: falso   123
En mi familia, las mujeres tienen la leche demasiado clara: falso   124
Una mujer que da de mamar no puede hacer el amor: falso   124
Cuando regresa la regla, la leche se vuelve mala: falso   124
Una mujer que da de mamar se mantiene gorda: falso   124
El biberón va más deprisa: verdadero y falso   125
Los bebés alimentados al pecho son más inteligentes:
   verdadero y falso   125
El destete es un momento extremadamente peligroso: falso   126
Ante un nuevo embarazo, la lactancia debe suspenderse
   urgentemente: falso   126

¿Existen verdaderas contraindicaciones?   127
   Para el niño   127
   Para la madre   128

La alternativa: el bloqueo de la lactación   130
   Los métodos tradicionales   130
   Los grandes métodos   131

¿Cómo prepararse para dar de mamar?   133
   Preparar la llegada del bebé a la familia   134
   Preparar los pechos   134
   Aprender a amar el propio cuerpo   136

La elección de la maternidad   136

APÍTULO V - LA PRIMERA TETADA   139

¿Por qué una tetada precoz?   140
   Los cachorros de animales   140
   El bebé humano   142

Nacimiento y primera tetada   145
   Preparar la acogida antes del nacimiento   145
   El niño acaba de nacer: tomarse el tiempo de acogerlo   146

Las ventajas médicas de la tetada precoz   150
   Para el niño   151
   Para la madre   153

Primeras tetadas y nacimientos difíciles   154
   Primer caso: el niño con un trastorno respiratorio o neurológico   155
   Segundo caso: el niño prematuro   155

Tercer caso: el niño hipotrófico o el retraso de crecimiento
intrauterino   156
Cuarto caso: los niños dormidos   156
Quinto caso: los niños malformados   157
Sexto caso: la madre sometida a cesárea   157
Séptimo caso: las madres con una enfermedad durante
el embarazo   158

**Capítulo VI - La estancia en el hospital
o el inicio de la lactancia**   159

Una necesidad al inicio: dar de mamar al bebé siempre
que se despierte   160
Los objetivos de la lactancia   160
En la práctica, ¿cómo ocurre?   161
El control de la alimentación y del desarrollo del recién nacido   163
La adaptación de la lactación y de los pechos   166
Un bebé nunca toma «demasiado»   167

El inicio de la lactación   167
Las dificultades de la subida de la leche   168
La adaptación de los pezones   169

Las condiciones de una lactancia eficaz   170
El niño debe estar cerca de sus padres   171
Un apoyo técnico auténtico para iniciar la lactancia   172
Evitar a toda costa los errores técnicos contrarios
a la fisiología   173
La vigilancia diaria de los pechos   176

Pequeñas dificultades iniciales   180
Evitar los malos consejos   181
Dificultades por parte del niño   182
Dificultades por parte de la madre   185
Los pechos que rezuman y segregan leche solos   190

**Capítulo VII - Los problemas médicos de la lactancia:
lesiones de los pezones y los pechos**   193

Las dificultades frecuentes   195
Las grietas   195
Las hinchazones y los canales tapados   199
La linfangitis (o mastitis inflamatoria)   202

Las infecciones graves del pecho   205
    La fase de mastitis infecciosa   205
    El absceso del pecho   206

Lactancia y patología mamaria   208
    Los tumores mamarios   208
    Lactancia y cirugía mamaria   208

CAPÍTULO VIII - LAS MIL Y UNA TETADAS
O LA FASE DE EQUILIBRIO   211

El jardín de las delicias   212

El lactante que va bien   215
    Ritmo y horario de tetadas   215
    Duración de las tetadas   216
    Curva de peso de los primeros meses   217
    Vacunaciones en el niño que mama   218
    El niño que tiene dientes   218

La madre que va bien   219
    La alimentación de la mujer que da de mamar   219
    ¿La madre puede ausentarse?   220
    Lactancia, regreso de la regla y anticoncepción   221
    Lactancia y «puesta en forma»   224
    Lactancia y sexualidad   224
    Una madre, un lactante, una familia y la sociedad   225

Algunos casos particulares   227
    Nacimiento de gemelos o trillizos   227
    Hospitalización del niño   227
    Hospitalización o enfermedad de la madre   228
    Nuevo embarazo   229
    Restablecer la lactación   229
    La madre que se encuentra sola   230

CAPÍTULO IX - EL DESTETE, UN NUEVO PASO
HACIA LA LIBERTAD   231

Una palabra y un momento difíciles de definir   232
    Una palabra diferente según los lugares y las épocas   232
    Destete precoz y destete tardío   232
    El «destete precoz provocado»   234
    ¿Es posible dar de mamar mucho tiempo?   237

Las opiniones de los expertos pediátricos   239

Algunos conceptos de sentido común   240
    Elegir el mejor momento   240
    No apresurarse   243
    La leche materna disminuye y después desaparece
      espontáneamente   245

Destete y cambio de leche   249
    La elección de la leche   249
    Cómo realizar el cambio de leche   250
    Zumos de frutas y vitaminas   254

Destete y alimentación diversificada   256
    Primer error: hacerlo comer demasiado   257
    Segundo error: querer diversificar demasiado pronto
      la alimentación   259
    Tercer error: creer que las harinas son necesarias   259
    Cuarto error: no saber compensar los desequilibrios 260
    Quinto error: tener miedo de los alimentos en conserva   262
    Sexto error: repartir mal la alimentación a lo largo del día   263

ANEXOS   265

Anexo a la edición española   267

Bibliografía   269

Dónde encontrar las respuestas a las preguntas que se plantean   277
    Tomar una decisión   277
    Las primeras tetadas   277
    Las dificultades   278
    La madre y su cuerpo   278
    El destete   279
    ¿A quién pedir consejo?   279
    Los sitios Internet sobre lactancia   279

Centros de recogida de leche materna   283

Al principio había una enorme gota de leche
Entonces llegó Doondari y creó la piedra
Después la piedra creó el hierro
Y el hierro creó el fuego
Y el fuego creó el agua
Y el agua creó el aire
Después Doondari descendió por segunda vez. Tomó los cinco elementos
Y modeló al hombre.

Contes africains de la création, Ulli Beïer (Fédérop)

PRÓLOGO A LA EDICIÓN ESPAÑOLA

Como dice la pediatra americana Ruth A. Lawrence en uno de sus artículos «la leche materna posee innumerables ventajas para la especie humana que pueden resumirse en que es específica para la especie». Esta afirmación es tan real, rotunda y clara que uno podría dejar de dar argumentos y cerrar aquí este prólogo sobre la lactancia. Sin embargo, la sociedad, en su constante progreso, ha conseguido que dispongamos hoy en día de una serie de productos válidos, útiles y buenos para alimentar a nuestros bebés. Como es lógico esto ha significado un importante avance ya que ha permitido la supervivencia de niños que no disponían de leche materna pero también ha colocado a los futuros padres, sobre todo a las futuras madres, en la tesitura de tener que decidir si dar el pecho o no a su hijo. Una veraz y correcta información es imprescindible para ayudar a tomar esta decisión con criterio suficiente.

Desde el punto de vista médico la leche materna tiene un gran número de ventajas sobre la lactancia artificial. La primera, y sin lugar a dudas, es su composición. Todas las leches artificiales tratan de imitar y parecerse a la materna, y lo consiguen en gran medida, pero carecen de la especificidad. El uso de proteínas de otros animales diferentes al hombre posibilita la aparición de alergias y dificulta, a veces, el aprovechamiento correcto de todas las sustancias nutritivas. Además, la leche materna aporta una gran cantidad de mecanismos y elementos inmunológicos necesarios para la defensa frente a infecciones y otras enfermedades que difícilmente pueden introducirse en una leche artificial: elementos vivos como algunas células (glóbulos blancos), inmunoglobulinas, enzimas, etc. Este último dato, que a lo mejor en nuestro medio tiene poco interés, es básico en los países menos desarrollados en los que la infección en los primeros meses de vida es una importante causa de muerte. Finalmente, no hay que desdeñar el costo económico que tiene una lactancia artificial. Mientras algunas sociedades pueden permitirse este gasto para otras es impensable, pero, aun en las regiones más potentes económicamente, una familia tiene que tener en cuenta el gasto que representa la nutrición de su hijo, que es nulo en el caso de la leche de madre.

Las ventajas no sólo son para el niño y la economía, sino que también hay algunas para la madre, como la menor incidencia de cáncer de mama en aquellas madres que han lactado, las contracturas que permiten la vuelta del útero a su lugar tras el parto y evitan posibles hemorragias o las psicológicas, entre otras.

Es cierto que existen circunstancias en que no se puede dar el pecho. Sin embargo, las contraindicaciones reales son muy pocas y muy limitadas. Existe una gran cantidad de mitos que ayudan a que algunas madres decidan no dar lactancia natural a su bebé. La inmensa mayoría de ellos son falsos y producto de informaciones erróneas e, incluso, tendenciosas. Por este motivo, a la hora de tomar una decisión, las madres deben disponer de la máxima información y que esta sea cierta y fundamentada científicamente. Aunque la incidencia de la lactancia materna ha aumentado entre nosotros en los últimos años, aún hoy en día muchas madres rechazan este tipo de alimentación, unas veces por desinformación y otras por mala información, aunque también es cierto que muchas hacen lactancias de corta duración por no saber superar la presión que les rodea.

Debemos felicitarnos por la aparición del libro de la Dra. Marie Thirion ya que viene a cubrir esta necesidad de información. Esta obra tiene todos los elementos para convertirse en un instrumento de gran ayuda, tanto a la hora de tomar la decisión de dar o no el pecho como a la hora de hacerlo, cuando la decisión ha sido que sí. En un lenguaje apto para las personas no conocedoras de la medicina, explica con detalle todos los mecanismos fisiológicos de la lactancia, de todo lo que va a pasar y por qué. Posteriormente, hace un repaso de los mitos, es decir, de aquellas falsas ideas que mucha gente tiene sobre la lactancia (los pechos se estropean, si los pechos son pequeños habrá poca leche, la leche se vuelve mala al volver la regla, etc.) y de las contraindicaciones reales tanto para el niño como para la madre. Para aquellas familias que han decidido dar el pecho, este libro tiene la utilidad de dar información práctica y detallada de cómo se debe hacer, cómo cuidar los pechos, cómo valorar el crecimiento, etc. Esta parte es muy importante porque muchas madres tienen dudas durante la lactancia de la bondad de la alimentación que dan a sus niños, así como el hecho de no ver cuantitativamente la cantidad de leche que el niño toma les preocupa enormemente. La cantidad de detalles prácticos que el libro contiene les va a permitir vencer la presión social a la que se encuentran sometidas durante estos primeros meses. La seguridad que les da el conocimiento de lo que ocurre, de los problemas que pueden surgir, de cómo solucionarlos es un gran soporte para disfrutar con felicidad de este periodo irrepetible de la vida de su hijo y también una gran ayuda para mantener la lactancia hasta que ella, por propia decisión, opte por dejarla.

Además de todo el valor que le da el rigor informativo, la obra está escrita en un lenguaje que transmite la felicidad de una madre que decide y consigue alimentar a su hijo. En todo momento se intuye cómo la autora vive y siente la alegría de la lactancia materna.

En resumen, creo que este libro va a ser de gran ayuda para las familias que opten o se planteen dar lactancia natural a su hijo. Su contenido les ayudará a entender la importancia que tiene y a solucionar los problemas que puedan surgir. También puede ser un buen libro para que los profesionales de la salud, primeros defensores de la lactancia natural, recomendemos a aquellos padres que se encuentran en el momento de decidir qué hacer con la alimentación de su futuro hijo. De ello, sin ninguna duda, los grandes beneficiados serán nuestros niños.

Dr. Jordi Pou Fernández
Jefe del Servicio de Pediatría
Hospital Universitario Sant Joan de Déu
Profesor Titular de la Universidad de Barcelona

INTRODUCCIÓN

Desear, concebir, llevar un bebé en el vientre a lo largo de meses y verlo nacer de una misma es una de las aventuras más bellas que pueden vivirse.

Darle de mamar es continuar una relación única y privilegiada con él, más allá de los gestos, más allá de las palabras; se trata de una relación en la que los cuerpos conservan toda su importancia: el cuerpo del niño programado para buscar a la persona de la que recibirá los elementos para crecer de forma directa y adecuada, y el cuerpo de la madre ampliamente transformado por y para el niño, que le asegura una nutrición perfecta en el útero y en los meses posteriores al nacimiento. Un verdadero intercambio en el que la madre regala la leche al niño y el niño regala a la madre un equilibrio hormonal y neuroendocrino precioso. No se produce ninguna ruptura entre el tiempo anterior y posterior al nacimiento. La maternidad, este inmenso arte femenino, puede vivirse y gozarse en una maravillosa continuidad. Pero, en realidad, ¿qué es la maternidad?

La maternidad es de entrada la aventura de una pareja, sea estable u ocasional. Amor loco o aventura inesperada, poco importa: es el encuentro, la búsqueda del otro en su cuerpo. Al principio, se trata de la sexualidad, sus placeres, su miedo, su locura; se trata del cuerpo a cuerpo de un hombre y una mujer; se trata de la «vida». *Después, la maternidad es la aventura de una mujer.* Una aventura única e insustituible de una mujer feliz o enloquecida, acogedora o rígida, risueña o desesperada, que se convierte en madre: pechos que se hinchan, vientre que se tensa y se redondea, niño que se mueve suavemente, fatiga, gozo, desorientación, angustia, sueños dulces. Todo un universo nuevo de alegrías y penas, de sensaciones nuevas, que hace de cada mujer «ni totalmente la misma, ni totalmente diferente...». Ningún embarazo se parece a otro. No hay recetas, instrucciones de uso o guía práctica para vivir esta conmoción.

La maternidad es sobre todo la aventura misteriosa y profunda de una mujer y un niño: llevarlo, formarlo, ayudarlo a nacer, reconocerlo, amarlo, darle lo que necesita, alimentarlo, verlo crecer y verlo alejarse. Ser madre no es solamente dar la vida, es también preservarla, protegerla, conducirla hasta su desarrollo. Es pues aceptar el riesgo de la vida y la muerte, de la alegría y el sufrimiento, de la soledad y el encuentro, de la vida unida y la separación.

Es una aventura de cuerpo a cuerpo, de corazón a corazón, de pecho a labios, de miedo a placer, de piel a piel. Todo un universo de cuidados, ternura y amor, en el que la lactancia no es más que un elemento.

La maternidad es, finalmente, la aventura de toda una sociedad: presencia del padre, continuidad de la especie, papel de la familia, mirada de las otras mujeres, transmisión del código y las creencias, todo transcurre en el niño a través de su madre.

Un acontecimiento tan importante no puede permanecer ignorado y ser individual. En todos los tiempos y en todas las sociedades, lo que afecta a la maternidad —sexualidad, embarazo, nacimiento, lactancia— se ha ritualizado y codificado cuidadosamente. Todos los rituales de nacimiento y lactancia transmitidos de generación en generación, de mujer a mujer, de médico a parturienta, han tenido siempre como principal objetivo la seguridad del parto y de los pequeños.

Pero este primer objetivo, en cada época, se ha renovado. En nombre de la familia, las necesidades económicas, los descubrimientos científicos y médicos, las creencias o las supersticiones, las leyes políticas o religiosas, el lugar de la mujer en la pareja y en la vida social, cada civilización ha impuesto reglas y prohibiciones para colocar la maternidad en su justo ámbito, el de las mujeres... ¡y sus deberes!

En Europa, el siglo xx multiplicó los protocolos del nacimiento. En unas décadas, se experimentaron cambios profundos, cada uno de los cuales se convirtió, por un tiempo, en «norma» bajo el nombre, no siempre justificado, de «seguridad».

En 1900, todas las mujeres o casi todas daban a luz en su casa, rodeadas de su familia y de las «comadronas» del vecindario. En 1950, todos los nacimientos tenían lugar en clínicas u hospitales, donde las mujeres estaban solas con médicos o comadronas desconocidos. En 1960, se perfeccionaron las técnicas de control del niño durante el parto, lo que permitió intervenir rápidamente en caso de peligro. Entonces se cometió la osadía lingüística de llamar a estos lugares, estas paredes donde se desarrollaba el nacimiento, «maternidad», dando a entender que la inmensa aventura de las madres puede reducirse a esos momentos de control técnico y de intervenciones médicas. Y todo esto al precio de una acogida fría, aséptica, deshumanizada y rígida, que ha convertido los hospitales en lugares muy poco... ¡hospitalarios!

En 1975, se produjo una reacción. Padres y médicos rechazaron esta falta de humanidad y reflexionaron sobre la acogida del niño, la intimidad necesaria para la madre, la presencia reconfortante de su «hombre» y el baño para acoger al niño en un lugar cálido y tranquilizador. Todo ello condujo a la posibilidad —quizá no siempre delirante— de permitir que el niño naciera «en casa», en la cama donde fue concebido. Durante cerca de diez años, la batalla entre los partidarios de la tecnificación y los de la acogida idílica fue furibunda. Los médicos y las maternidades se enfrentaron, cada uno afirmaba ser no solamente perfecto en su propio terreno, sino también muy eficaz en el terreno del otro. Madres, padres y sanitarios de buena voluntad ya no sabían qué creer ni en quién confiar. Esta polémica alrededor de las cunas se ha calmado un poco y ahora nos encontramos en la era supertécnica y angustiosa de la procreación médica asistida, del control de la reproducción humana desde los primeros instantes, de la canalización mediática de las hazañas médicas. Y todo esto con el riesgo de ver surgir una nueva norma para hacer niños casi «extracorpórea», como en los sueños de la literatura de ciencia ficción y en nuestras fantasías más locas; aunque ya no estamos demasiado lejos. ¿Caeremos en la trampa de este mito de omnipotencia?

La lactancia ha seguido el mismo camino histórico. En 1900, el 90 % de los bebés no alimentados con leche materna morían. Las mujeres daban de mamar a sus bebés o compraban los servicios de una nodriza. La Primera Guerra Mundial, que, durante la ausencia de los hombres, envió a las fábricas a un amplio contingente de mujeres jóvenes con pocos recursos (justamente las que hacían de nodrizas), enterró esta tradición. Se intentó alimentar a los bebés con leche de vaca, primero cortándola con agua y azúcar, después modificándola y adaptándola poco a poco. En 1950, sólo un lactante de cada tres era alimentado por su madre. Se crearon los primeros centros de recogida de leche materna, estructuras modernas destinadas a proporcionar este alimento médicamente indispensable a los bebés enfermos y prematuros. Las leches de vaca en polvo sacaron sus primeros productos a lo grande, y las mujeres jóvenes, mientras hacían calceta, comparaban los méritos de una marca con los de otra, ignorando que la composición química era la misma o casi... y que siempre se trataba de leche de vaca.

Durante este tiempo, las mujeres, las madres, y por lo tanto también el personal sanitario de los hospitales, se olvidaron de la lactancia. Las madres y las abuelas no la vivieron, no la conocían y contaban los desastres a los que se enfrentaron por esta causa. ¿Quién de nosotros ha visto en su infancia a su madre o a otra mujer dando de mamar? ¿Quién de nosotros conoce los gestos? Todas las niñas dan el biberón a sus muñecas... ¿Qué médico, qué comadrona, qué personal sanitario puede guiar, aconsejar y acompañar a una joven madre que se inicia en la lactancia?

La situación actual es impresionante: las investigaciones sobre la leche humana demuestran cada día un poco más sus cualidades y su perfecta adaptación a las necesidades del niño. Los pediatras y los servicios de salud para prematuros buscan desesperadamente leche humana para salvar a los recién nacidos enfermos de gravedad o prematuros. Y cada vez menos mujeres llegan a «tener leche, suficiente leche», lo cual atribuyen de inmediato a una anomalía definitiva en ellas. Para ellas, la falta de leche se convierte en una especie de fatalidad: mi madre no tenía, así que yo tampoco tendré... Ninguna piensa en atribuirlo a un fallo en el inicio de una función para la que el cuerpo se ha estado preparando durante mucho tiempo. Se admite de forma general que los pechos de muchas mujeres no funcionan o funcionan mal y se recomienda hacerse a la idea.

¿Cuántos padres o médicos se preguntan el motivo? ¿Qué ocurre en nuestros cuerpos y en nuestras cabezas desde hace menos de cuarenta años para que este órgano no funcione? La castración simbólica es evidente, pero ¿a quién le preocupa?

Todo el personal sanitario —de forma más o menos inocente— es cómplice de esta desinformación. De entrada, se dan al recién nacido «complementos», lo que significa que ni el bebé ni su madre tienen tiempo de adaptarse uno al otro para que fluya la leche. Es conveniente complementarla, es «insuficiente». Todos los pediatras y los psiquiatras que se ocupan de los niños y las mujeres jóvenes hablan de las graves consecuencias que tiene para la madre el sentirse, ante los demás, como insuficiente para su bebé en los primeros instantes, pero ¿a quién le preocupa?

Ha llegado el momento de recuperar las bases o simplemente de exponerlas para dar a cada mujer la posibilidad de elegir si alimentar o no a su bebé. *Los pechos funcionan si se ponen en marcha, vegetan si se los deja vegetar y se detienen si funcionan poco.* Estas son las bases.

Cada mujer lo vive en su cuerpo, con sus emociones y sus sueños, sus rechazos o su desarrollo, su historia de niña y su libertad. Al igual que el nacimiento, la lactancia la enfrenta a lo desconocido, a sensaciones nuevas, a las intensidades del momento. Habrá alegría y miedo, pechos repletos y emociones de vacío, comentarios pesados del entorno y la boca activa del bebé, la mirada inquisitiva o feliz del padre, la sensación de que la vida se detiene y de que todo va a durar... Habrá «vida», con sus alborotos y alegrías. Elegir dar de mamar y conseguirlo, elegir el biberón y estar en paz: este es el verdadero reto. Esto implica conocer el propio cuerpo y sus posibilidades, y tener el valor de hacer realmente una elección. Abandonemos estos discursos perversos en que las mujeres que prefieren alimentar a su bebé con el biberón deben sentirse culpables si se habla de lactancia materna ante ellas. La elección existe. La libertad de hablar de ello también.

En este libro, sólo hablaré de lactancia materna. Conviene comprender que no intento promover una nueva mística del amamantamiento. No he escrito un alegato para que las madres «se queden en casa» y se ocupen de sus hijos. No intento que las mujeres vuelvan a su fisiología de hembras de mamíferos. No me gustaría participar en la redacción de un manual de recetas infantiles sobre los mil y un detalles técnicos necesarios para ser una buena «madre-nodriza» y todavía menos participar en la creación de una nueva norma.

Sólo pretendo contar, con palabras de todos los días, lo que hace el bebé con su boca, lo que ocurre en el cuerpo de la madre, cómo fluye la leche, lo que puede bloquearla y los medios de solucionar los problemas que se presentan en el camino.

En muchas revistas tanto mediáticas como de divulgación científica, todos los conceptos sobre este tema llevan años de retraso con respecto a los últimos descubrimientos. Este tipo de informaciones nunca aparece en los noticiarios de la noche. Se habla regularmente del sida, el colesterol, las dietas y el infarto, pero nunca de este tema que, si lo pensamos bien, interesa... a unas setecientas mil parejas jóvenes cada año. Al menos para ellas ha llegado el momento de ponerse al día. Yo lo hice hace veinte años, cuando empezamos a comprender la falta de adecuación entre las necesidades de las madres y los bebés y las respuestas habituales del personal sanitario. El abismo entre la investigación científica reciente y la cultura local o regional, incluso lo que nos llega desde alguna cultura «importada», ha continuado creciendo. Y hay que volver a ponerse al día.

Para empezar porque los descubrimientos científicos de los últimos años han confirmado hipótesis indispensables para comprender este «intercambio entre cuerpos» durante el cual la leche se pone a fluir.

Después porque la situación de los bebés y de sus madres no ha mejorado mucho al cabo de veinte años. La acogida en los hospitales es más humana, pero las técnicas médicas son muy engorrosas. Los programas de las escuelas de comadronas, puericultoras y auxiliares de puericultoras han mantenido durante largo tiempo todos sus arcaísmos. En especial, el de los «protocolos alimentarios» del recién nacido, que no establece ninguna diferencia entre el bebé al que su madre quiere dar de mamar —y que debe aprender la técnica con ella— y el que tomará el biberón.

También se ha producido una evolución en los conocimientos sobre la composición de las leches, la leche de la madre y los sustitutos artificiales; así como en los conocimientos sobre el equipamiento enzimático del bebé y, por lo tanto, de lo que puede digerir y utilizar para crecer, y lo que le molestará y le supondrá un trabajo metabólico digestivo, hepático o renal inútil.

En los países en vías de desarrollo, existe una alta mortalidad en bebés cuyas madres —creyendo hacerlo «bien» al actuar «como nosotros»— deciden no darles de mamar. Las condiciones nutricionales e infecciosas son radicalmente diferentes. Para nosotros, existe la elección; pero en estos países, las consecuencias son dramáticas.

Todavía existen parejas jóvenes y madres para quienes la compra de una leche artificial de lactante tiene un coste desorbitado. Desempleo, empleo precario y despidos comprometen el presupuesto familiar y conducen con demasiada frecuencia al paso precoz a leches inadecuadas y peligrosas, cuando el pecho materno habría podido proporcionar —gratuitamente— un alimento ideal.

Finalmente, y es un tema complejo, asistimos a la multiplicación de problemas antaño raros y que alteran la vida cotidiana de nuestros pequeños: alergias, infecciones crónicas ORL (otorrinolaringológicas) o diarreas víricas. Muchos elementos han transformado la vida de los bebés desde principios del siglo xx: la urbanización, la vida en la guardería, la contaminación del entorno... ¿La elección de la forma de alimentación interfiere en la evolución de nuestros hijos? En caso afirmativo, ¿en qué sentido? Las investigaciones científicas sobre el tema son rarísimas, pero algunas publicaciones permiten avanzar y plantear las primeras hipótesis serias. También en este aspecto debemos ponernos al día.

Ahora sabemos que un contacto intenso entre la madre y el bebé es una de las claves del éxito. También sabemos que todas las madres pueden fabricar suficiente leche para su bebé e incluso para gemelos o trillizos, siempre que respeten la frecuencia «justa» de tetadas necesaria para el funcionamiento de sus pechos. Y esta frecuencia es muy variable de una madre a otra. Algunas madres producen un volumen ideal de leche con cuatro o cinco tetadas al día. Otras necesitan dar de mamar con una frecuencia dos o tres veces mayor para obtener el mismo volumen de leche. En estos casos, la presencia casi constante del bebé cerca de la madre es una condición esencial para mantener la lactancia. A partir de estos datos científicamente irrefutables, cada madre, cada pareja, debe establecer lo que puede y quiere vivir. Un modelo cultural que nos viene con fuerza de Estados Unidos pretende que, en nombre de esta biología y de «pruebas» antropológicas, todas las madres se dediquen totalmente a su bebé. Que lo lleven contra ellas de forma permanente, duerman con él, le den de mamar sin ninguna restricción, tanto de día como de noche, y no vuelvan al trabajo, y esto durante años. Este modelo me parece perjudicial, porque se aleja mucho de la realidad de la mayoría de las mujeres jóvenes. Nuestra puericultura tradicional, modelo discutible de separación precoz impuesta, no puede transformarse de manera radical de un día para otro. Como siempre, querer generalizar y marcar pautas rígidas de comportamiento en nombre de una norma, biológica o cultural, es muy arriesgado. Separar a las jóvenes madres de su entorno tradicional y de sus costumbres daría lugar a más fracasos y malestar de lo que ayudaría en la lactancia. Seamos prudentes. Más allá de los conocimientos teóricos, quisiera hablar del encuentro, de cuerpos y de emociones. Hablar de la ternura, del miedo y del sufrimiento, del deseo y de todo lo que lo bloquea, de la falta de deseo y del cuerpo que prefiere el silencio, de los días alegres con «bebé rechoncho» y de los momentos de desánimo, de las sonrisas y las lágrimas, de la fuerza y el vacío; hablar de nosotros, hombres, mujeres y niños, en nuestras trayectorias de seres humanos vulnerables y risueños, y hablar de la leche que salpica cuando la alegría florece.

CAPÍTULO I

Por favor,
dibújeme un pecho...

*Ha llegado el momento de darnos cuenta de que no debemos per-
petuar los miedos y las reglas de nuestros antepasados.
Ha llegado el momento de que cada individuo se deje llevar totalmente, en la plenitud de la vida, como la siente.*

C. Milinaire, *Naissance*,
Albin Michel, 1977

Dejó entonces ver el seno más encantador que la naturaleza haya formado. Un capullo de rosa sobre manzana de marfil sólo habría parecido a su lado granza sobre boj, mientras que los corderillos saliendo del lavadero habrían parecido de un amarillo pardusco...

Voltaire, *Zadig*

¿Qué hay en el interior de un pecho?
¿Qué contiene?
¿Qué tejido lo llena?
¿De qué está hecho?
¿Cuándo funciona?
¿Cómo se podría dibujar?

Podría usted plantearse e intentar responder todas estas preguntas, aparentemente fáciles, con un lápiz y un papel. Es fácil prever las respuestas, porque la falta de información es notable y los estereotipos son siempre los mismos. Todo el mundo sabe que es una «glándula», pero ¿qué se esconde detrás de esta palabra?

En un bonito envoltorio que se suele dibujar con forma triangular, demasiado triangular y puntiagudo para ser real, se oculta sobre todo nuestra «fantasía» y se describe poco la función normal del cuerpo. Para intentar desmitificar todo esto, vamos a esbozar las ideas falsas que circulan por nuestra cabeza y también por la de algunos profesionales de la salud que no han puesto al día sus conocimientos. No somos conscientes, pero impregnan nuestra forma de pensar y, por lo tanto, nuestra conducta, y contribuyen ampliamente a los fracasos o las dificultades de la lactancia.

Fantasmas muy alejados de la realidad

Primera idea falsa: la bolsa

Este extraño objeto sólo es un recipiente, unas alforjas, un biberón impreciso y mal graduado, que se vacía o se llena según el tiempo y el humor, en función de lo que coma la madre. Después de una tetada, hay que dar tiempo a las alforjas para que se llenen...

◆ **Demasiado o no suficientemente lleno**

Entonces la leche «sube», pero la «primera» subida de leche es una sensación terrible que puede dar fiebre. La bolsa puede estar vacía, o demasiado llena, pero nunca «justo como se necesita». En el interior, la leche puede estancarse e infectarse. Cuanto más tenso esté el pecho, más leche hay. La prueba es que antes de la tetada está turgente, mientras que después se vuelve blando.

El dibujo ilustra bien esta falsa imagen tan fuertemente extendida: el bebé toma alimento de un recipiente medio vacío, traga aire y después se encontrará molesto por el flato. Sin embargo, este pecho demasiado abombado, redondo, tranquilizador, tiene la magnífica forma de un pecho... gravemente hinchado. En cuanto al volumen, la graduación no nos dice nada, pero es evidente que se cree que la madre deberá calcular y que el bebé sólo se sentirá satisfecho cuando tenga el estómago lleno...

Desconfiemos de estas visiones simplistas. La vida no está hecha de material de laboratorio. Quién podía haber pensado que la lactancia sería más sencilla si los pechos y el estómago fueran de cristal... ¡y estuvieran graduados!

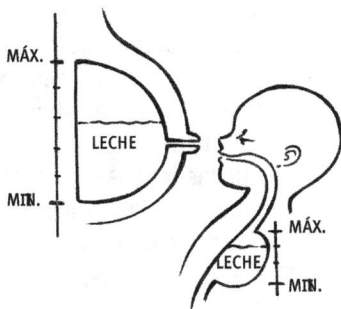

Representaciones imaginarias

◆ **Con una tetina poco adecuada**

Continuemos con nuestras visiones míticas. Para ser funcional, esta bolsa tendría que tener una tetina correcta, larga, ni demasiado plana, ni demasiado redonda, ni demasiado cuadrada, ni muy ancha, ni muy estrecha y, por supuesto, esterilizable: es lo menos que se puede pedir. El modelo elegido como ideal, todo el mundo lo conoce, son estas maravillosas tetinas de caucho o silicona que se pueden adquirir por unos euros en cualquier farmacia o en el supermercado y que entran muy bien en la boca de nuestros bebés.

Cuando una mujer se quita el sujetador y se mira los pechos, el horror es inmediato: no es eso en absoluto ni plano ni blando ni corto. El entorno no le hará ningún comentario agradable: no tiene «pezones» o tiene «pezones mal formados» o los pechos «umbilicados», y no digo más. ¿Acaso ha tenido ocasión de observar sus pezones cuando están en erección, más duros y más largos? Esto suele ocurrir en un baño frío o demasiado caliente, con ciertas emociones y, por supuesto, durante el goce amoroso. Pero, ¿quién lo sabe?, ¿quién lo tiene en cuenta...? La mutilación mental parece extremadamente violenta.

Existen protectores de pezones de silicona, que se venden en todas las farmacias y se supone que sirven como prótesis de pecho a estas pobres mujeres malformadas. Todo el mundo los llama con total impunidad «pezones», lo cual hace creer que en el lugar donde se aplican no hay «nada» y es necesario arreglar esta discapacidad.

¿Qué pasaría por la cabeza de nuestros adolescentes si los preservativos se llamaran, en lenguaje corriente, verga o pene?

Incluso existen —la imaginación humana no tiene límites— aparatos de «ortopedia del pezón», que se venden en todas las farmacias con el nombre de Niplette. Se trata de un pequeño capuchón de plástico, del tamaño de un dedal, en el que se puede hacer el vacío (por lo tanto, un «chupador») con una jeringa. El fabricante explica que las mujeres que lleven estas «bombas» sobre sus pezones durante los tres últimos meses del embarazo tendrán unos superpezones largos y activos. Se confunde una forma pasajera pasiva con una función... y es aberrante. Si fuera suficiente con hacer el vacío durante unas semanas alrededor de un órgano eréctil para que tuviera una forma deslumbrante, ¿no se sabría ya? Quizás ha llegado el momento de recordar que las tetinas de las farmacias datan sólo de principios del siglo xx, que siguieron a las primeras importaciones de caucho (para la fabricación de neumáticos de coche...) y que fueron inventadas por los veterinarios para animales pequeños, según el modelo de las ubres de vaca o de cabra. Los médicos no hicieron más que imitar a sus colegas dedicados a los animales; así es como se crea un modelo.

En ciertas zonas, todavía persiste el mito de que el pezón, esta tetina mal hecha, debe «agujerearse» antes de la primera tetada. Este curioso oscurantismo produce una angustia difusa en las mujeres jóvenes que deberán someterse a ello. No estamos lejos de la fantasía de «otra virginidad» que hay que desflorar de grado o por fuerza y, por supuesto, dolorosamente. ¡Menudo enredo!

Segunda idea falsa: la fuente

El pecho es un caudal de la naturaleza, un torrente que fluye «solo» y que no se puede controlar.

Si esta fuente está «viva», el bebé podrá beber lo que se le ofrece pasivamente hasta saciarse.

Pero ¿cómo saberlo? Las preguntas que surgen vagamente son innumerables. ¿De dónde viene? ¿No habrá sequía? ¿Cómo medir el flujo? ¿Cómo calibrar la cantidad de flujo? ¿Brotará todavía mañana o dentro de dos horas? ¡Como mi madre no tenía, quizá yo tampoco! ¿Lo que sale es puro o ha sido «contaminado» por nuestro mundo moderno? ¿Esta «agua de madre» (como he oído llamar a la leche de mujer) puede ser realmente nutritiva?

Además, como todo el mundo sabe, *¡las fuentes son misteriosas y caprichosas, igual que las mujeres!* Es mejor no contar con ellas. Si escuchamos las palabras populares, se oye decir: las aguas pueden inundar, agotarse, desbordar, atascarse, secarse, desaparecer, resurgir... La leche también.

En todas las regiones donde el calor es intenso, existe la costumbre de excavar un pozo cerca de la casa en lugar de confiar en una fuente. En cuanto a las mujeres, es imposible confiar en ellas, hay que «completarlas» con nuestros bonitos biberones... Los profesionales de la salud se dedican a ello desde las primeras horas después del nacimiento. ¡Los dioses familiares de las fuentes y los manantiales están bien muertos!

Tercera idea falsa: la madre nutricia

Para dar de mamar, es necesario tener pechos grandes, nalgas gordas y gruesos brazos para «acomodar al bebé», y una piel muy blanca para que la leche salga bien blanca. Eran los criterios que se utilizaban para elegir a las nodrizas y no los hemos olvidado.

También en este caso, se puede escuchar la voz popular: los pechos son globos, almohadas, agarraderas, aldabas, botijos, en los que uno puede agarrarse y acurrucarse. Deben ser abundantes, «generosos», y «llenar la mano de un hombre honesto». De lo contrario, se califican de manera despreciativa como peritas, botones, limones, granos, tablas y otras gentilezas. Las nodrizas de antaño se mantenían en buenas condiciones mediante una alimentación increíblemente rica, para que «al pequeño» no le faltara nada. La obesidad es un símbolo de fertilidad y de riqueza que existe en numerosos países del planeta. Todavía se engorda a las niñas en Oriente Medio para que sean núbiles y fértiles muy temprano...

En suma, en nuestros recuerdos inconscientes, cuanto más se parece una mujer a las diosas antiguas, a las rollizas Venus, más se la considera socialmente como madre con leche feraz, garantía de ternura y abundante alimento. La «verdadera» madre es pues una diosa obesa.

En nuestra civilización impregnada de cristianismo latino, lógicamente la imagen ha evolucionado hacia la de una joven *madonna*, con leche pura y asexuada. Ya no es virgen, modelo místico inaccesible, pero deberá huir de la sexualidad y de sus «impurezas», al menos hasta el destete del niño, si no quiere perjudicar la salud de su pequeño.

Se podría hablar ampliamente de esta ambivalencia permanente entre la madre y la amante, la mamá y la puta. Impregna las mentalidades. Las prohibiciones rituales fueron importantes, y lo siguen siendo. Se encuentran rastros de ellas en el lenguaje popular y en la práctica cotidiana de ciertos médicos. Acaso no se dice que:

• La reanudación «demasiado precoz» de las relaciones sexuales de los padres «corta» la leche.

• La vuelta de la regla impone un destete rápido, porque la leche es menos buena, no es adecuada, no es nutritiva.

Nos hallamos ante la fantasía de la «impureza de las mujeres» y sus secreciones. ¡Ah, la impureza de las reglas de las mujeres y la sangre que fluye fuera de control! ¡Hasta dicen que corta la leche en las lecherías e impide que la mayonesa cuaje...!

• Si una madre se queda embarazada de nuevo, debe destetar inmediatamente al niño todavía lactante, porque el riesgo para el siguiente sería terrible.

• Dar de mamar en público es una indecencia.

• Dar de mamar a un niño que empieza a caminar o hablar es claramente obsceno. Incluso se han llegado a oír comentarios sobre esas mujeres impúdicas que van a criar a un enfermo mental o un homosexual por no dejar que «se le despegue» del pecho.

En los países nórdicos, el movimiento feminista de los años setenta condujo a toda una generación de mujeres a redescubrir su cuerpo en un ambiente de placer y equilibrio. La lactancia se convirtió en una evidencia feliz para la mayoría de ellas. Por razones que nadie ha analizado, en otros países el feminismo tuvo un efecto inverso. Las madres lactantes de los años setenta daban la imagen de *hippies* con largas faldas y zuecos... ¿Cómo una mujer joven actual, que se considera libre, esbelta, elegante, enamorada, bronceada, deportista, dinámica, profesional fuera de casa y amante dentro, puede mantener a largo plazo todas estas imágenes cultivadas en su entorno? ¿Quién puede mostrarse al mismo tiempo como madre madona o como *hippy* embarazada a los ojos de su marido? ¿Quién puede hablar de ello de forma abierta y alegre con él?

Cuarta idea terrorífica: la vaca lechera

¿Quién produce leche en cantidad satisfactoria? La vaca. No cabe duda, teniendo en cuenta que el campesino la ordeña y recoge veinticinco o treinta litros de una vez. ¡Y qué ubres! Voluminosas, pesadas, colgantes, llenas, de las que fluye la leche a grandes chorros poderosos que resuenan en el fondo del cubo. Este es el modelo de la producción normal y satisfactoria, puesto que todos pueden verla.

¡Y qué leche! Espesa, cremosa, espumosa, abundante, nutritiva, prototipo del alimento indispensable. Para la alimentación del niño y del deportista, de la mujer embarazada y del anciano, siempre se prescribe. Cuando se produce una sequía, un terremoto, una guerra o un drama económico en el planeta, las llamadas a la generosidad pública siempre hacen referencia a nuestros estereotipos más profundos: pan para los adultos, leche (de vaca) para los niños.

Sólo que una vaca es pesada, blanda, poco reactiva. La mirada «bovina», ¿qué nos dice?

Y además los establos están sucios y huelen mal: hay boñigas por todas partes, la orina nos empapa los pies, los purines se amontonan en el patio... y no hay que olvidar el olor tenaz de los campesinos después del ordeño, el trapo que pasan por las ubres antes de ordeñar, las moscas que revolotean... Un montón de imágenes rurales ancestrales que fascinan a los habitantes de las ciudades cuando van de vacaciones.

Recuerdos de todo esto van y vienen a las cabezas de las jóvenes mamás cuando su entorno o el personal de salud les repiten que *su leche es muy buena*, que la leche se debe hervir porque se infecta rápidamente, que los microbios pueden transmitirse al bebé a través de la leche, que las leches en polvo son estériles, que no tienen bastante leche, que conviene que estén tranquilas y que coman bien para dar de mamar correctamente y tener el «aspecto dulce» de las mujeres que amamantan. Todas estas palabras se pronuncian sin saber, creyendo que no afectarán a nadie... «Esta no cumplirá las cuotas...», he oído decir en la maternidad respecto a una mujer joven que acababa de extraerse un poco de leche para su bebé prematuro. Una frase matadora...

Las imágenes son tenaces y las comparaciones, difíciles de asumir para una joven madre que no las había visto venir.

Recordemos también que, en las zonas rurales, hace unos siglos, cuando un campesino perdía una vaca, desaparecía de repente toda su riqueza, poniendo en peligro la supervivencia de toda la familia, ya que tenía pocas posibilidades de poder comprar otra. En cambio, si su mujer moría, podía encontrar a otra que, además, le aportaría un ajuar y una dote... ¿No sería una de las explicaciones del increíble valor concedido erróneamente a la leche de vaca como alimento ideal para nuestros pequeños?

Quinta idea falsa: *¡la visión tercermundista!*

Regalo directo de los noticiarios de la tele y los documentales, las únicas imágenes de bebés alimentados al pecho que se muestran son siempre las de los dramas planetarios. Madres en los huesos con un niño inmóvil y sin lágrimas, pechos planos de los que no sale nada, miradas de indiferencia de mujeres más allá de la desesperación o de nosotras mismas después de la cena. Biafra, Somalia, Kurdistán, Colombia, África, Afganistán... todas las miserias del mundo se ilustran con mujeres dando de mamar a las puertas de la muerte.

Sería interesante calcular cuántos minutos han dedicado las cadenas de televisión a estas imágenes, en diez o veinte años, y cuántos a encantadoras mujeres jóvenes de pechos repletos y tostados, dando de mamar sonrientes a un chiquitín rechoncho y alegre, ante un compañero tranquilo... ¿Cuántos a pechos desnudos, vacíos y alegres en las playas? ¿Cuántos a un pecho del que fluye la leche a tres metros ante la alegría general? Estas cifras serían más elocuentes que todas las encuestas directas para comprender los mensajes que pasamos a nuestros hijos. *Lo no dicho está a la altura del tabú.*

Cuando una embarazada joven se interroga sobre su deseo de alimentar a su bebé al nacer, tiene que manejar todas estas imágenes, además de su historia personal de niña, hija de su padre y de su madre... Las emociones no se olvidan de acudir a la cita.

La realidad de la naturaleza

Borremos rápidamente todas estas ideas falsas sobre el saco, la cisterna, el animal o la fuente.

Hablemos ahora del pecho, del pecho real, del pecho funcional que lacta; hablemos del cuerpo de la mujer. Unas frases podrían resumir todos nuestros conocimientos.

- El pecho es una glándula, una fábrica de producción.
- El pecho es una esponja de materias primas.
- El pecho almacena leche en unidades microscópicas.
- El pecho es una fábrica de funcionamiento intermitente. Sólo funciona después de un embarazo y antes del destete, desde la pubertad hasta la muerte, el resto es tiempo de latencia, tiempo pasivo y durmiente.
- El pecho sólo fluye cuando se estimula. La activación del «arranque» es lo que hace fluir la leche instantáneamente o en unos minutos.
- El pecho cuya función se cuida bien, como un coche, puede «servir» durante mucho tiempo.
- Pero los humanos no son máquinas. La vida y las emociones transforman nuestras funciones según nuestros miedos o nuestras alegrías. El funcionamiento de los pechos es un reflejo de nuestra capacidad de enfrentarnos a la vida y gozar de ella...

Para comprender lo que es la lactancia, es necesario familiarizarse ampliamente con todos estos parámetros.

◆ **El pecho es un órgano concebido para producir**

Cada glándula tiene su producción específica: los ovarios fabrican ovocitos; los testículos, espermatozoides; el páncreas segrega insulina y enzimas para la digestión; el riñón, orina, y los pechos fabrican leche.

En la historia biológica de los individuos, no existen órganos que se equivoquen de producto o cuya producción sea (excepto casos patológicos) claramente insuficiente de forma espontánea. La supervivencia de la especie humana a lo largo de milenios está indisociablemente ligada al hecho de que las madres alimentaban a los bebés; por tanto, tenían suficiente leche. Disponían de los órganos y funcionaban. Esto sigue siendo biológicamente cierto a principios del siglo XXI; todas las mujeres tienen pechos «en estado de funcionamiento», pero han perdido las instrucciones de uso.

◆ **El pecho es un órgano lleno**

El pecho es un tejido compacto, sin reserva ni cisternas visibles a simple vista, un tejido preparado para fabricar leche a partir de la mitad del embarazo. Se compone de cuatro zonas estrechamente imbricadas que permiten fabricar en un tiempo récord el «producto final», es decir, la leche, según la receta exacta del programa genético. Estas cuatro zonas son:

• Las unidades de fabricación.
• La bomba interna que hace fluir la leche.
• La esponja sanguínea de materias primas.
• El silo conjuntivo-adiposo.

Vamos a describir detalladamente los diferentes elementos.

El tejido que produce la leche

Es el tejido glandular propiamente dicho, el que es capaz de fabricar la leche. Trabaja de forma continua, durante las tetadas y entre las tetadas.

Tiene la sorprendente particularidad de existir sólo por el niño y para él. Antes del embarazo es atrófico, casi inexistente; pero las células surgen y empiezan a multiplicarse en cuanto se implanta el embrión, antes de la primera falta. Cuántas mujeres han sabido que estaban embarazadas por la nueva tensión de sus pechos, testigo de esta multiplicación celular rápida bajo la influencia de una serie de hormonas. Varias de estas hormonas del embarazo son segregadas por la placenta; es decir, por el niño, que, de este modo, él mismo induce, en el cuerpo de la madre, la transformación de los órganos que necesitará para alimentarse.

Esto significa también que en cada embarazo los pechos se «vuelven a hacer», con una función nueva que desempeñar. Las experiencias negativas anteriores no presuponen en ningún caso el posible éxito o fracaso de una lactancia posterior.

Esta preparación se desarrolla durante los cuatro primeros meses de embarazo. Cada pequeño proyecto de glándula que surge a partir del inicio de la vida uterina entrará en maduración, se desarrollará, multiplicará el número de células y aumentará el tamaño de cada célula, para formar poco a poco una amplia superficie funcional. En cada uno de los innumerables proyectos, las células se organizan en una pequeña estructura redondeada, llamada alveolo (o acino), que desemboca directamente en un canal, el cual conducirá la leche hacia la boca del bebé.

Los pechos de toda mujer que se queda embarazada se preparan.

Cada alveolo está formado por una única capa de células que descansan sobre una fina membrana basal. No existe ningún músculo exterior para sostenerlo, lo cual tiene dos consecuencias:

• Este tejido extremadamente fino, uno de los más finos del organismo, no puede resistir el estiramiento o la presión en ningún caso, lo cual hace imposible el almacenamiento excesivo de leche en los pequeños alveolos. Si la leche se fabrica, debe extraerse. Si no se extrae, la fabricación se detiene. La glándula que fabrica la leche y el canal que la conduce al pezón nunca se tensan de forma exagerada.

La unidad glandular

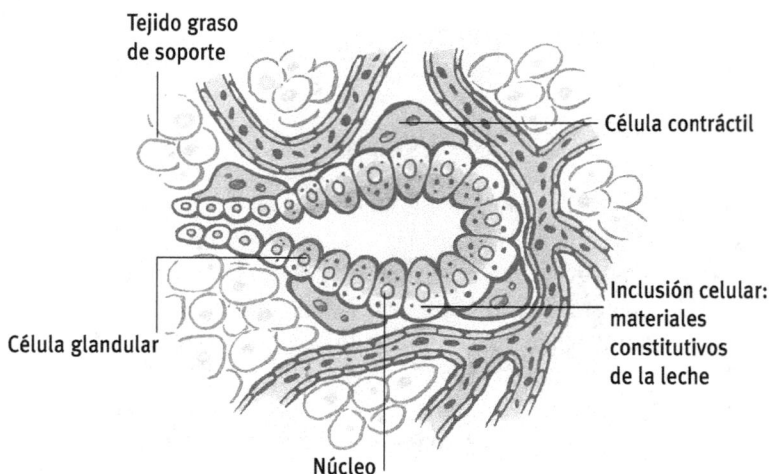

Tejido graso de soporte

Célula contráctil

Célula glandular

Inclusión celular: materiales constitutivos de la leche

Núcleo

• En cambio, la finura de este tejido de una sola capa es una garantía de la rapidez y de la intensidad de los intercambios entre ambos lados de las células, entre el lado materno y el lado del niño. Gracias a este delgado filtro celular, cantidades notables de agua y constituyentes del suero sanguíneo materno atraviesan las células para constituir una fracción preponderante del volumen de leche. Cada célula fabrica también los constituyentes específicos que se unirán al flujo filtrado. Volveremos a hablar de esto en el capítulo 3.

En el momento de las tetadas, toda la leche es transferida hacia los canales terminales por un medio activo de eyección de la leche.

La bomba de eyección

Alrededor de cada unidad glandular, existen células contráctiles llamadas células mioepiteliales. Parecen «pulpos» que encierran en sus tentáculos el conjunto del alveolo.

Cuando estas células se contraen, el alveolo se comprime y, al mismo tiempo, los minúsculos canalículos centrales se alargan y se acortan para dejar pasar la leche, que es expulsada activamente.

La dinámica de esta bomba mamaria no es muy diferente de la de la bomba cardiaca, con una alternancia de contracciones y dilataciones a un ritmo rápido, verdaderas sístoles y diástoles de los pechos.

La célula mioepitelial de la bomba (vista externa)

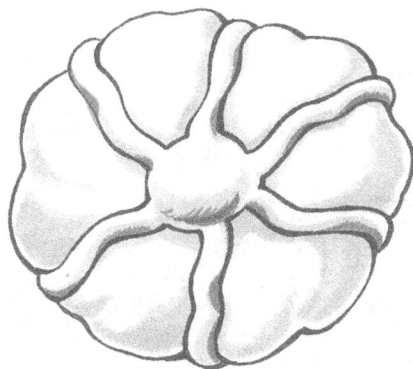

Célula mioepitelial relajada =
unidad glandular abierta

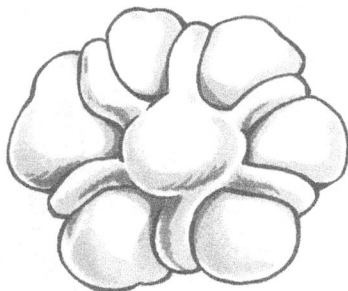

Célula mioepitelial contraída =
unidad glandular comprimida

Alrededor de cada unidad funcional glandular están distribuidas unas curiosas células en forma de pulpo, con largos brazos que rodean el alveolo. Cuando el pecho se pone en marcha a través de la estimulación adecuada, la célula se contrae rítmicamente, efectuando un verdadero movimiento de bombeo.

Si existen miles de alveolos, cada uno posee su propia bomba y no todos funcionan exactamente en el mismo segundo, se comprenderá fácilmente que el flujo de leche que resulta es casi continuo, aunque provenga unas veces de un poro cutáneo y otras veces de otro.

La dinámica del flujo

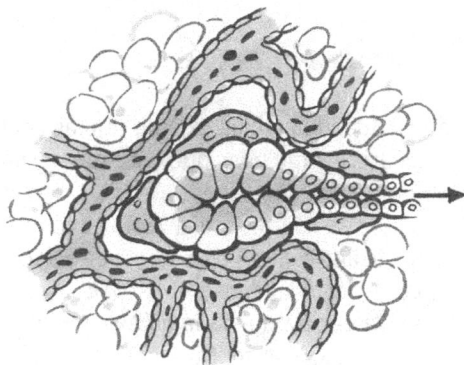

Sístole alveolar

La bomba comprime la unidad glandular y empuja la leche hacia los canales y al exterior.

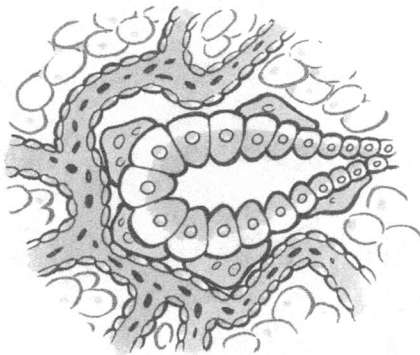

Diástole alveolar

La relajación de esta bomba moviliza las células sanguíneas y glandulares. La leche se segrega al alveolo.

Esta bomba se pone en marcha en el momento de cada tetada gracias a una hormona llamada oxitocina, que llega de la hipófisis materna cuando el cerebro ha «reconocido» el estímulo efectuado por el bebé en el extremo del pecho. Hablaremos ampliamente de esto.

La esponja sanguínea

El tercer tejido del pecho es el menos conocido de todos. En volumen, es el que ocupa casi todo el lugar en el aumento de los pechos al final del embarazo. Sus variaciones de llenado explican todas las modificaciones de volumen en las primeras semanas de la lactancia.

En efecto, alrededor de cada alveolo se organiza, ya al principio del embarazo, una intensa red de vasos sanguíneos y linfáticos. Se trata de capilares, es decir, de los vasos sanguíneos más pequeños del organismo, y su pared muy fina, tan fina como la de los alveolos, permite intercambios rápidos e intensos.

En estos vasos, el flujo sanguíneo o linfático se triplica después del nacimiento, cuando las hormonas de la placenta ya no están presentes en la sangre de la madre, pasadas un poco más de cuarenta y ocho horas. Lo que todo el mundo llama la subida de la leche es, para muchos, la dilatación bastante brusca de estas redes vasculares, debida a un flujo tres veces mayor que antes, lo cual explica que pueda ser dolorosa. El pecho está «en crecimiento». Si funciona bien, si el bebé provoca la estimulación hormonal de la oxitocina, habrá leche.

Corte del pecho

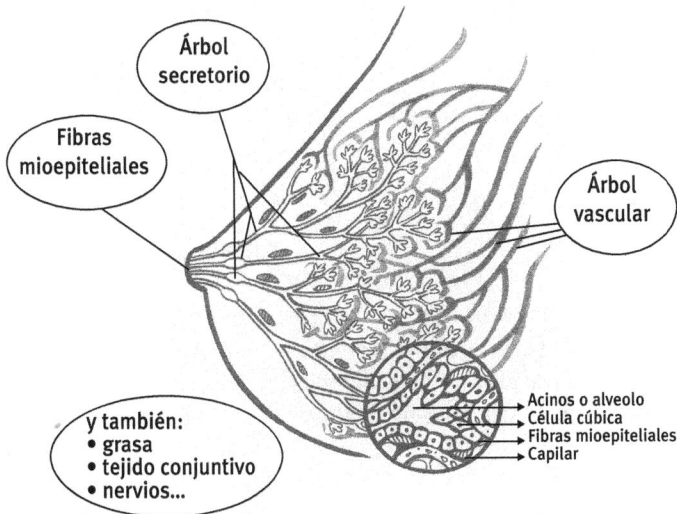

Árbol secretorio
Fibras mioepiteliales
Árbol vascular
y también:
• grasa
• tejido conjuntivo
• nervios...
Acinos o alveolo
Célula cúbica
Fibras mioepiteliales
Capilar

Si la tetada no desencadena el mecanismo de lactación, la sangre y la linfa distienden los vasos, el suero atraviesa la pared e infiltra los tejidos vecinos. Se produce una hinchazón, es decir, una distensión de los vasos y los tejidos de

*Lo que llamamos
comúnmente hinchazón
no tiene nada que ver con la
acumulación de leche
en el pecho.*

alrededor debido a este exceso de líquido más allá de las células glandulares. En realidad, se trata de una congestión sanguínea con edema, exactamente idéntica a la que se observa en un esguince o en los tobillos en caso de permanecer de pie demasiado tiempo... Si se quiere tratar esta hinchazón, es evidente que no sirve de nada ejercer presiones sobre el pecho para «hacer salir la leche».

Para tratar una hinchazón, sólo son útiles dos tratamientos:
• Tratar el edema y la congestión, como se trata un esguince.
• Accionar regularmente el arranque para que el pecho fabrique y segregue leche, lo cual disminuirá la tensión l´quida en los vasos. No sirve de nada presionar el pecho.

El silo

Quien dice silo dice reserva. El pecho es un granero de grasas, ricas en elementos directamente utilizables en la fabricación de la leche.

De la pubertad a la menopausia, las grasas dan a los pechos su forma, su volumen y su consistencia. El tejido glandular tiene más o menos el mismo volumen en todas las mujeres en el mismo estadio del embarazo. Las grasas pueden variar en proporciones importantes. Las células adiposas rodean los alveolos y la esponja vascular. Entre ellas, el tejido de soporte no es demasiado sólido, son unas fibras conjuntivas muy poco capaces de resistir distensiones importantes. Por lo tanto, variaciones bruscas del volumen de los pechos, en caso de un aumento de peso rápido, un régimen o una tumefacción debida a ciertos tratamientos hormonales, son perjudiciales para el futuro estético del pecho.

*La lactancia no es lo que
estropea los pecho: son
las variaciones bruscas
del volumen.*

En el embarazo, este tejido evoluciona poco. Las modificaciones que experimenta la madre se deben más bien a la maduración de los alveolos glandulares y las redes vasculares, maduración que existe siempre, en todas las madres.

Así pues, la posibilidad de fabricar leche no tiene rigurosamente nada que ver con el volumen de los pechos, ni antes del embarazo, ni en el momento de la lactancia. Pechos muy pequeños pueden alimentar alegremente a magníficos gemelos rollizos. Todo depende del arranque...

El arranque pezón-areola

En nuestra sociedad, reina el mayor tabú referente a los pezones, excepto en algunas canciones de Pierre Perret, que agasaja con ternura esta piel marrón o rosada, la ancha o corta «aureola» que apunta bajo la blusa. Incluso las niñas de cinco años en la playa llevan las dos piezas del bikini o bañadores completos para ocultar estas «manchas». ¿Acaso el orgullo por una piel blanca que hemos considerado «superior» nos induce a estos comportamientos de no hablar y no mostrar nuestras zonas más... pigmentadas?

En un carnaval de Brasil, vi a una niña de dieciocho meses que llevaba por todo disfraz dos flores que su mamá había dibujado con lápiz de labios rojo alrededor de los pezones. Riendo a carcajadas, arqueaba la espalda y bailaba, orgullosa de sus dos atributos coloreados con los que provocaba a los que pasaban. Entre el alboroto general, aquella minúscula niñita, en brazos de su padre, se sabía mujer... ¡hasta la punta de los pechos! ¿Quién de nosotros tiene esta suerte?

Lejos de ser una vaga zona de piel oscura un poco más sólida, la areola es una región apasionante.

◆ **Una región sensible**

Es una de las regiones del cuerpo más sensibles a ciertos estímulos, una región viva que reacciona y se manifiesta si la estimulación le place. Entonces se hincha, se endurece, el pezón se pone de punta, una verdadera erección que no se atreve a llevar este nombre. Todas las mujeres han tenido ocasión de observarlo, algunos compañeros amorosos juegan con ello. El calor, el frío, las emociones y la sexualidad son buenos estimulantes. Fuera de estos momentos de excitación, la areola es plana, blanda, con el pezón más o menos visible e incluso claramente retraído. Incluso en las niñas, los niños y los hombres, estas diferencias entre una areola en reposo y una areola estimulada son evidentes. ¿Por qué lo ocultamos? La analogía sexual no es molesta... ¡Es tan pequeña!

◆ **Una referencia visual**

Los recién nacidos tienen una visión muy inmadura, pero se ven atraídos por un contraste de color a menos de 30 cm de su cara. En el momento de mamar, la diferencia de aspecto entre el pecho y la areola es uno de los medios de que dispone como referencia sobre dónde mamar.

◆ **Un mensajero oloroso**

Durante el embarazo, la areola se organiza como mensajero oloroso para el bebé. Muy temprano, aparecen alrededor del pezón pequeñas glándulas sebáceas, llamadas tubérculos de Montgomery, que contienen un producto blanquecino, espeso y cremoso. En el discurso popular, se ha creído durante mucho tiempo que esta crema servía para lubricar el pecho a lo largo de la lactancia. Esto no se ha demostrado nunca, no más, por otra parte, que la utilidad de esta lubricación. Lo que hemos descubierto hace unos años es mucho más fascinante; estas glándulas, específicas del embarazo y la lactancia, fabrican un concentrado del olor de la madre, un hilo conductor sensorial que guía al niño en su búsqueda.

Todos los seres vivos tienen un olor propio, indispensable para el reconocimiento entre individuos. Incluso los humanos, cuyo olfato está completamente atrofiado, son capaces de identificar con los ojos cerrados el olor de un perro, un gato o un caballo cercano, o la diferencia entre una rosa y una ramita de muguete. El olor de un individuo, hombre, mujer o niño, es segregado por glándulas parecidas a las del sudor, distribuidas un poco por todas las partes del cuerpo, pero concentradas en tres lugares:
— en la base del cuello, la raíz de los hombros, lugar predilecto para ocultar el rostro, la nariz, en un momento cariñoso;
— bajo las axilas, lugar de fuerte emisión de olor durante la actividad física;
— cerca de los órganos genitales... para favorecer la atracción sexual.
Durante el embarazo y la lactancia, estos tres lugares permanecen activos, pero los pezones se incluyen en el lote y emiten un intenso mensaje químico oloroso. Cuando la areola se pone en erección, como acabo de describir, los tejidos subyacentes se hinchan de sangre. Este aflujo sanguíneo provoca un aumento del calor local, que difunde lejos las partículas perfumadas. El pecho actúa pues como una verdadera «estufilla de olor», que no deja insensible al bebé. Este olor lo calma cuando se siente perdido o cansado, y le sirve de estimulante cuando tiene hambre. Seguramente ha visto recién nacidos que buscan febrilmente el pecho, con las narinas muy abiertas, husmeando el aire para orientarse mejor, incluso a través de la ropa y aunque estén alimentados con biberón. *El olor es la primera referencia del bebé, su signo de llamada prioritario.* La intensidad de los intercambios entre una madre y su bebé en las primeras semanas de vida no tiene nada de sorprendente. Ella lleva intensamente el olor de la nutrición, lleva el olor de la ternura; su hijo los reconoce... Poco a poco, aprenderá otros olores, otras ternuras, las del padre, los hermanos y hermanas, los adultos que se encargarán de él, los de su entorno. Pero reconocerá durante mucho tiempo a su madre, entre todos, gracias al olor de sus areolas.

◆ El motor de arranque de la lactación
Los pezones ocultan el arranque de la lactación. Bajo la piel pigmentada sólida de la areola, se encuentra toda una serie de receptores sensitivos; unos

receptores sensibles a la temperatura, otros al tacto y al dolor, otros a ciertos movimientos. Lo que llamo el motor de arranque son los receptores sensibles a un movimiento muy concreto, el que hace el bebé con la lengua cuando mama; son receptores sensibles a un estiramiento longitudinalmente oscilante.

♦ Podríamos imaginar estos receptores como pequeños resortes colocados bajo la piel, en el eje de los canales, es decir, orientados del tórax al pezón. Si la areola se estira en este sentido, los resortes afectados y tensados transmiten al cerebro la información de que ha llegado el momento de fabricar leche y el cerebro reaccionará enviando las hormonas necesarias, una para poner en marcha la fábrica de producción y otra para activar la bomba. La leche fluirá entonces. Por lo tanto, no es excesivo decir que el bebé es el que hace la leche.

♦ Estos receptores sensitivos están localizados alrededor de la areola y se van haciendo más numerosos hacia atrás, lejos del pezón, y hacia dentro. Mamar sólo en el pezón, el extremo del pecho, no es eficaz; para empezar, resulta muy doloroso para la madre y, sobre todo, no funciona; los receptores no se estimulan y los canales se comprimen a la salida, lo cual dificulta el flujo. Para que sea eficaz, una buena tetada se hace con la boca muy abierta, los labios y la lengua pegados lejos de la areola para que se estimule un máximo de receptores. El bebé debe tener «la boca llena» de pecho.

El propio pezón no es más que la terminación de los canales, que desembocan en su superficie mediante una veintena de poros anchos, fácilmente visibles a simple vista.

La forma de los pezones tiene poca o ninguna incidencia en el éxito de la lactancia.

¿Qué importancia tiene que sean largos o cortos, redondos o planos, duros o blandos, puesto que el bebé activa el pecho más arriba, más allá de la piel pigmentada de la areola? Si la areola, no demasiado hinchada, es lo bastante flexible para que el bebé pueda abarcarla con toda la boca, activará el arranque.

La envoltura cutánea

Para estar más frescos, los pechos, como los testículos, son órganos externos, pero con un mal soporte. Descansan sobre la caja torácica, directamente sobre un músculo potente, el pectoral mayor, pero no están unidos a él. Los mecanismos de suspensión no son demasiado sólidos; ningún músculo de verdadera contención, una piel fina y poco elástica, poco tejido conjuntivo elástico de sostén, amplias almohadillas de grasa con una resistencia relativa al estiramiento... Todo esto no siempre es eficaz para evitar los desgarros si los tejidos se estiran o se comprimen.

No existe ninguna igualdad ante este fenómeno. Algunas mujeres conservan un cuerpo y unos pechos magníficos después de varios embarazos y lactancias, otras tienen un cuerpo que cuenta su historia de procreación. El embarazo modifica los pechos y puede hacerlos evolucionar. *Una lactancia bien llevada, sin exceso de tensión, conserva todas las cualidades del pecho.* Sólo una lactancia mal llevada puede agravar los síntomas. El bloqueo de la lactación justo después del parto, con las grandes alteraciones hormonales que implica, no garantiza en ningún caso una estética satisfactoria...

Las estaciones del pecho

Como particularidad excepcional, el pecho es un órgano que tiene estaciones, un órgano que puede crecer, desarrollarse y disminuir. Puede imaginar la glándula mamaria como un árbol, un árbol que funcione al revés; en un árbol, la savia asciende hacia las hojas; en un pecho, la leche desciende hacia los canales excretores y la boca del bebé. Las ramificaciones son idénticas; un tronco que se parece a los canales, ramas que se dividen y se entremezclan, hojas o alveolos a veces incipientes, a veces en pleno desarrollo.

Esta arquitectura existe ya en miniatura en el niño antes del nacimiento, tanto en niños como en niñas. Se ha demostrado que los poros, emergencias de los canales, se abren hacia el cuarto mes de vida intrauterina.

◆ Los primeros días de vida, primera estación activa

En las semanas que preceden al nacimiento, cierta cantidad de hormonas sexuales de la madre atraviesan la placenta e impregnan los órganos sexuales del bebé. Este fenómeno se traduce en un buen número de recién nacidos (alrededor del 30 %) por lo que se llama «crisis genital». Los órganos sexuales están hinchados, de color intenso, ligeramente secretantes. Las niñas tienen a menudo flujo vaginal e incluso, hacia el quinto día, pueden presentar una pequeña pérdida de sangre, que tiene el valor de primera regla. Su útero, ya completo, reacciona a la desaparición de las hormonas maternas y sangra como el de la mujer cuando deja de tomar la píldora, por privación. Al mismo tiempo, los pechos se hinchan, se endurecen, crecen ligeramente y pueden presentar, tanto en la niña como en el niño recién nacido, una secreción lechosa. En la Edad Media, esta «leche de bruja» era muy apreciada para la fabricación de filtros mágicos... Comprendemos ahora lo que significan estas manifestaciones; desde el nacimiento, los pechos están virtualmente listos para funcionar. Basta con un aporte hormonal para «despertarlos».

◆ La pubertad, brote de crecimiento

Entre los 11 y los 14 años, bajo la influencia de la nueva actividad hormonal ovárica, los pechos y los órganos sexuales maduran.

Los primeros signos de pubertad son los signos mamarios: aumento del diámetro y la pigmentación de la areola, gran sensibilidad y después, poco a poco, aumento de volumen.

Varios meses después, aparecen las modificaciones de la vulva y la pilosidad pubiana que permiten a la chica tener una sexualidad normal. Por otra parte, al mismo tiempo, los pechos de los chicos, afectados también por las nuevas hormonas, vacilan en desarrollarse. Un adolescente de cada cinco presenta, durante unos meses, una ginecomastia, un aumento del volumen de las glándulas mamarias; después, al reforzarse la presión hormonal, todo se detiene y evoluciona la pubertad masculina.

Para la chica, las primeras reglas significan que los pechos se organizan; se desarrollan canales y ramas, se constituye el silo graso, se multiplican los alveolos que cada mes, a cada ciclo, maduran un poco... Pero permanecerán atróficos, incipientes... hasta el inicio del embarazo.

◆ Los tres primeros meses de embarazo

Surge la primera auténtica primavera. Paralelamente a un alargamiento y una proliferación del tronco y las ramas, las hojas se «abren». Las células glandulares se multiplican, aumentan de volumen, preparan su «cadena de montaje» intracelular.

La base de estas células se une a las ramificaciones de los vasos sanguíneos y linfáticos, y crea estrechas conexiones con ellos para captar los elementos indispensables para la fabricación de leche. Los vasos también se multiplican y se dilatan. Algunas venas se hacen aparentes bajo la piel. En el mismo momento, la areola se engruesa, se vuelve más sólida, más resistente, y se enriquece con tubérculos de Montgomery secretores de olor. En el cuarto mes, todo está listo, el árbol ha madurado y la fábrica empieza lentamente a trabajar. Es lo que se llama la lactogénesis de tipo 1.

Es apasionante comprender que las hormonas responsables de esta maduración son esencialmente hormonas placentarias, es decir, hormonas fabricadas por el niño. Así pues, al principio del embarazo, el bebé se encarga de inducir su futura alimentación; después, del cuarto mes al nacimiento, frena el funcionamiento: «Es inútil que empecéis sin mí», parece decir, «¡esperadme!».

◆ La lactancia

El pecho está en pleno desarrollo y funciona. Detallaremos ampliamente este periodo en los capítulos siguientes.

Vida genital femenina y evolución de la glándula mamaria

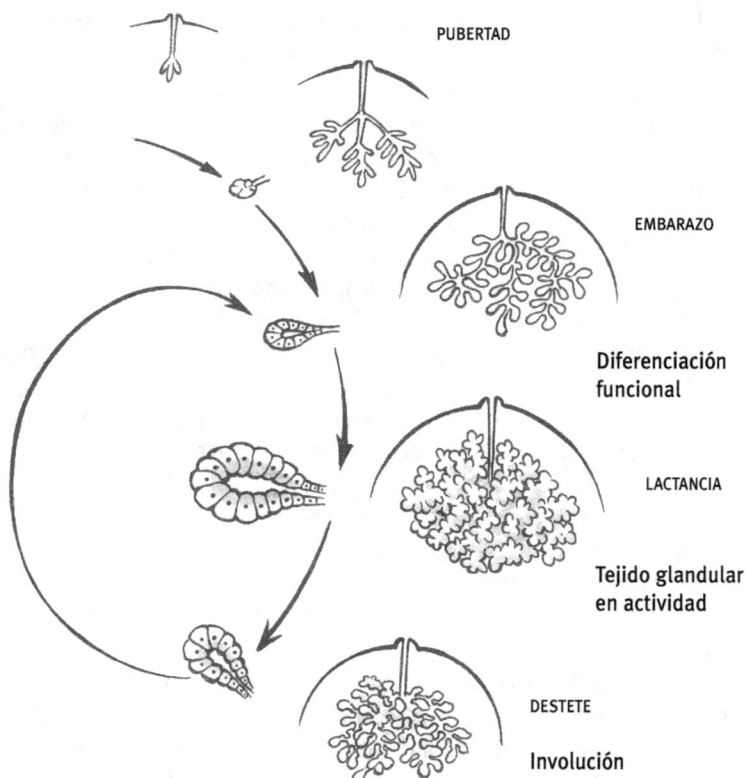

VIDA EMBRIONARIA

PUBERTAD

EMBARAZO

Diferenciación
funcional

LACTANCIA

Tejido glandular
en actividad

DESTETE

Involución

◆ El destete

En el momento del destete, o si la mujer no da de mamar, el pecho involuciona. Los alveolos se «arrugan», las células se reducen de tamaño, la fábrica se desmonta. Las hojas alveolares y una parte de las ramas desaparecen, dejando su lugar a brotes involutivos muy pequeños, que ya no pueden fabricar nada. Los pechos están en «invierno». Sólo surgirá otra primavera con un nuevo embarazo.

Algo sorprendente es que el invierno es menos riguroso y la involución es menos total si la lactancia ha durado largo tiempo. Si el destete es muy tardío, después de cinco o seis meses, una parte de las hojas sigue funcionando a pesar de la detención de las tetadas. Algunas mamás pueden tener leche todavía durante semanas o meses por este mecanismo. Las parejas saben que ciertas estimulaciones amorosas provocan secreción de leche durante años, poco abundante pero muy dulce. En África, cuando una mujer joven no podía dar de mamar a su bebé, se encargaba su madre, recuperando una potencialidad de su cuerpo de mujer que estaba dormida. La mayoría de científicos que contaron estos episodios tuvieron dificultades para comprender lo que ocurría, tanto se había ocultado que los pechos podían producir mucho más allá de las cortas semanas que siguen al nacimiento. Es cierto que los pechos no estimulados, si no hay lactancia o si esta dura solamente uno o dos meses, involucionan en «pleno invierno» y desaparece toda su función, puesto que las hojas se convierten de nuevo en brotes. Los pechos sólo funcionan en pleno verano, y durante mucho tiempo, si se estimulan abundante y largamente. De lo contrario, se duermen... No existe otro ejemplo de este ritmo en el cuerpo humano.

Un poco de etnología:

Entre los tuareg del valle de Azawagh, las niñas en la pubertad y las mujeres menopáusicas se estimulan los pezones y las areolas de manera intensa para obtener un líquido llamado «leche de la compasión».

El objetivo no es alimentar a un niño, sino tener los medios de consolar a un bebé que llora, poniéndoselo al pecho.

* Véase Saskia Walentowitz, en Allaitements en marge (Lactancias al margen) (obra colectiva), L'Harmattan, 2002, p. 111-139.

CAPÍTULO II

La leche fluirá
o la fisiología
de la relación madre-hijo

*A fin de cuentas, se trata de un problema etnológico clásico:
¿cómo se puede comprender que lo que fue evidente en un mundo
se vuelva tan hermético en otro?*

Luc Ferry, *El nuevo orden ecológico*,
Tusquets, 1994

Si se pasea por diferentes museos de Europa, podrá ver cuadros del siglo XV o XVI que muestran un pecho cuya leche salpica a varias docenas de centímetros. Estas pinturas antiguas nos cuentan que las generaciones que nos han precedido conocían mejor que nosotros el funcionamiento de los pechos y no tenían falso pudor para pintarlos; iun pecho que funciona es un pecho que salpica!

En el Rijksmuseum de Amsterdam, se puede admirar una estatua de madera de principios del siglo XV que muestra a una mujer joven dando de mamar, con el bebé apretado contra ella, en posición perfecta.

En el Louvre de París, se puede ver un cuadro titulado *Júpiter y Antíope*. Antíope es una hermosa mujer rolliza, a la moda del siglo XVI, tendida desnuda en un jardín. Júpiter, oculto tras unos matorrales, manda a un diablillo que le haga cosquillas en los pezones. Los chorros de leche así provocados riegan las flores de alrededor.

Estas ilustraciones no eran raras hasta mitad del siglo XVIII. Poco a poco, aparecen pinturas más «reservadas», caricaturas sobre una lactancia de miseria y estatuas en las que el bebé que mama tiene pocas posibilidades de conseguirlo.

¿Qué nos queda de nuestro ancestral conocimiento del cuerpo, qué hemos olvidado, qué podemos redescubrir?

Desde los albores de la medicina, los humanos han intentado comprender lo que rige el cuerpo, de dónde vienen la vida y la muerte, las necesidades de los niños y su funcionamiento.

Sin embargo, la medicina tradicional olvida a menudo un punto esencial: para vivir, para que el cuerpo y el cerebro del ser humano funcionen, este no puede encontrarse aislado; para existir, el hombre necesita relacionarse con su madre y con el grupo social que lo rodea.

Su desarrollo depende de ello. Y el cuerpo de la madre está programado para esta relación. Entre ellos, hay interacciones fisiológicas profundas, esenciales. Es imposible hablar de fisiología de la lactación y de funcionamiento del pecho femenino sin hablar de la boca del bebé que mama, de su lengua y de su deglución. No se puede hablar de desarrollo del cerebro y de crecimiento armonioso sin hablar de las manos de la madre, su voz, la leche y la ternura. No se puede hablar de la leche que fluye sin hablar de las emociones y el deseo. Debemos tener esto presente para comprender la lactación.

También cabe recordar que esta relación puede convertirse con el paso de los días en una fuente de placer. «Hasta la aparición del biberón, la supervivencia de la raza humana se basaba en dos actos sexuales bien definidos: el coito y la lactancia.

Si estas funciones no fueran agradables, el ser humano habría aumentado las filas de las especies desaparecidas».[1]

---

1. Colette Clark, *Le livre de l'allaitement maternel* (El libro de la lactancia materna), Intrinsèque, Quebec, 1977, p. 155.

Para ilustrar simplemente esta interacción de cuerpos en la lactancia, es necesario profundizar sobre cuatro conceptos:
- Con la boca, el bebé efectúa una señal sobre la areola del pecho.
- El cerebro de la madre trata la información y responde.
- La llegada de las hormonas cerebrales hace que los pechos funcionen.
- La leche fluye y el bebé manifiesta que la recibe.

La señal del bebé al mamar

Se trata del movimiento especial efectuado por un bebé que mama cuando quiere obtener leche.

Atraído y motivado por el olor que difunde la areola, el bebé se acerca al pecho, curiosea con la nariz, sacude la cabeza e intenta localizar la zona más precisa para «instalarse». Cuando la encuentra, abre mucho la boca, saca la lengua una o dos veces para lamer y «saborear»; después coge la areola con toda la boca, pone la lengua como un canalón bajo el pezón, que lleva hasta la mitad del paladar, y se pone a mamar: largos intervalos de actividad entrecortados por pausas.

Mamar es una actividad única, un «juego de boca» que sólo tiene sentido en la areola del pecho para provocar una señal-leche. Todas las crías de mamíferos conocen las instrucciones de uso, inscritas en su programa genético. En el útero, los fetos ya se entrenan.

Las ecografías los muestran chupándose el pulgar, moviendo la lengua y tragando.

Mamar es una actividad de los primeros meses de vida. Es fácil para un bebé que nace cuando le toca, pero puede resultar un poco difícil para otro nacido antes de tiempo y momentáneamente imposible para uno claramente prematuro. Esta técnica desaparece a lo largo de los dos primeros años de vida, a medida que la alimentación se vuelve sólida y se diversifica.

Mamar es una actividad bucal muy compleja

Para mamar bien, el bebé abre mucho la boca, para atrapar la areola y no sólo el pezón.

Sus labios, muy abiertos sobre el pecho, se adhieren a la areola en toda su superficie. Coloca la lengua hacia delante, sobrepasando la encía inferior, y la enrolla en forma de canalón bajo el pezón. Este se alarga en el tubo formado por el paladar por encima y la lengua por debajo, y se introduce mucho en la boca, hasta la unión entre el paladar duro, óseo, y el paladar blando posterior (velo del paladar). A cada lado, los abultamientos grasos de las mejillas llamadas «bolas de Bichat» permiten una sujeción lateral del contenido bucal. El eje del pezón en la boca es oblicuo hacia arriba, en dirección al paladar. Todos los receptores sensitivos de la areola en contacto con este «tubo» se ven así estimulados.

La lengua efectúa un verdadero *movimiento de vaivén, horizontal y ondulante*, complejo y difícil de describir. La lengua avanza y retrocede en la cavidad bucal y, al mismo tiempo, efectúa movimientos de «oleada», una ondulación de arriba abajo. Este movimiento, muy difícil de identificar en el recién nacido, es muy visible en un niño de más de seis meses que chupa su chupete, o... ien un ternero que mama!

Al mismo tiempo, la mandíbula desciende de forma rítmica. El recién nacido tiene la particularidad anatómica de que la pared posterior de la boca es casi estanca, porque la posición alta de la laringe pone a la epiglotis en contacto con el velo del paladar.

Cuando baja la mandíbula, los labios se pegan al pecho y se crea una fuerte presión negativa intrabucal (hasta 250 mm de Hg) que aspira la leche desde los senos lactíferos y los canales terminales hasta la boca.

Este complejo movimiento es imposible de filmar con técnicas radiológicas clásicas, porque la leche materna no es un producto radiopaco y este producto debería ser aportado por una tetina, lo cual falsea la técnica. Para visualizarlo, las ecografías tampoco son eficaces, porque el aire de la cavidad bucal y la ausencia de referencias ecogénicas alteran la comprensión de las imágenes. En cambio, es fácil analizar cada parámetro dejándose chupar el dedo por un lactante de unas semanas alimentado al pecho, es decir, que ha perfeccionado su técnica.

El movimiento de mamar es potente. Cuando intentamos imaginarlo, el modelo más cercano como adultos es el de lamer un helado, por ejemplo: sacando la lengua, apoyándola sobre el máximo de superficie de la bola, atrapando el helado por encima para que el labio superior participe en la presión y adhiriendo los labios por todos los lados a la bola helada. Al llevar a cabo este acto tan sencillo, el helado se extiende en toda la boca y se toma mucho más que con un simple lametón.

Al mamar, el bebé se introduce todo el extremo del pecho (areola y pezón) en la boca y lo somete a una estimulación fuerte, prolongada y repetitiva. Las mamás jóvenes se asombran de esta fuerza, que las inquieta y, al principio, puede desencadenar una hipersensibilidad local desagradable.

Es evidente que cuanto mayor sea la porción de areola que el bebé se introduzca en la boca, más se repartirán los esfuerzos mecánicos en una amplia superficie, más cómoda será la tetada y menos riesgo correrá el pezón de estirarse,

La dinámica de la boca del bebé

MAMAR

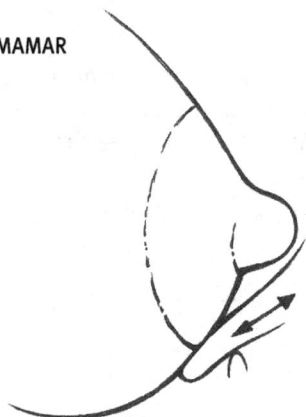

Boca muy abierta
Lengua pegada bajo la areola
Encía inferior cubierta
Movimiento horizontal en dos tiempos:
— avance directo
— retroceso ondulante

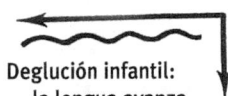

Deglución infantil:
— la lengua avanza
— sobrepasa las arcadas dentarias

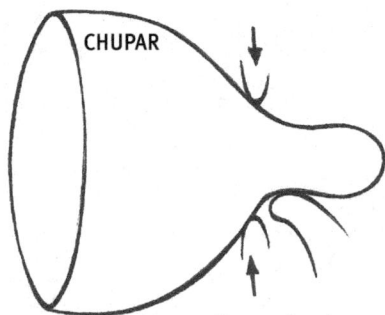

CHUPAR

Dos encías de apoyo: movimiento vertical
Lengua detrás de la encía inferior
Movimiento:
— pinzar
— aspirar

Deglución adulta: la lengua sube

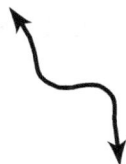

desgarrarse y «agrietarse». En cambio, si el bebé se mete sólo el pezón en la boca y tira de él, la madre sentirá dolor, porque los receptores sensitivos al dolor se encuentran en esta zona, justamente para indicar que «no es allí».

Los primeros días de lactancia existe una sensibilidad local muy elevada, potenciada por dos parámetros:

• La caída de las hormonas placentarias después del nacimiento. Como en otros momentos de la vida genital (pubertad, premenopausia, síndrome premenstrual), la madre vive un momento de hiperestrogenia relativa. La hipersensibilidad es máxima cuarenta y ocho horas después del nacimiento; franca, hasta cuatro o cinco días después, y disminuye hacia el octavo día. ¡Barrera que hay que superar!

• Una técnica del bebé no del todo perfeccionada. El bebé mama con mucha fuerza, pero «con la punta de los labios». Y eso duele mucho. A veces, el bebé tiene un «frenillo», una pequeña membrana en la lengua que la mantiene hacia atrás en la boca. No puede sacarla bajo el pecho y puede restregar el pezón, con lo que produce lesiones dolorosas en su superficie plana.

Mamar es seguir un ritmo regular de succión

Cuando un bebé mama eficazmente y provoca la eyección de la leche, se ve por:

• Dado que la leche llega a grandes chorros, el bebé se concentra en lo que hace. Está despierto, atento y mirando a su madre.

• Mama en largos periodos de varias decenas de movimientos de succión, sin parar y sin bajar el ritmo.

• El ritmo es regular: alrededor de un movimiento por segundo (cuarenta a sesenta por minuto).

• Las pausas son raras y breves, y el bebé no suelta el pecho, a no ser que se encuentre incómodo por alguna razón.

• Deglute a cada movimiento de succión.

En los primeros días de vida, favorecer una buena técnica, es decir, colocar bien al niño y evitar las «malas» experiencias deberían ser una regla absoluta.

Observar con atención una tetada permite establecer la diferencia entre la succión nutritiva y los episodios de succión «no nutritiva».

Estos últimos pueden verse fácilmente al final de la tetada, cuando el bebé se duerme y ya no está alimentándose. Se ven también en ciertos recién nacidos que todavía no han «encontrado el ritmo» o en ciertos bebés prematuros o frágiles.

Contar los movimientos de succión, su ritmo y la frecuencia de las deglucciones es el mejor signo de una buena transferencia de leche. Cuando los padres han descubierto este ritmo, ya no tienen dudas sobre qué hace su bebé al pecho.

Mamar es también una técnica especial de deglución

Para tragar el líquido que fluye hasta su boca, en chorros directos al paladar, el bebé adopta una técnica parecida a la utilizada para beber de un botijo. Cuando cierta cantidad de leche llega al fondo de la boca, se desencadena la deglución. La lengua avanza bajo el pecho, la laringe asciende y estos dos movimientos sincrónicos liberan lateralmente dos repliegues (los senos piriformes) por los que pasa la leche hacia el esófago, sin pasar a la laringe. Si lo desea, el bebé puede continuar respirando mientras traga. Esta deglución, que los dentistas llaman «deglución infantil», está coordinada con el ritmo de la lengua. El bebé sólo traga cuando la lengua está hacia delante, muy hacia fuera, al final del primer tiempo del movimiento de vaivén. Al hacerlo, realiza la proeza, que ninguna persona en la edad adulta puede reproducir, de mamar, tragar y respirar sin tener que soltar el pecho. Está genéticamente programado para esta técnica.

En la deglución llamada «de tipo adulto», muy diferente, la punta de la lengua asciende contra el paladar, después el cuerpo de la lengua se eleva progresivamente y se pega al paladar de delante atrás. Es una técnica prevista para los alimentos sólidos. Previamente masticados, son dirigidos por la lengua hacia atrás, a la vertical del esófago. Normalmente, esta deglución sólo tiene lugar en los niños de pecho cuando toman las primeras cucharadas de puré o compota, es decir, hacia los seis meses.

La deglución de alimentos sólidos, llamada «de tipo adulto» y necesaria en caso de tomar el biberón, es incompatible con la tetada.

Por desgracia, demasiados recién nacidos ven alterado su aprendizaje, porque conocen demasiado pronto el segundo tipo de deglución, que deben utilizar para tragar un líquido presentado en un biberón con tetina.

Con el biberón, para que se abran los agujeros de la tetina, el bebé debe pinzar el caucho entre las dos encías y, como no le gusta morderse la lengua, la deja en el interior de la encía inferior.

En el momento de tragar, la lengua no puede salir hacia los labios y, por lo tanto, debe ascender hacia el paladar... lo cual es el inicio de la deglución adulta, incompatible con la tetada.

Conviene comprender bien que la deglución es un reflejo de una precisión absoluta, tanto en el ritmo como en las relaciones anatómicas de la boca y la faringe en el momento de tragar.

Este reflejo inconsciente, involuntario, poco controlable, tiende a impedir las falsas rutas. Nuestra supervivencia a corto plazo depende de que los alimentos desciendan correctamente hacia el esófago y no hacia la tráquea. Para ello, el cerebro desencadena el movimiento en instantes precisos, coordinados con la respiración.

En el recién nacido, se llama «confusión pecho/tetina» al resultado negativo en la calidad de la succión.

Se trata de experiencias que hacen que el bebé pierda el gusto o la técnica de mamar y se puede deber:

• A que el contacto sensorial con la tetina es demasiado diferente del pecho y el bebé ya no sabe que debe mamar cuando tiene el pecho en la boca, y se ha acostumbrado a la tetina.

• A que la tetina rígida crea una hiperestimulación en la boca y el bebé sólo desencadena la succión cuando encuentra esta intensidad causada por la tetina, que no nota en el pecho.

• A que se altera la deglución: un recién nacido debe tragar en el momento en que la lengua está hacia delante, mientras que una experiencia de tetina puede obligarlo a deglutir con la lengua hacia arriba.

En algunos bebés, esta técnica se fija de forma demasiado precoz y los hace no aptos para deglutir los chorros de leche materna, lo que impide una tetada eficaz. Así pues, estos lactantes pueden tomar unas gotas de preleche retroalveolar, pero no se arriesgan a provocar el flujo, ya que el peligro de atragantarse sería demasiado alto.

Para conseguir mamar bien, el bebé debe estar despierto y tranquilo

El aprendizaje de la succión es parcialmente innato; el bebé se había entrenado en el vientre de su madre. Pero la realidad después del nacimiento es mucho más compleja.

Tomar referencias, de color, de forma, de olor, para reconocer la areola, aprender a colocar bien la lengua y la boca, poner en marcha el ritmo de succión, todo eso requiere unos días de aprendizaje, que sólo puede hacer bien si está tranquilo, atento y concentrado.

◆ No esperar a que llore

Esto significa que es conveniente acercarlo al pecho en cuanto se despierte, en cuanto manifieste el deseo.

Si llora, casi no tiene posibilidad de calmarse solo, toma mal las referencias, puede apretar las mandíbulas y pellizcar el pecho. Y la madre que lo oye llorar, que lo ve buscar sin encontrar, se desanima y se bloquea la oxitocina. El bebé se desanima también, puesto que la leche no sale. Llora más fuerte... He aquí una de las causas frecuentes de abandono por las madres durante los primeros días.

Por otra parte, ¿cómo podemos justificar que para alimentarse, en los primeros días de vida, un bebé tenga que llorar muy fuerte y encontrarse muy mal? No es la mejor manera de darle seguridad en la satisfacción de sus necesidades. Quizás así se le enseña la angustia de la necesidad y la inseguridad.

Es mil veces mejor para el bebé, para la madre y para el entorno aprender a descodificar, desde la maternidad, los signos que indican que está dispuesto a mamar. Se despierta, se estira un poco, saca la lengua y abre la boca, hace como que chupa... Acercarlo al pecho en este momento y proponerle mamar tiene dos ventajas:

• Está en las mejores condiciones para tener éxito en su aprendizaje.
• No asocia el aporte de alimento con una sensación de malestar.

Realmente vale la pena.

Para conseguir mamar, el bebé debe estar bien colocado

Todos los manuales de puericultura insisten sobre la posición de la madre y dicen que la incomodidad o el dolor de espalda pueden hacer muy molesta la lactancia. Es absolutamente cierto. Para la madre, son posibles todas las posiciones: sentada, acostada de lado, inclinada con las piernas cruzadas e incluso de pie si el bebé descansa sobre una cadera o en una bolsa canguro. Sólo hay una regla, pero imperativa: *la comodidad absoluta*.

Es mejor sentarlo sobre los muslos, acostarlo sobre un cojín colocado sobre las rodillas, tenderlo contra sí o incluso enroscarse suavemente por encima de él. Es mejor una espalda curvada y un bebé apoyado que una espalda recta y un bebé cuyo peso tira de los hombros de su madre. Una tetada en posición inestable o pesada no tiene ninguna importancia, pero seis o siete tetadas al día durante semanas, y un bebé que dobla el peso de nacimiento en cuatro o cinco meses, repercuten negativamente en la madre si no ha tomado la precaución de protegerse la espalda.

El peso del bebé no debe descansar sobre los brazos o tensar los hombros y la espalda.

También para el bebé la buena posición es una regla sencilla, pero imperiosa: su vientre y ombligo deben estar en contacto con el cuerpo de la madre, y su

Malas posiciones del bebé que alteran la deglución y con ello la tetada

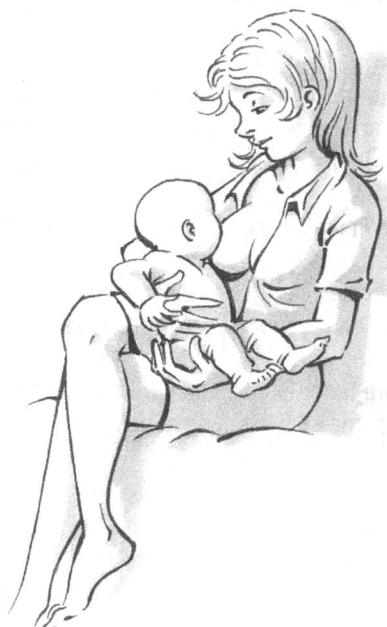

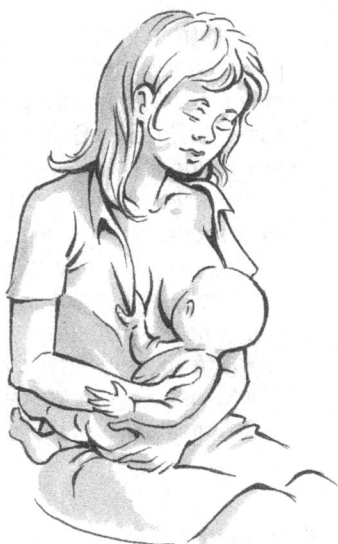

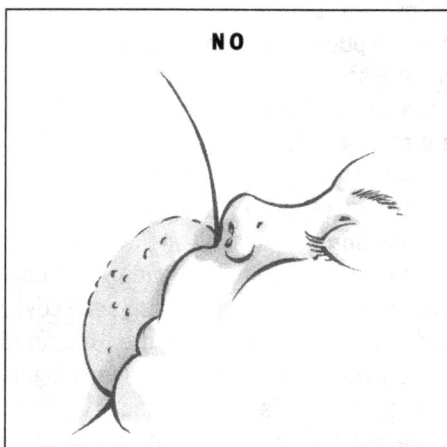

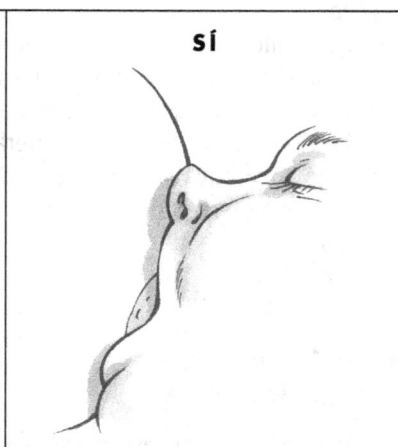

NO	SÍ

Bebé que chupa como de una tetina

El bebé tiene las encías apretadas.
Alejado de la areola, mama «con la punta
de los labios».

Bebé que mama bien del pecho

Boca muy abierta, lengua bajo la areola
y mentón pegado al pecho,
mama con toda la boca.

boca debe ser la prolongación del pecho, a nivel de la areola. No debe levantar demasiado la cabeza ni volverla. Ni su madre ni él tendrían una tetada satisfactoria.

◆ **Vigilar la posición de la boca**
Para que el pezón se coloque en el ángulo adecuado dentro de la boca, el niño debe coger el pecho de manera asimétrica. Primero toca el pecho con el mentón y echa la cabeza ligeramente hacia atrás. Esto hace que la nariz se libere espontáneamente. Toma más areola inferior en la boca que areola superior y atrae el pecho de su madre lo más adentro posible de la boca.

Si no está en el ángulo adecuado, el pezón tiende a deslizarse fuera de la boca. El bebé hace todos los esfuerzos para mantenerlo en la boca, lo que lo lleva a aumentar la presión de las encías y a tirar de forma asimétrica. Esta es la causa número uno de las grietas en el pecho.

Se observa el mismo mecanismo cuando el bebé mama en el ángulo correcto, pero la mamá hace presión sobre el borde de la areola con los dedos para —según ella— liberarle la nariz. El dedo crea una zona de estiramiento hacia atrás y el bebé tirará más hacia delante... con lo cual una nueva grieta está en camino. Cuando una madre tiene una grieta en la parte superior del pezón, es inútil preguntarle dónde pone los dedos durante la tetada: arriba. Si se observa mamar al bebé, se verá que está colocado demasiado hacia abajo y que levanta la cabeza para tirar del pecho. Si la grieta está en el borde interno del pezón, seguramente la mamá se coloca al bebé en el hueco de los brazos, demasiado lateralmente hacia el exterior. Finalmente, si la grieta está bajo el pezón, hay muchas posibilidades de que el bebé se coloque demasiado alto... Todos estos conceptos de «mecánica interactiva» nunca se explican a las madres, a las que se hace creer que las grietas son una fatalidad, que tienen la piel demasiado frágil o que la saliva del bebé las lesiona... ¡y otras fantasías! Volveremos a ello en el capítulo 6.

Si el bebé no consigue encontrar el eje del pecho a pesar de sus esfuerzos, o si el cuello demasiado vuelto provoca una molestia durante la deglución, es muy posible que deje de esforzarse y espere, con más o menos paciencia, otro tipo de comida, que no tardará... Como a nosotros, al bebé no le gustan las situaciones incómodas. Prefieren dimitir. ¿Se ha dado cuenta de que los biberones siempre se colocan según su eje, derechos a la boca? Las posiciones para dar el pecho y para dar el biberón no pueden ser idénticas, puesto que el pecho es perpendicular al tórax, mientras que el biberón se presenta en paralelo. Este simple sentido común se nos había escapado...

◆ **No liberar la nariz ni pinzar la areola**
Intentar «hacer salir» la areola para que el bebé pueda cogerla más fácilmente no sirve de nada. Provoca grietas y el bebé no lo necesita. La idea de

que podría hundir la nariz en el pecho y ahogarse es una fantasía más. Ningún bebé, nunca, en ningún lugar del planeta, ha muerto así, ni siquiera se ha visto alterado por ello. Ningún médico ni escritor ni historiador lo ha contado jamás.

La explicación es muy sencilla: las narinas no están situadas delante de la cara, sino bajo la nariz, es decir, bajo el promontorio que libera por debajo un surco de aire. Como, además, el pecho es un órgano redondo, convexo, este surco desemboca en zona libre. Por poco que el bebé esté en el nivel adecuado, que su mentón esté pegado contra la areola y la cabeza apenas levantada, no se sentirá molesto. En cambio, si la presión de los dedos aplana el pecho o, más grave, le produce una concavidad, la respiración puede dificultarse.

La actitud razonable (y eficaz) cuando el pecho es muy grande, un poco blando, y el bebé parece molesto es colocar la palma de la mano en corola bajo el pecho, toda la mano curvada, para levantar el pecho y recrear la concavidad. ¡Basta con pensar en ello!

◆ **No enmascarar el olor de la areola**
Es el último detalle olvidado demasiado a menudo. Lo que motiva al bebé en su búsqueda, lo que lo estimula y hace que lleve a buen término su movimiento de lengua y la coordinación de la deglución es en principio y ante todo el olor de la areola, el que difunden los tubérculos de Montgomery. Si no está muy seguro de su identificación olfativa, no abrirá mucho la boca. Querer desinfectar esta región es una aberración. La leche materna es uno de los antisépticos más potentes del mundo.

Por qué molestar al bebé en nombre de principios higiénicos atrasados cuando se sabe que su alimentación es un jugo de anticuerpos contra infecciones...

Si la mamá tiene una higiene corporal correcta (una ducha al día y unos enjabonados a la semana), no es necesario ningún cuidado específico de los pechos.

Cuando un bebé parece demasiado dormido o poco motivado para mamar, es lógico reforzar este olor con el de la leche. Pinzando suavemente la areola, por detrás del pezón, la madre hace salir unas gotas de leche. Pasear esta tentación olorosa cerca de la nariz del bebé es uno de los medios para hacer que se decida.

Pero aunque mamar esté genéticamente programado, los bebés necesitan un tiempo de descubrimiento. Antes de nacer, se han entrenado en chupar y deglutir. Una vez en el mundo, tienen que aprender a buscar el pecho y encontrar la manera de prenderse de él. Son posibles todas las escenas.

Las posiciones de la lactancia

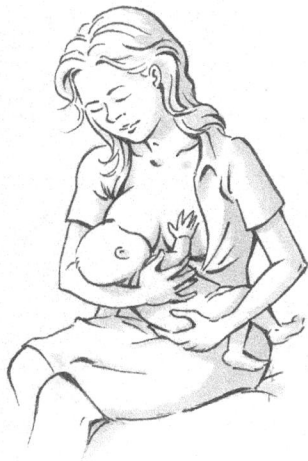

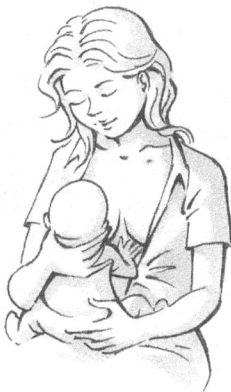

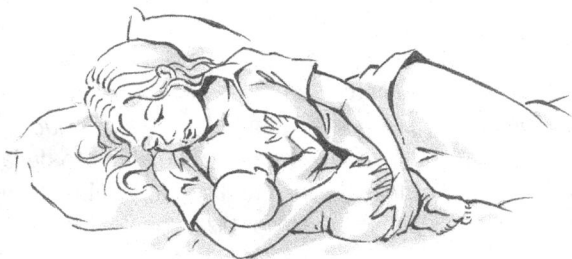

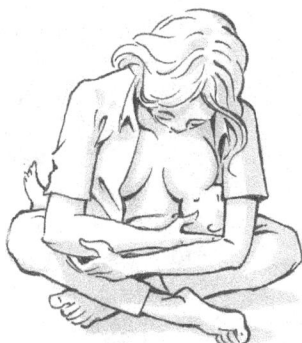

La buena posición de un bebé al pecho es la que permite tener:
• El cuerpo frente al de la madre y el ombligo colocado contra ella.
• La cara frente al pecho y la boca en el eje de los canales, es decir, de la mama.
• El mentón pegado al pecho.

Si se piensa bien, existen muchas posiciones (¡sobre 360º!) que responden a estos criterios, según la colocación de la madre. Hay que desarrollar la imaginación.

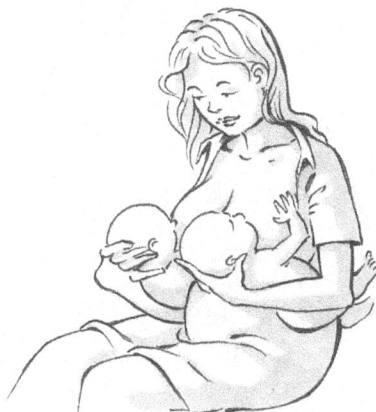

- Hay bebés muy rápidos que desde el nacimiento se pegan al pecho y salvan todas las etapas, mucho antes de que sus padres y el personal de salud hayan tenido tiempo de analizar su técnica.
- Hay bebés que se duermen, no se motivan, lamen el pezón con aire sorprendido y se vuelven a dormir o giran la cabeza.
- Están los que se acercan al pecho, parecen muy interesados pero, de repente, se ponen a llorar, creando el pánico en su madre y curiosas interpretaciones en el personal sanitario.
- Están los que parecen muy despiertos y participativos, pero se contentan con agarrar la punta del pezón y pinzarlo entre las encías, poniendo a rabiar de dolor a su madre, que no lo soportará demasiado tiempo.
- Están los que se ponen bien el pecho en la boca, después de haber franqueado las etapas de reconocimiento, pero se duermen antes de empezar a alimentarse.
- Están los que duermen mucho.
- Y los que lloran todo el tiempo.

En este aprendizaje, no existe la igualdad. Algunos padres nunca tendrán la más mínima preocupación y contarán una lactancia idílica, otros lucharán, más o menos tiempo, con más o menos angustia, para enseñar a su niño esta técnica nueva para todos.

En los primeros días de vida, algunos bebés aprenden a mamar en unos minutos, otros necesitan varios días e incluso cerca de una semana. Durante este tiempo, más delicado si el bebé es muy pequeño o prematuro, *la peor solución consiste en darle biberones con una tetina clásica.* Para respetar el deseo de la madre de dar de mamar al bebé, es conveniente alimentar al niño permitiéndole sacar la lengua al tragar. La elección es amplia: cuchara, taza, cuentagotas, pequeño cuenco con pico... Estas soluciones parecen curiosas, pues todo el mundo está obnubilado por la imagen del biberón; pero es muy fácil.

El tiempo
de reacción cerebral

Cuando el bebé desarrolla su técnica bucal de mamar, metiéndose en la boca una gran parte de la areola y moviendo la lengua, estimula un gran número de receptores.

De allí parten nervios sensitivos, que llevarán, en fracciones de segundo, la información al cerebro de la madre.

Estos nervios no llegan a cualquier parte. Van a la base del cerebro, a la región de los «ritmos automáticos» del cuerpo, encima de la hipófisis: una glándula que fabrica la mayoría de las hormonas que hacen funcionar el cuerpo y controla la fabricación a distancia de otras... Es el punto central de nuestra vida y su equilibrio. La región de los ritmos se llama hipotálamo. Allí (o cerca de allí) se regula, sin que nos demos cuenta, toda nuestra vida: las horas de vigilia y sueño, la regulación de la temperatura, las variaciones de las secreciones hormonales a lo largo del día, las del ritmo cardiaco y respiratorio, el hambre y la saciedad, el equilibrio del peso corporal, la masa sanguínea circulante y el porcentaje de agua del cuerpo, la fecha de las reglas y las ovulaciones, etc. Se puede imaginar como un gran reloj unido al centro de control general, que recibe informaciones de todo el cuerpo y responde: ¡muy bien, es la hora, poned en marcha el apetito, mandad la serotonina del sueño o enviad la regla para pasado mañana por la mañana!

Una región donde la voluntad no interviene

Hay que comprender bien que esta región situada en el cerebro profundo, muy lejos de la corteza cerebral, es una *zona de reacción inconsciente e involuntaria*. Somos totalmente incapaces de modificar nuestra temperatura corporal o nuestro ritmo cardiaco, de programar una ovulación, de modificar el volumen sanguíneo circulante, de... A pesar de grandes esfuerzos de voluntad, la mayoría de los regímenes adelgazantes tropiezan con el «inmovilismo» del hipotálamo, con el rechazo a modificar el ajuste del «ponderostato». A pesar de los sueños de control, no somos dueños de nuestros ciclos profundos. La fabricación de leche no es una decisión voluntaria. La única manera de desencadenarla es la estimulación de la areola para que la información llegue al centro de control. El cerebro superior consciente y voluntario no puede hacer nada. Por otra parte, si el bebé se pone a mamar, la madre fabrica fácilmente leche... mientras duerme.

La secreción hormonal

Si la estimulación de la areola es adecuada y si otras regiones del cerebro no interfieren en el encargo, el hipotálamo desencadenará la lactación. Para ello, levanta una «prohibición de actuar» que mantenía sobre la hipófisis y deja que esta libere dos hormonas:
• La prolactina, procedente de un grupo de células de la hipófisis anterior, encargada de poner en marcha las células glandulares del pecho para que fabriquen

los elementos específicos de la leche. No existe relación directa entre la concentración sanguínea de prolactina y el volumen de leche producida, pero en ausencia de prolactina no se produce leche.

• La oxitocina, procedente de la zona posterior de la hipófisis, que pondrá en marcha la bomba alrededor de los alveolos y permitirá la eyección de leche.

Estas dos hormonas salen de la hipófisis —una glándula muy pequeña, del tamaño de un hueso de cereza, suspendida en la base del cerebro— por vía sanguínea, pasan a la circulación general y, en unos latidos cardiacos, llegan a los pechos. A los dos pechos, puesto que los dos están llenos de vasos sanguíneos y la circulación de la sangre no es selectiva. Pero no lo hacen a la misma velocidad y no actúan al mismo tiempo.

• La prolactina asciende progresivamente en la sangre de la madre en una hora y después permanece elevada durante unas dos horas.

• La oxitocina, en cambio, actúa instantáneamente, durante breves minutos, pero la continuación de la succión da lugar a nuevas secreciones de oxitocina, tanto tiempo como el niño mame.

Como la oxitocina llega por vía sanguínea a los pechos, es lógico comprender por qué, en los primeros tiempos de la lactancia, cuando la madre da de mamar a su bebé por un lado, a menudo sale leche del otro pecho.

Los bloqueos del mecanismo

Si la fisiología de la lactancia se limitara a lo que acabo de describir, no habría nada más sencillo y la lactancia funcionaría siempre desde el principio.

Pero el cuerpo humano no es una máquina. La vida es fuente de emociones, estrés, alegrías, penas, fatigas e incomodidades que impiden la libre reacción del hipotálamo.

En efecto, por encima de la «caja negra» de control, existe otra estructura cerebral más o menos inconsciente que parasita el hipotálamo. Esta segunda región del cerebro profundo, que los neurofisiólogos llaman sistema límbico, es el asiento de la afectividad y las emociones.

Cualquier reacción intensa del sistema límbico altera las respuestas del hipotálamo. Basta una emoción moderada, miedo o alegría, para enrojecer, transpirar y acelerar el corazón...

◆ Las grandes emociones

Cualquier gran emoción puede alterar el equilibrio, tanto si es buena (enamorarse) como mala (duelo, tristeza, divorcio...).

Una emoción puede cortar el apetito durante varios días o inducir a devorar cuatro veces más. Una gran emoción conduce a noches en blanco o hace

Todo el entorno se ve afectado

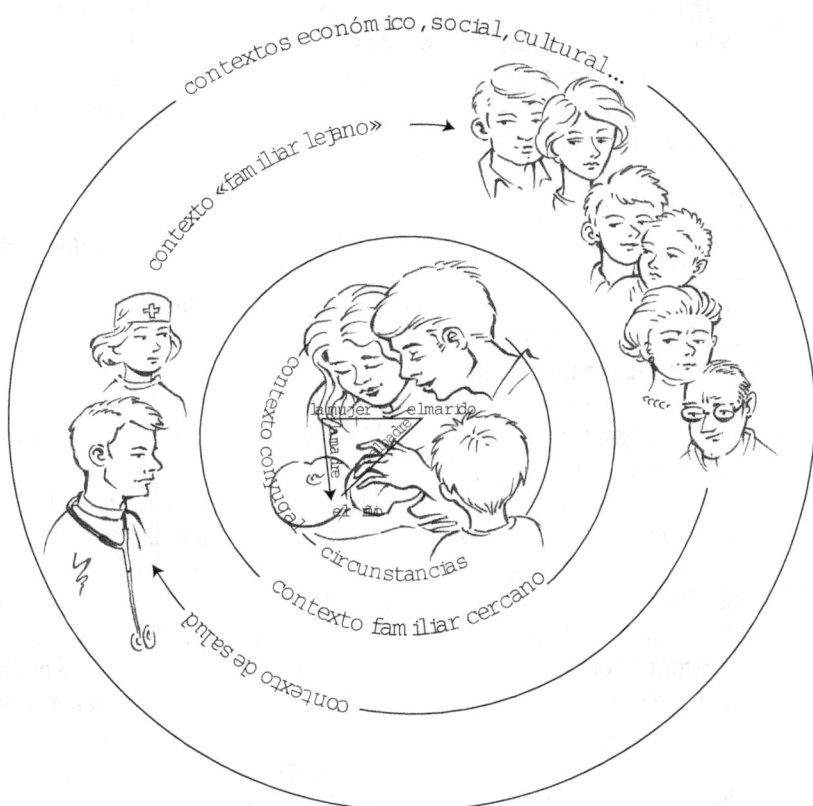

dormir como un lirón. Una gran emoción puede trastornar el ciclo menstrual, da ganas de orinar fuera de tiempo, da sed o lo altera todo. Lo mismo ocurre con la lactancia. Cuanto más tranquila, calmada, feliz y relajada esté la madre, más posibilidades hay de que el hipotálamo se ponga en marcha y todo enpiece a funcionar con normalidad.

Al contrario, el dolor, el miedo, el recuerdo intenso de las alteraciones del parto, la molestia de «enseñar los pechos» ante el personal de salud o los visitantes, el miedo a hacerlo mal, la torpeza de los primeros descubrimientos, la decepción ante un bebé real tan diferente al bebé imaginario tan esperado, los discursos agobiantes del personal de la maternidad sobre los riesgos que corre el bebé, todo eso puede trastornar los primeros días entre un recién nacido y su madre, y retrasar la lactancia.

Muchas madres no soportan que «eso» no funcione a fondo desde los primeros minutos y tropiezan con miedos antiguos: a la escasez y al hambre que podría pasar el bebé y del que podría morir. A pesar de todo lo que se sabe sobre la riqueza del calostro, presente desde antes del nacimiento, el personal sanitario y los padres se las ingenian para esperar como tranquilizadora una tardía subida de la leche, primer signo en realidad de que la lactación... icambia a una marcha superior!

◆ **La realidad de los bebés**
Durante los primeros días de vida, la realidad de los bebés es mil veces más compleja de lo que imaginamos. Entre los comentarios de los visitantes de una madre reciente, se oye: si el bebé llora, es que tiene hambre; si no llora, quizá tiene hambre sin saberlo. Pocas madres escapan a esta simplificación que las hace sentir culpables.

El personal de las maternidades participa en ello, mirando las curvas de peso y preguntando la hora de la última comida cada vez que pasa por la habitación.

Durante los dos o tres primeros días de vida, la adaptación del bebé a su nuevo medio provoca transformaciones interiores: regulación de la temperatura a 37 °C, disminución del porcentaje de agua del organismo, puesta en marcha del tránsito intestinal y del metabolismo hepático, regulación de la secreción de ciertas hormonas independientemente de las de la madre. Estas transformaciones explican la curva de peso y no una «pérdida de materia viva» ligada a una falta de alimento. Todos los padres deberían saberlo para soportar el delirio de hambruna ante el menor llanto de su bebé.

Los bebés tienen otras razones para llorar. Por ejemplo, las nuevas sensaciones, más o menos desagradables: la pesadez del cuerpo sobre las sábanas, la superficie plana de la cuna y el silencio después de meses con el ruido de los latidos aórticos, la inmovilidad de las jornadas, los ruidos exteriores «en directo», el aire fresco sobre la piel, los pliegues de la ropa, la textura más o menos áspera de un tejido, la pesadez de la cabeza imposible de levantar o tan difícil de mantener, las manipulaciones de los visitantes poco delicados.

La sensibilidad del bebé se somete a una dura prueba con muchas novedades. Algunos gritan que no les gustan estos cambios; otros, más tranquilos, encuentran refugio en un sueño calmante.

Ninguno de estos comportamientos tiene valor de referencia sobre un estado nutricional o una necesidad energética. En lo más profundo de su hipotálamo, el bebé necesitará semanas para crear un ritmo de alimentación y saber la diferencia entre tener hambre y no tenerla. Dejemos de atribuirle una sola razón para llorar.

Si el bebé estimula correctamente las areolas y la madre se encuentra en una dulce serenidad, el hipotálamo enviará la orden hormonal de fabricación de leche.

◆ La sensibilidad hipotalámica

La sensibilidad del hipotálamo hacia las emociones no dura. Al cabo de unas semanas de lactancia, el cuerpo se acostumbra y crea hábitos. Los gestos que preceden a la lactancia (tomar al niño en brazos, desabrocharse la blusa o instalar al bebé) adquieren también valor de señal. Cuanto más repetitivos y suaves sean los gestos, más serenamente los vive la madre y mejor será el condicionamiento.

◆ En resumen

El pedido de lactación se produce más deprisa y con más eficacia cuanto más tranquila y serena esté la madre. Por lo tanto, es conveniente:

• En cuanto a la madre, crear a su alrededor una atmósfera tranquila y dulce, sin comentarios inoportunos sobre sus competencias para alimentar a su bebé.

• Respetar la intimidad necesaria para estos primeros encuentros de «cuerpo a cuerpo». Los visitantes deberán salir de la habitación. El pudor que no puede manifestarse es una de las primeras causas de retraso de la lactación.

• En cuanto al personal sanitario, comprobar que el bebé no esté en mala posición, lo que puede alterar su técnica bucal, y ayudar a la joven mamá a traducir en su cuerpo las señales que dicen «esto funciona».

• Evitar cualquier comentario desfavorable sobre el volumen de los pechos, la forma del pezón y cualquier tentativa de ayudar al bebé intentando meterle a la fuerza el pezón en la boca.

• En cuanto a los acompañantes, cuando la adaptación del bebé a su alimentación no es inmediata (lo cual es frecuente, pues un bebé de cada cinco tarda de tres a ocho días en afinar su técnica), tranquilizar, ser positivos, paliar, si es necesario, las consecuencias del retraso sobre la congestión de los pechos de la madre y compensar al bebé con astucia su retraso en desencadenar una lactación eficaz sin alterar su aprendizaje (véase p. 58)... Todo un arte de paciencia positiva y vigilante.

La llegada de las hormonas hipofisarias

Hablemos más detalladamente de la secreción de las hormonas hipofisarias y las condiciones de esta secreción. El pecho es un órgano de funcionamiento intermitente. Se prepara durante el embarazo, funciona mientras el bebé mama y se detiene cuando la succión de la areola cesa. Durante todo el periodo de actividad, la fabricación de leche es continua. Pero el flujo de la leche sólo se produce en relación directa e inmediata con la estimulación de la areola. Existe pues un doble mecanismo de control, que somete a la lactación a estos dos ritmos.

Durante todo el embarazo

A pesar de la concentración progresivamente creciente de la prolactina sanguínea circulante, la lactación está bloqueada por... ¡el bebé! En efecto, la concentración elevada de progesterona fabricada por la placenta, es decir, por el niño, es lo que impide que se ponga en marcha, aunque la glándula mamaria es virtualmente funcional desde el cuarto mes. Este periodo muy especial se llama periodo calostral (y más científicamente lactogénesis de tipo 1). Los pechos están listos, pero bloqueados, reprimidos por el embarazo. Producen un líquido amarillo anaranjado, espeso, poco abundante. La producción es continua, pero el calostro se reabsorbe permanentemente en la sangre materna por los intersticios entre las células glandulares mamarias. Un signo biológico prueba esta reabsorción, la existencia de lactosa (azúcar específico de la leche) en la sangre y la orina de la madre. Durante el embarazo, algunas madres ven surgir esta primera leche; otras ignoran totalmente que sus pechos producen ya este alimento de la adaptación, absolutamente irremplazable. Así pues, en el momento del nacimiento, el calostro ya se está produciendo, listo para el bebé. Volveremos a ello ampliamente en el capítulo 4.

Al salir la placenta

En los minutos que siguen al nacimiento, la placenta se desprende y el aporte placentario de hormonas se detiene definitivamente. Por su parte, la progesterona ya había empezado a disminuir uno o dos días antes. Por lo tanto, la concentración en la sangre de la madre desciende muy deprisa, sobre todo la de progesterona, que «se desploma» a las cuarenta y ocho horas después del parto y llega a ser más baja incluso que en la pubertad. Durante este plazo, el bebé recibe calostro cuando mama, pero la leche todavía no fluye. El calostro es exactamente lo que necesita y le da el tiempo de «dar el último toque a su técnica de succión» en espera de la llegada de la leche. ¿Acaso no es un tiempo esencial? La caída brusca de las hormonas que dan ritmo a toda la vida genital menstrual de las mujeres y el desfase de concentraciones entre progesterona y estrógenos a menudo se manifiestan por cansancio, estrés (¡la melancolía del tercer día!). También producen una hipersensibilidad transitoria de los pezones y las areolas (¡que no debe confundirse con el dolor de una grieta!), ya conocida por las mujeres jóvenes desde el inicio de la pubertad (como ya hemos dicho). Estos mismos signos se presentarán un día como signos de premenopausia, cuando las hormonas disminuyan definitivamente... La disminución brusca de las hormonas placentarias cuando la prolactina del embarazo está en su máximo tiene dos consecuencias para la joven madre:

◆ **Un curioso estado hormonal,** responsable de retención de agua y electrólitos. Todo su cuerpo está saturado de líquido, la cara y las manos parecen hinchadas, el peso sobre la balanza es demasiado elevado si se tiene en cuenta el peso en el momento del parto más el del bebé y los anejos. Esta retención de agua se manifiesta al máximo en los órganos, donde el flujo sanguíneo se triplica: los pechos. Se hacen más pesados, calientes, tensos. Algunas mujeres experimentan estas variaciones de forma intensa, otras, menos sensibles a las hormonas, apenas se dan cuenta. ¡Cuestión de constitución!

◆ **La puesta en marcha del hipotálamo,** que por fin, liberado de las hormonas placentarias, puede dar ritmo a la demanda de leche durante las tetadas.

Las modificaciones hormonales del posparto inmediato

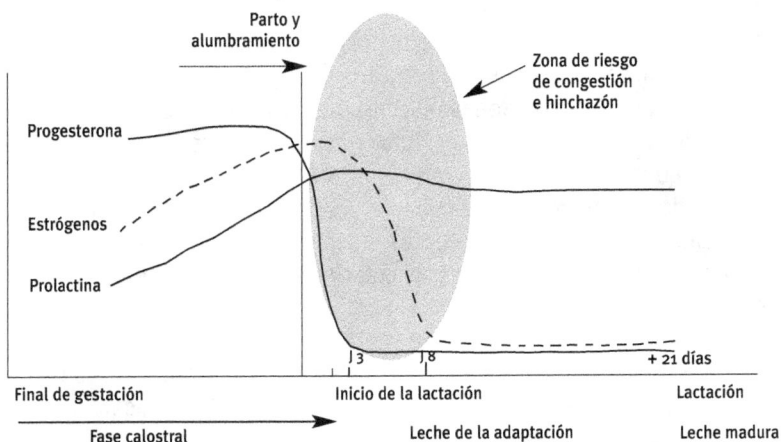

Durante una tetada y en las horas siguientes

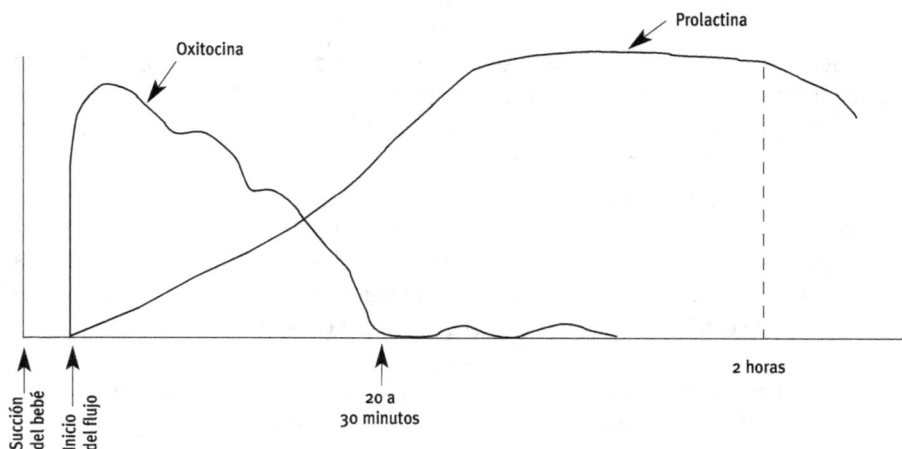

De treinta a setenta y dos horas después del nacimiento

De treinta a setenta y dos horas
después del nacimiento

Todo cambia radicalmente. La demanda hipotalámica de fabricación de leche ahora tiene relación con la estimulación de la areola. Este periodo está marcado por el aumento rápido del volumen de leche producida: 10 a 30 g el primer día, 30 a 60 g el segundo y cerca de 600 g al día al final de la primera semana. Si el bebé mama eficazmente y toma bien la leche producida, cuanto más temprano lo haga, más cómoda será la lactación inicial para la madre. Cuanto más tarde, más aumentará el riesgo de dolor y de hinchazón. Es fácil comprender que los tres elementos anteriormente descritos entran en juego para desencadenar el mecanismo: la caída de las hormonas placentarias, la calidad de la estimulación por el bebé y las emociones maternas. Ante cualquier retraso o dificultad, sólo los dos últimos puntos pueden mejorarse.

Cuando el bebé mama eficazmente, metiéndose en la boca una gran parte de la areola y estimulando los receptores específicos, entonces el hipotálamo ordena a la hipófisis que «lance» a la circulación sanguínea materna la prolactina y la oxitocina.

◆ **Para la prolactina,** se trata en realidad de un «levantamiento de la prohibición». De forma permanente (por medio de neurotransmisores, los más conocidos de los cuales son la dopamina y el ácido gamma-aminobutírico), las

Hormonología de la lactación

NOMBRE DE LA HORMONA	CONDICIÓN DE APARICIÓN	ESTRUCTURA BLANCO	EFECTOS
Oxitocina	emociones y/o tetada la hipófisis posterior libera oxitocina una o varias veces	fibra mioepitelial	contracción de las fibras mioepiteliales ⟶ Movimiento en el árbol secretorio — en el árbol vascular progresión y eyección de leche — aumento de la circulación
Prolactina	la hipófisis anterior libera prolactina pico de prolactinemia	en el árbol secretorio, los acinos	secreción de leche, es decir, síntesis intracelular de los diferentes elementos constitutivos de la leche materna: — lactosa — proteínas — lípidos
Tasa basal de prolactina		árbol vascular	«efecto de esponja vascular»

células de la hipófisis anterior, que fabrican esta hormona, son objeto de una «prohibición de segregar». Cuando el bebé estimula la areola, esta prohibición se levanta y esto da lugar a la liberación a la sangre de la madre de una dosis de prolactina que llega a las células glandulares. La producción de leche se estimula. Este «levantamiento de la prohibición» es de corta duración. El factor inhibidor dopaminérgico vuelve a actuar inmediatamente después de la liberación de prolactina y lo sigue haciendo hasta la próxima estimulación. La prolactina en la sangre describe un pico de gran amplitud y larga duración (un promedio de dos horas). La amplitud de este pico (concentración sanguínea de prolactina) depende de la duración y la intensidad de la estimulación de las areolas. Cuando las dos areolas se estimulan al mismo tiempo —en caso de gemelos, por ejemplo, o de doble sacaleches—, la concentración sanguínea se dobla.

◆ Para la oxitocina, el mecanismo es más directo; la succión de la areola estimula directamente, por vía nerviosa, la región posterior de la hipófisis, donde se almacena la oxitocina. Esta se fabrica más arriba, en los núcleos paraventriculares y supraópticos del hipotálamo, y migra a lo largo de las fibras nerviosas hasta la hipófisis posterior. Cuando el bebé mama, se segrega oxitocina. Esta secreción describe picos de duración muy corta (cuatro a diez cada diez minutos), cada uno de los cuales da lugar a contracciones de las células mioepiteliales de aproximadamente un minuto. Esta secreción puede producirse también bajo la influencia de otras estimulaciones (visuales, auditivas, olorosas, emotivas...). Por esta razón, una madre puede sentir fluir la leche cuando oye llorar a su bebé, cuando piensa en él, cuando un olor le recuerda inconscientemente a su hijo...

Es difícil describir exactamente cuándo y cómo se fabrica la leche en el nivel celular de la glándula. Esquemáticamente, se puede decir:
— que la fabricación de leche es continua;
— que la presencia prolongada de prolactina en la sangre materna estimula la fabricación de los elementos específicos de la leche: azúcares, grasas y proteínas;
— que la leche fluye bajo la influencia de la oxitocina, cuando la boca del bebé estimula los receptores areolares, y únicamente en este momento.

Los signos de llegada de las hormonas

Cierto número de signos, a menudo descritos por la madre, traducen la llegada de las hormonas a la sangre y los pechos.

La concentración sanguínea de prolactina es poco perceptible. La prolactina modifica los ciclos de sueño de la madre. Se duerme más deprisa, se despierta más rápidamente, pasa más tiempo en sueño lento profundo y mucho menos en sueño lento ligero. Todos estos cambios tienen el mismo objetivo, favorecer la máxima recuperación en el menor tiempo.

Los signos ligados a la oxitocina aparecen en el momento de las tetadas y en los minutos siguientes. La concentración elevada de esta hormona tiene tendencia a producir una dulce somnolencia, una euforia tranquila, un bienestar global de relajación, probablemente debido a interacciones entre esta hormona y las morfinas endógenas. Como la relajación que sigue al amor, no se trata en absoluto de una fatiga anormal (palabra utilizada con demasiada frecuencia), sino de una relajación del cuerpo. Debería describirse este fenómeno a las madres. Es un factor positivo de puesta en marcha de la lactancia, de la relación con el bebé y de la recuperación física... ¿Por qué no gozarlo tranquilamente? La oxitocina tiene la propiedad de contraer las fibras musculares lisas un poco por todo el organismo. Estas contracciones pueden percibirse en diferentes lugares y son diferentes los primeros días, en que todo se pone en marcha.

◆ En los pechos, el signo más elemental es que los pezones, bajo la influencia de la oxitocina, se ponen en erección, se alargan y se endurecen, para que los canales se abran hasta su diámetro máximo a la piel. Algunas madres sienten la contracción rítmica de las células mioepiteliales de los alveolos en el interior del pecho. Otro signo, fácil de identificar, es la salida de más o menos leche por un pecho mientras el bebé mama del otro lado. Esto significa que la oxitocina, que llega por vía sanguínea a los dos pechos a la vez, actúa también sobre el lado no estimulado por la boca del bebé. A lo largo de las semanas, los pechos se acostumbran, se hacen más flexibles y estos signos evolucionan. Del segundo pecho cada vez sale menos leche y después no sale nada, pero las madres perciben mejor una sensación difusa de tensión, de calor interno en los dos pechos. «La leche sube», dicen a menudo. A veces, hablan de comezón, hormigueo o ardor interior, con mucha menos frecuencia, pero puede ocurrir, de un dolor intenso y breve, como una «puñalada», al principio de la tetada. Ninguno de estos signos es inquietante. Todos traducen simplemente, con una tonalidad más o menos agradable, la puesta en marcha de la bomba oxitócica mamaria. Por otra parte, estos signos disminuyen con el tiempo. Después de unas semanas de lactancia, sólo queda la sensación muy agradable de cálida tensión interior, reconocida por las madres como una señal de buen funcionamiento de las tetadas.

◆ En el útero, la llegada de oxitocina da lugar a contracciones uterinas, sobre todo cuando el útero es muy reactivo y está lleno de coágulos sanguíneos. Las antiguas comadronas lo sabían bien y ponían al bebé al pecho para facilitar la salida de la placenta y detener la hemorragia. El útero así estimulado recupera más deprisa su tamaño y su lugar. Si la incomodidad de estas contracciones es realmente molesta, siempre es posible calmar el dolor, aunque sin utilizar un antiespasmódico, que frenaría a la oxitocina, sino un analgésico simple. En unos días, el útero recupera su volumen de antes del embarazo. Cuando alcanza su volumen inicial, sigue contrayéndose, pero muy suavemente. Algunas madres hablan de contracciones suaves, parecidas a las del placer sexual, otras no las sienten... io no lo dicen! Otras tienen contracciones vesicales o intestinales, que tienen exactamente el mismo significado de señal oxitócica.

Es interesante señalar que, durante el periodo de lactancia, existen verdaderos «accesos de oxitocina», que provocan estas mismas sensaciones, sin estimulación de las areolas. El factor desencadenante es una emoción relativa al niño, como oírlo llorar, oír llorar a otro bebé, pensar de repente que es tarde y debe de tener hambre, que pueden inundar el vestido de la madre en pleno supermercado o en medio de una reunión profesional. Pequeña fantasía de los primeros meses que no tardará en desaparecer.

Un último punto importante: hay grandes diferencias entre una madre y otra en la vivencia de estos signos hormonales. Cuando existen, son fáciles de interpretar. Su ausencia no puede, en ningún caso, ser un signo de funcionamiento anormal.

Los cinco tiempos del reflejo neurohormonal o la puesta en marcha de la lactación

① El bebé mama y genera una señal en la areola.

② Los nervios sensitivos conducen la información al cerebro profundo, de forma inconsciente e involuntaria.

③ Este «gestiona» la información en función:
— de la calidad de la señal del niño,
— de las emociones de la madre en el mismo momento.

④ La inhibición de la hipófisis se relaja. Se segregan oxitocina y prolactina.

⑤ La circulación sanguínea aporta a los dos pechos estas dos hormonas, y los pechos se ponen en marcha. En el lado estimulado por la succión, fluye la leche.

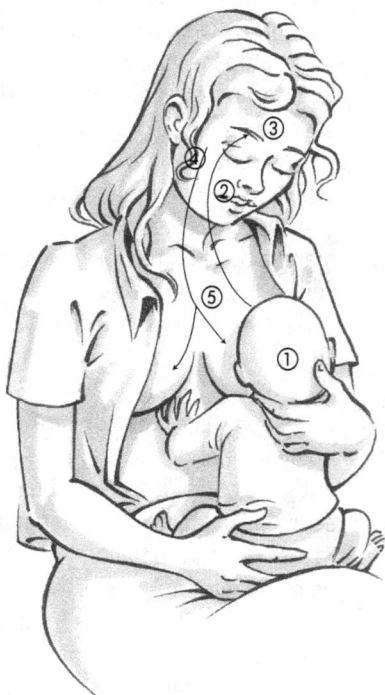

El flujo de la leche

La transferencia de la leche del pecho al bebé depende directamente de una cadena compleja:
- El bebé estira con la lengua los receptores de la areola.
- La oxitocina así estimulada actúa sobre las células mioepiteliales. La leche

abandona los alveolos y avanza por los canales lactíferos.

• Al mamar, el bebé crea una presión negativa intrabucal que permite la transferencia de la leche de los canales hacia la boca.

• La leche fluye a la boca, el bebé deglute, mientras vuelve a avanzar la lengua bajo la areola para estimular los receptores.

• Este encadenamiento se repite cíclicamente a lo largo de la tetada durante varias docenas de minutos.

En la boca del bebé, la leche fluye, sale a chorros. Por un poro, después por otro, por otro más, la leche, propulsada del interior por las bombas alveolares, llega a la piel a presión. Esta presión puede ser moderada, con un chorro de unos centímetros. Puede ser muy fuerte, de modo que la leche salga a más de cincuenta centímetros del pecho.

¿Sabía que la fuerza y el flujo difieren profundamente de una hembra de mamífero a otra? La especie más rápida parece ser la ballena, que vierte a su ballenato de treinta a cincuenta litros de leche en menos de un minuto. Casi la fuerza de una manga de incendio. Es cierto que la ballena y su pequeño flotan en el agua, pero no tienen ningún medio de sujetarse uno al otro. Carecen de brazos y de patas. El menor oleaje, la menor corriente los separan. La supervivencia del pequeño depende seguramente de la fuerza del flujo de su madre. A la inversa, las leonas se toman su tiempo. Aparte de unas horas de caza al día, duermen sin cesar, protegidas por los machos y las otras hembras de la tribu. Los leoncitos van y vienen, se sirven a placer. Entre las especies que nos son más cercanas, también hay diferencias importantes. El ordeño de vacas y cabras dura de diez a veinte minutos. La oveja, la cerda, la coneja y la hembra de hámster, en cambio, tienen un flujo breve de tres o cuatro minutos. En el momento de las tetadas, una cerda hace saber a sus lechones mediante un pequeño grito agudo que deben darse prisa para encontrar una teta libre. Peor para el más frágil de la camada si sus hermanos y hermanas lo rechazan, o si hay más pequeños que tetas…

Para los pequeños humanos, el flujo se produce en la boca del bebé, lo cual nos ha permitido… negarlo totalmente. Lo hemos observado en otras hembras de mamíferos, en ordeños a los que hemos asistido, ¡pero en las mujeres! ¿Quién de nosotros habla de lactancia en términos de potencia, chorro, flujo de eyección? El discurso popular al que se enfrentan las madres jóvenes dice lo contrario: «¿Estás segura de que tienes bastante?». «Pésalo para saber lo que toma». «Si llora, es que tiene hambre», y otras banalidades que niegan alegremente la realidad.

◆ **Cómo identificar el flujo**

Para conocer este flujo de leche, el signo esencial, fundamental, es el que da el bebé a su madre. Cuando recibe bruscamente el chorro de leche en el paladar y esta leche le llena la parte posterior de la garganta, se desencadena la deglución, después de cada movimiento de succión. Esto se ve, y a veces se oye. La madre o un observador atento percibirán entonces un ruido sonoro que se repite varias veces, después una pausa de uno o dos minutos, seguida de una nueva deglución, etc. También en este caso, sólo cuenta la observación atenta. La ausencia de ruido no tiene ningún valor negativo. Algunos bebés maman intensamente en absoluto silencio.

◆ El ritmo de las tetadas

Es posible, simplemente observando, describir el ritmo exacto de las tetadas. Como promedio, las primeras salvas de movimientos son las más amplias, las más potentes, corresponden a un volumen grande de leche, y las degluciones se desencadenan a cada movimiento de succión. Después de una corta pausa, el bebé repite el movimiento con un poco menos de fuerza. Le sigue una pausa un poco más prolongada... Y así sucesivamente. Una tetada dura una media de quince a veinte minutos, a veces, según las tetadas, con diferencias importantes.

Con mucha rapidez, el bebé aprende este ritmo y sabe alimentarse. Sin embargo, en los primeros días, algunos recién nacidos necesitan numerosas tetadas de «aprendizaje», ensayos repetidos, antes de llegar a un resultado óptimo. La naturaleza ha previsto este plazo. El bebé está equipado con pocas reservas energéticas, pero puede utilizar varios «carburantes alternativos» para no pasar hambre. La primera leche, llamada calostro, es el alimento ideal para pasar este periodo. Aporta mucha energía con poco volumen, es un poco espesa, por lo tanto, fácil de deglutir, y si el bebé se atraganta un poco, protege las vías respiratorias contra la infección. El único problema de este periodo es que algunos bebés no aceptan, más allá del primer día, el escaso volumen de leche. A veces, se echan hacia atrás gritando que no les llega nada. La peor manera de actuar en este caso es darle el biberón. No lo necesita y puede estropear el aprendizaje... Ayudarle a atravesar este periodo con dulzura, sugerirle que repita el movimiento de la boca para estimular la lactación es la condición del éxito de la lactancia. Cuando todas las mujeres occidentales estén convencidas de que sus pechos funcionan, de que su papel es tranquilizar a los bebés para que continúen con sus esfuerzos, habrá menos problemas de «madres a las que les falta leche». Para conseguirlo, es necesario actualizar y abolir la cultura del tabú y la negación referente a los pechos. Dura empresa. Es inútil hacerse ilusiones, no será sencillo.

◆ La salida de leche fuera de la boca del bebé

Es posible observar el flujo de leche, estos chorros potentes, en algunas situaciones —¡por desgracia habituales en la maternidad!— en que se pretende provocar una salida de leche fuera de la boca del bebé. Los medios son múltiples: mamaderas, protectores de pezón de silicona, sacaleches, masaje areolar... Su acción común es «amaestrar al hipotálamo», hacerle creer que hay un bebé que mama, puesto que existe un estiramiento longitudinal de la areola, y provocar una presión negativa que aspire la leche hacia el exterior.

Dos razones para utilizarlos me parecen válidas:

• Iniciar y mantener la lactación de una madre cuyo bebé, enfermo o prematuro, se encuentra en un servicio especializado o se muestra momentáneamente incapaz de aprender la técnica para mamar.

• Favorecer un flujo frecuente y abundante para prevenir o tratar una hinchazón.

Pero con demasiada frecuencia, el personal sanitario tiende a utilizar estas técnicas por razones aberrantes: dar una mejor forma a un pezón considerado anormal entre las tetadas, recoger un flujo intempestivo para proteger una prenda de vestir o, todavía peor, crear una «prótesis de pezón» artificial que el bebé sujetará mejor. Nos encontramos en pleno «delirio de ajuste anatómico» y no en la fisiología de la lactación. Volveremos a ello ampliamente en el capítulo 6.

La regulación de la producción de leche

La producción de leche sigue un proceso en el tiempo bastante similar en todas las madres. Si el bebé descubre la técnica adecuada de succión en uno o dos días, las diferentes fases se encadenan sin problemas.

• 1.ª etapa: durante los dos primeros días, la madre produce unos mililitros de calostro, 10 a 30 ml el primer día, cerca del doble el día siguiente.

• 2.ª etapa: al tercer día se produce la lactogénesis de tipo 2. El volumen de leche producida aumenta bruscamente y alcanza los 500 cm³ al día al final de la primera semana.

• 3.ª etapa: durante todo el primer mes, el volumen de leche producida depende del tiempo de succión de la areola y de la cantidad de leche que beba el niño. Cuanto más mame el bebé, más se estimularán los receptores areolares, más frecuentes serán los picos de prolactina y más abundante será la lactación que se establezca. En efecto, al parecer existe una multiplicación de los receptores de prolactina en la membrana basal de las células glandulares productoras, lo cual indica una mayor capacidad de producir los elementos que forman la leche.

Lo que bebe el bebé desempeña también un papel fundamental. Si la leche producida se extrae regularmente de los alveolos, la síntesis es máxima. En cambio, si la leche permanece almacenada en la luz de los acinos, se acumulan en los alveolos sustancias que inhiben la fabricación y la síntesis se ralentiza o se detiene.

En otras palabras, cuanto más eficazmente mama el bebé, más extrae la leche producida y mayor será el volumen que puede fabricar la madre. Esta es la razón principal que justifica la necesidad de evitar a cualquier precio los biberones complementarios. Si el bebé se alimenta parcialmente con el biberón, cada vez toma menos leche del pecho y, por lo tanto, la síntesis se regula a una cantidad baja. La madre corre el riesgo de «tener poca leche».

• 4.ª etapa: a partir del final del primer mes, la capacidad de producción ya no evoluciona mucho y el volumen de leche permanece notablemente estable, 750 a 800 cm³ al día como promedio, con importantes variaciones de una madre a otra que van de 600 a 1.200 cm³/día. Tanto si el niño tiene un mes como seis meses o un año, este volumen es fijo. Lo que cambia a lo largo del tiempo es la composición cualitativa de la leche, permitiendo un crecimiento óptimo de los niños.

Es bueno comprender también que la cantidad de leche no es el factor determinante del crecimiento del niño. Existe una adaptación fina para cada pareja madre-bebé. Si el volumen producido es grande, la leche es menos rica en grasas. Si el volumen es más bajo, la leche es más rica. Así pues, a raciones desiguales, todos los bebés alimentados al pecho pueden tener un crecimiento satisfactorio.

A partir del final del primer mes, el volumen de leche producida ya no depende de la concentración sanguínea de prolactina. Sólo se correlaciona con la demanda del niño. Si toma mucha leche, la síntesis es muy activa, si la leche se estanca en los alveolos, la síntesis se ralentiza. Es así de sencillo. El apetito del niño es el regulador del volumen producido. Este fenómeno se llama regulación autocrina.

Un poco de horario, para no contar más

Aunque en lactancia materna sea ridículo calcular el tiempo de lo que sea, es interesante tener cierta idea de la duración de las diferentes etapas a lo largo de una misma tetada.

• El bebé se pone a mamar y recibe unos gramos de líquido retroareolar: unos segundos.

• El cerebro gestiona la información: de diez segundos en los casos rápidos a varios minutos si el clima emocional está agitado.

• La oxitocina llega. La leche fluye. La madre puede sentir sus efectos.

• El bebé deglute ruidosamente para anunciar el inicio del flujo.

• La transferencia de leche es eficaz durante varios minutos.

• Sigue un tiempo en que el flujo es bajo o inexistente, el volumen de leche escaso, pero el bebé, porque representa para él un placer absoluto, le dice al cerebro profundo de su madre que quiere leche, mucha leche y que tiene que segregar mucha prolactina.

De estos conceptos, se desprende cierto número de aspectos prácticos útiles de conocer.

◆ El tiempo de una tetada —cuando para un bebé prematuro o enfermo es esencial controlarlo— debería contarse sólo a partir del inicio del flujo, no a partir del inicio de la succión. Después de un cuarto de hora al pecho, es posible que la lactación no haya empezado y el bebé no haya tomado nada. Al contrario, puede haber terminado una comida perfecta.

◆ Pasar de un pecho al otro no es una garantía de más leche. Un solo pecho puede producir perfectamente una alimentación completa y suficiente. Lo que cuenta, en un pecho o en los dos, es esperar siempre que la leche deje de fluir por un lado antes de poner el bebé en el otro pecho.

La reacción de lactancia

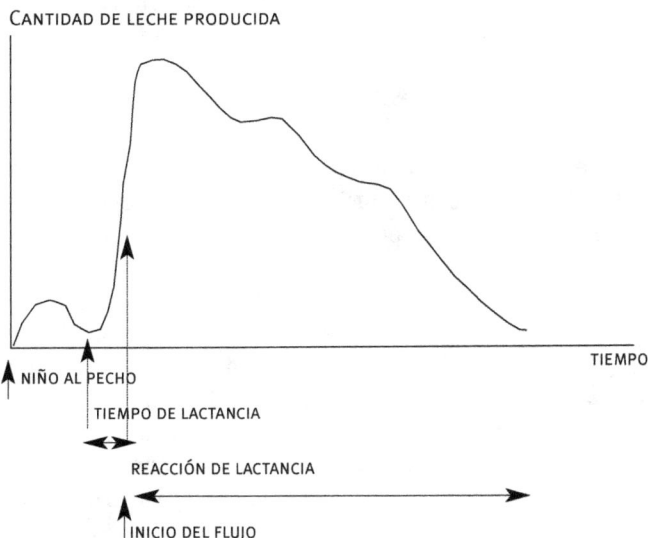

CANTIDAD DE LECHE PRODUCIDA

TIEMPO

NIÑO AL PECHO

TIEMPO DE LACTANCIA

REACCIÓN DE LACTANCIA

INICIO DEL FLUJO

◆ El interés de hacer mamar al bebé por los dos lados es importante sobre todo en las primeras semanas de lactancia. Por una parte, cambiar de lado despierta al niño que tiene tendencia a dormirse y lo impulsa a volver a empezar la estimulación de los pezones. Por otra parte, los pechos congestionados por los trastornos hormonales están más cómodos si son a menudo objeto de un flujo.

◆ Para dar de mamar a gemelos, es mejor alimentarlos juntos. Cuando las dos areolas se estimulan al mismo tiempo, hay más hormonas y más leche en mucho menos tiempo. La producción es más fácil. La madre gana tiempo y energía... Basta con aprender a instalarse. De la misma manera, para una madre que debe sacarse leche con el sacaleches durante unas semanas para un bebé enfermo o prematuro, siempre será más interesante utilizar un aparato de doble bombeo, uno para cada pecho. La lactación será más fácil y más abundante que con un sacaleches clásico.

La acción beneficiosa sobre el organismo materno

Las modificaciones hormonales de la lactación actúan sobre todo el equilibrio glandular de la madre. Numerosas interacciones endocrinas van en el mismo sentido, proteger el cuerpo de la madre, aumentar su energía y economizar la fatiga de manera que esté más disponible para el niño.

Lactancia y tubo digestivo

Durante la construcción de la glándula mamaria, en los primeros meses del embarazo, la elevada concentración de hormona lactógena placentaria y de prolactina favorece, en el cuerpo de la madre, la multiplicación celular de otros órganos, además de los pechos. En especial, es el caso del tubo digestivo: estómago e intestinos. Su superficie de absorción aumenta entre un 30 y un 50 %. El hígado también aumenta su rendimiento. Esto significa que, con la misma ración de alimento, los nutrientes digeridos y absorbidos son más abundantes y pasan más deprisa. Es inútil comer más cuando se da de mamar, el tubo digestivo se «sirve» más ampliamente a partir de las raciones que se le ofrecen.

Una lactancia de varios meses sin aumentar o aumentando muy poco la ración calórica es la mejor manera de adelgazar, sin régimen y sin esfuerzo.

• Para adelgazar después de un embarazo, incluso sin dar de mamar, es mejor esperar a que el tubo digestivo haya recuperado su volumen adecuado, es decir, varios meses.

• En cambio, la lactancia de larga duración (seis meses o más) con el tiempo quema las reservas de grasa: las que el cuerpo había formado para el niño y otras más antiguas, que se consideraban imposibles de eliminar.

Lactancia y útero

Como hemos visto, la oxitocina segregada en cada tetada da lugar a contracciones del útero. Favorece así una detención rápida del sangrado y una buena involución del útero. Por lo tanto, en las mujeres que dan de mamar, este recupera más deprisa su volumen y su lugar de antes del embarazo, y las madres recuperan un vientre plano; en el aspecto estético, es importante.

Lactancia y fecundidad

La lactación se acompaña de una ausencia de reglas durante varios meses, pero con fuertes variaciones individuales; dos o tres meses para algunas mujeres, entre seis y doce para otras. Si no se da de mamar, el regreso de las reglas se produce generalmente hacia el cincuentavo día. En caso de lactancia muy corta, el regreso de la regla aparece deprisa, al quinceavo día después del bloqueo de la lactación.

◆ **La ausencia de reglas**
Ausencia de reglas no significa infecundidad, y la lactancia no protege al cien por cien. Puede producirse una ovulación antes del regreso de la regla. Desde hace unos años, numerosos investigadores estudian el efecto anticonceptivo de la lactancia. En los países en vías de desarrollo, esta protección, aunque imperfecta, aunque transitoria, sigue siendo el factor esencial de espaciamiento de nacimientos.

◆ **La evolución de la tasa de prolactina**
El efecto anticonceptivo depende directamente de la concentración sanguínea circulante de prolactina, a su vez relacionada con el número y la frecuencia de tetadas diarias. Cuanto más mama el bebé, más se eleva la prolactina y menos probable es la ovulación. Durante la lactancia, la prolactina puede evolucionar de diferentes maneras:

◆ **Los flujos son escasos y raros.** La concentración sanguínea de prolactina puede disminuir a partir de finales del primer mes, y la lactación se agota por sí misma.

◆ Los flujos son **regulares,** de buena calidad, pero el niño disminuye poco a poco el número de tetadas o duerme toda la noche; la prolactina disminuye lentamente, para recuperar su concentración de antes del embarazo. Si esta disminución se produce después de dos o tres meses, la lactación continúa normalmente, pero la madre recupera una fertilidad normal y los ciclos ovulatorios regresan. Si no desea un nuevo embarazo rápido, se impone el empleo de un método anticonceptivo.

◆ Los flujos son **muy numerosos,** muy frecuentes, prolongados, el niño duerme con su madre y mama varias veces por la noche. No hay nunca un intervalo mayor de seis horas entre dos tetadas. Esta situación, rara entre nosotros, es muy común en la mayoría de países en que las madres llevan siempre consigo al niño. En este caso, la concentración sanguínea de prolactina permanece elevada e impide la actividad ovárica. El efecto anticonceptivo puede considerarse eficaz durante seis meses, por supuesto siempre que la madre no tenga de nuevo la regla...

Lactancia y ahorro de energía

Para la mujer joven, la lactancia materna es el mejor medio de «simplificarse la vida». No tiene que lavar y esterilizar biberones, ni transportar cestas llenas de leche o agua mineral. Ningún gasto. Nada que preparar para salir de viaje. No debe levantarse por la noche tiritando para calentar un biberón... Si el bebé duerme contra ella, puede alimentarlo sin despertarse. Todos estos argumentos pueden parecer simplistas. Sin embargo, cambian la vida de una madre en los primeros meses después del nacimiento. ¿Por qué negarlo? Entre las razas animales, los mamíferos son los más evolucionados. Tener el alimento del pequeño siempre dispuesto, directamente al alcance de la mano, es una adaptación máxima al mundo exterior. Esto evita muchos pasos y búsquedas inútiles.

La lactancia materna tiene otra función, poco a menudo señalada. La ausencia prolongada de reglas «economiza» pérdidas sanguíneas, por lo tanto, pérdidas de hierro. En los países en que el nivel de salud y nutrición de las mujeres es bajo y la anemia crónica es constante, este papel antianémico es muy real. Los discursos alarmistas de ciertos médicos que recomiendan un destete en caso de anemia materna son un contrasentido. ¿Sabe que, a partir de los problemas planteados por la transfusión sanguínea y el temor al sida, se tratan las anemias de los prematuros y recién nacidos alimentados al pecho dando hierro... a la madre? Ella reconstruye sus propias reservas, aporta con la leche a su bebé no sólo el hierro que necesita sino las enzimas de su absorción intestinal. Es un «plus» considerable...

Para hablar en términos energéticos, las glándulas mamarias son fantásticas «fábricas de transformación y enriquecimiento del material». Una vaca, que sólo come hierba, por lo tanto esencialmente fibras, sales minerales y algunos azúcares, llega a fabricar su propio peso de proteínas en un año, un litro de grasa al día, ¡sin necesidad de ninguna instalación ni conexión eléctrica!

Una mujer alimentada con alimentos feculentos, verduras y algunas proteínas, por lo tanto de forma más onerosa, proporciona a su hijo un alimento de una calidad nutritiva excepcional, exactamente adaptado en calidad y en cantidad a sus necesidades, con las enzimas necesarias para su digestión y su asimilación, lo cual le permite utilizarlas totalmente. Realizar esta síntesis en el laboratorio (suponiendo que esto fuera posible, y todavía estamos lejos) costaría una fortuna. Los pechos de una mujer lo hacen de forma sencilla, gratuita, sin ningún perjuicio para la salud si se alimenta correctamente. A escala de las hambrunas mundiales, este argumento tiene un alcance sociológico y económico muy importante.

El cuerpo de una madre está programado para fabricar lo mejor que hay en el mundo para su pequeño. La naturaleza tiene sus razones al adaptar de forma precisa las reacciones de un cuerpo de mujer a las necesidades de su pequeño. ¿Por qué alteramos tan a menudo este equilibrio en nuestra civilización?

Lactancia y equilibrio

Un campo más reciente de la investigación es lo que la lactancia aporta a la madre como equilibrio hormonal global. Cada flujo de eyección, cada secreción de oxitocina, se acompaña de la producción de otras hormonas de la hipófisis posterior: vasopresina y ACTH para aumentar la tensión arterial y equilibrar el metabolismo corticodependiente, hormona del crecimiento para favorecer la multiplicación celular y la cicatrización, TSH para estimular el tiroides, colecistocinina para favorecer el equilibrio digestivo...

Estos fenómenos, y otros que sin duda quedan por descubrir, son un nuevo parámetro de elección.

La lactancia no es solamente para el bienestar del bebé o por el placer recíproco de la madre y su bebé, también puede ser para el bienestar de la madre...

CAPÍTULO III

La leche
del niño humano
o la biología del vínculo

La observación nos ha demostrado la superioridad y, para algunos niños, la ineludible necesidad de la lactancia natural. Además la química y la biología nos dan la razón al mostrarnos que la constitución de la leche de mujer es una combinación específica para la especie humana.

A. B. Marfan, *Traité de l'allaitement*,
Masson, 1930 (4.ª edición)

Su piel era rosada y tan suave que todos los hombres soñaban con rozarla, aunque sólo fuera con el revés de la mano [...].

En aquel tiempo las mujeres enseñaban los pechos sin el menor recelo de que por ello se las tachara de indecentes, y Lamia mostraba parte de los suyos. Sobre aquellas colinas habría querido reclinar mi cabeza cada noche [...].

Amin Maalouf, *La roca de Tanios*,
Alianza, 1995

En todas las civilizaciones antiguas, agrícolas y pastoriles, la leche ha sido siempre símbolo de riqueza y bienestar. La «tierra prometida» es, en muchos cantos, «el país que mana leche y miel». Miel y leche, los únicos alimentos que no se agotan en tiempos de sequía o de hambruna.

La leche materna es una de las formas de esta riqueza, el signo de bendición de los dioses. «¡Llora la mujer de los pechos secos!», dice un canto hindú.

En la historia de la humanidad, dar el pecho se ha considerado como la única manera de alimentar a los bebés. Las escasas tentativas de encontrar otro tipo de alimentación se han saldado con una mortalidad infantil tan espantosa que la leche de mujer ha recuperado su justo lugar.

En el antiguo Egipto, los niños mamaban hasta los 3 años; en el Israel de la Biblia, hasta los 2. El Corán es categórico: «Las madres darán de mamar a sus hijos durante dos años». En Esparta, en el siglo IV a. C., una ley obligaba a las mujeres a alimentar a sus hijos al pecho. En la India, se creía que un adulto vivía más si había sido amamantado largo tiempo en su infancia. En Finlandia, se llegó a castigar a las mujeres que no alimentaban ellas mismas a sus hijos si estos morían antes de los 6 meses.

A principios del siglo XX, las madres chinas y japonesas amamantaban a sus hijos hasta los 5 o 6 años. Se puede recordar el destete doloroso de Pu Yi, debido a la partida impuesta de su nodriza, en la película *El último emperador*.

Los esquimales batían todos los récord, pues sus hijos mamaban hasta la adolescencia... Estas cifras parecen exorbitantes, pero traducen una maravillosa adaptación al medio; así, la alimentación esquimal estaba basada al 100 % en pescado y carne de reno (por lo tanto, proteínas y grasas), sin verdura, ni fruta, ni cereales. La construcción cerebral de los primeros años de la vida requiere un amplio aporte de azúcares. Las madres, espontáneamente, daban a sus hijos el complemento indispensable.

La fabricación de leche

La leche es un producto completo, fabricado por las células glandulares que hemos descrito en el capítulo 1.

Cada célula fabrica todos los componentes de la leche

Cada célula es una fábrica en sí misma. Todas las células se parecen en todas las especies. No parecen existir en ningún mamífero células o regiones mamarias especializadas en caseína o en lactosa...

Como en toda fábrica, es posible describir:

- La oficina del jefe: el núcleo.
- Las cadenas de montaje: el retículo endoplásmico.

La célula, lugar de fabricación

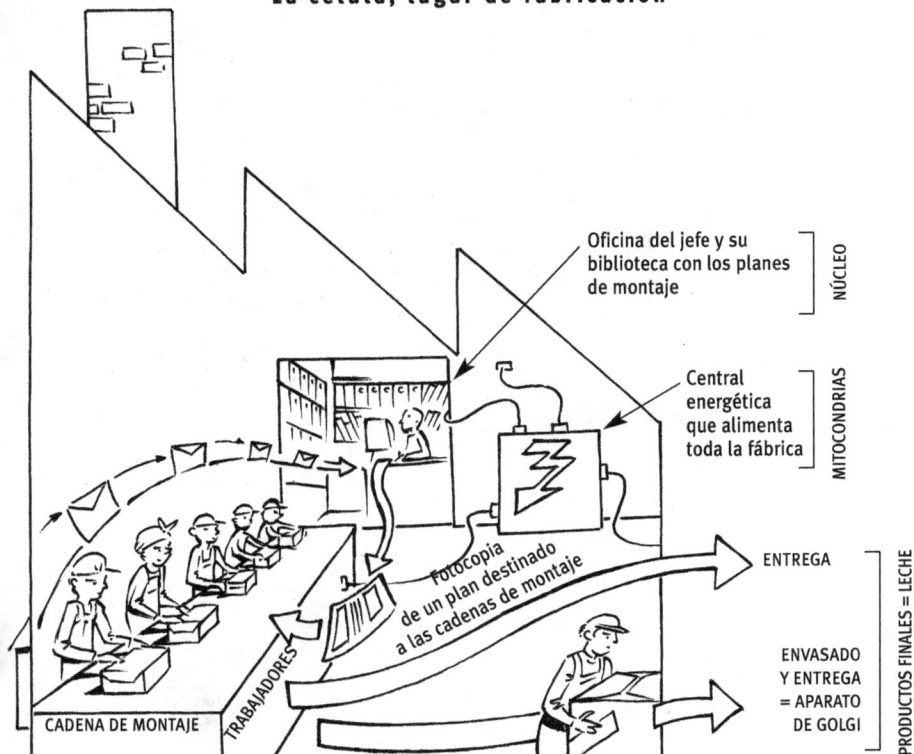

Oficina del jefe y su biblioteca con los planes de montaje — NÚCLEO

Central energética que alimenta toda la fábrica — MITOCONDRIAS

Fotocopia de un plan destinado a las cadenas de montaje

ENTREGA — PRODUCTOS FINALES = LECHE

ENVASADO Y ENTREGA = APARATO DE GOLGI

TRABAJADORES

CADENA DE MONTAJE

- Los trabajadores: los ribosomas.
- Un sector de envasado: el aparato de Golgi.
- Una instalación eléctrica: las mitocondrias.
- Los jefes de taller: el ARN mensajero.
- Un sentido de funcionamiento: las materias primas se descargan en la base y el producto final se entrega en el otro extremo.

Cuando la célula está lista para funcionar, se polariza. El núcleo se instala en la región basal, cerca de los vasos sanguíneos y linfáticos. Alrededor del núcleo se organizan las cadenas del retículo endoplásmico. Los ribosomas, trabajadores de este montaje, se alinean a lo largo de las cadenas. La energía de la célula procede de la combustión de la glucosa, captada de la sangre materna y quemada en las mitocondrias. El aparato de Golgi sirve para transformar y envasar para su eyección extracelular los componentes producidos.

Durante la lactancia, las células glandulares se acoplan mediante uniones estancas. Esto significa que todos los componentes de la leche atraviesan la célula y son controlados por esta, asegurando una composición impuesta por el núcleo, es decir, por el código genético.

En el momento de mamar, la prolactina, que llega por vía sanguínea, se fija a la membrana basal en los «receptores para prolactina», verdaderas cerraduras de las que la hormona tiene la llave. El núcleo, advertido por un ARN mensajero de esta llegada, da la orden a la célula de ponerse a fabricar.

Los componentes de la leche

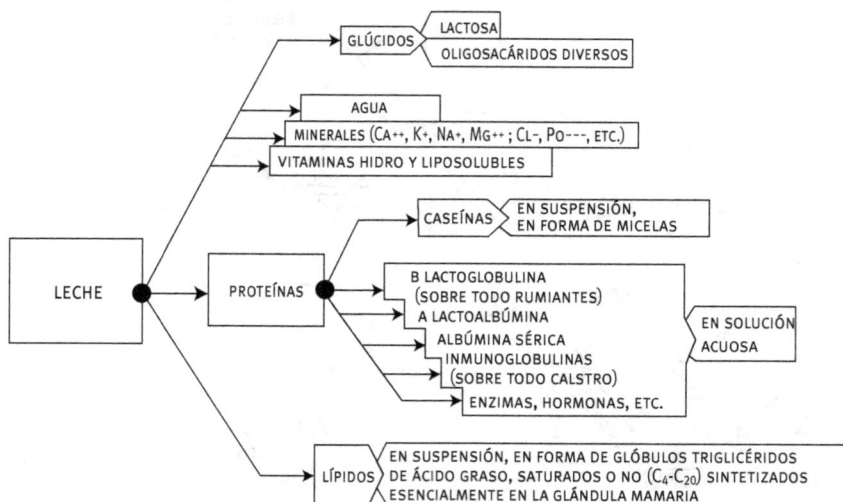

GLÚCIDOS — LACTOSA / OLIGOSACÁRIDOS DIVERSOS

AGUA
MINERALES (CA++, K+, NA+, MG++ ; CL–, PO---, ETC.)
VITAMINAS HIDRO Y LIPOSOLUBLES

LECHE — PROTEÍNAS — CASEÍNAS — EN SUSPENSIÓN, EN FORMA DE MICELAS

B LACTOGLOBULINA (SOBRE TODO RUMIANTES)
A LACTOALBÚMINA
ALBÚMINA SÉRICA
INMUNOGLOBULINAS (SOBRE TODO CALSTRO)
ENZIMAS, HORMONAS, ETC. — EN SOLUCIÓN ACUOSA

LÍPIDOS — EN SUSPENSIÓN, EN FORMA DE GLÓBULOS TRIGLICÉRIDOS DE ÁCIDO GRASO, SATURADOS O NO (C_4-C_{20}) SINTETIZADOS ESENCIALMENTE EN LA GLÁNDULA MAMARIA

Los mecanismos de la fabricación

La fabricación comporta dos grandes mecanismos.

◆ **Una intensa filtración activa**
El agua y todos los elementos ligados al agua, proteínas pequeñas, ácidos grasos de cadena larga, sales minerales, vitaminas y células de defensa contra las infecciones, atraviesan las células y se unen en la leche, de la que forman el 90 %. Estos productos, captados directamente de la sangre materna, llegan al niño sin transformar. Su calidad y cantidad dependen de lo que la madre transporte en su sangre. La ausencia de contaminantes en su alimentación es muy importante para dar al bebé una leche irreprochable. Este paso de agua y electrolitos se produce por dos vías:
— una vía directa transcelular, probablemente poco activa;
— una vía «osmótica»: el agua, los electrolitos y la caseína abandonan la célula en «micelas» que acompañan a la lactosa.

◆ **El ensamblaje de los constituyentes**
El ensamblaje de los constituyentes es continuo. La leche se fabrica las veinticuatro horas del día. Las cadenas de montaje intracelular unen los constituyentes de la leche, los que no existen ni en la alimentación de la madre ni en su sangre. Esta fabricación afecta a tres elementos de la leche: el azúcar (lactosa), las proteínas (caseína) y las grasas (lípidos). En las «cadenas de montaje», estos productos son más o menos complejos de fabricar.

◆ **La lactosa** es una molécula formada a partir de dos moléculas de glucosa, una de las cuales se transforma en galactosa antes de que se produzca la unión. Una fórmula química tan sencilla sólo requiere la intervención de dos enzimas, una para transformar la glucosa en galactosa y otra para realizar la unión. Todo esto sólo lleva unas fracciones de segundo. La leche es dulce. La lactosa abandona la célula unida al agua de filtración. Una vez ensamblada, la lactosa es un producto altamente osmótico. Esto significa que atrae grandes cantidades de agua. Si se almacenara en las células glandulares, estas no tardarían en hincharse, sufrir una hiperhidratación y detener su actividad. El buen funcionamiento requiere que la lactosa abandone la célula en cuanto se fabrica. Por lo tanto, se elimina a los alveolos, acompañada del agua, la caseína y los electrolitos que ha atraído a su alrededor. Allí, estos elementos se almacenan hasta la próxima tetada.

◆ **La caseína** está compuesta por moléculas muy complejas, formada por el ensamblaje, en un orden riguroso, de miles de aminoácidos. Existen veinte aminoácidos diferentes, ocho indispensables y doce que el cuerpo puede fabricar a partir de los anteriores. Son como veinte letras del alfabeto con las que se escribe un mensaje preciso en un orden riguroso. La leche de cada especie de mamífero contiene los veinte aminoácidos, pero en proporción variable.

La fabricación de la caseína requiere muchas enzimas para la selección de los aminoácidos, para transformar algunos en sus homólogos que no se encuentran en el «almacén» aportado, para alinearlos en el orden correcto y después para unirlos unos a otros. La receta es muy concreta, impuesta por el ADN del núcleo. La proporción de proteínas, escasa al principio de la tetada, aumenta mucho después.

◆ La fabricación de los lípidos es también compleja. Se trata de captar de la sangre los ácidos grasos (largas cadenas de carbono saturadas con iones de hidrógeno), alargarlas, desaturarlas (eliminar los hidrógenos de ciertos lugares definidos) y transformar uno o dos radicales; después hay que agrupar estos ácidos grasos en tres tiras paralelas, unirlos a una molécula de glicerol (triglicéridos) o agruparlos de dos en dos y unirlos a una molécula de ácido

La

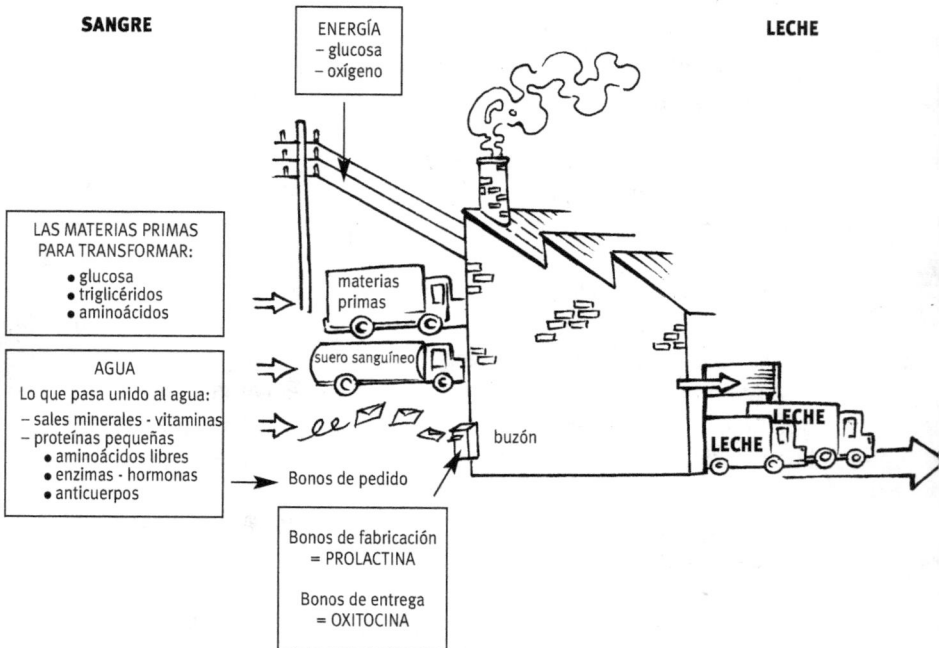

SANGRE

ENERGÍA
– glucosa
– oxígeno

LECHE

LAS MATERIAS PRIMAS
PARA TRANSFORMAR:
• glucosa
• triglicéridos
• aminoácidos

AGUA
Lo que pasa unido al agua:
– sales minerales · vitaminas
– proteínas pequeñas
• aminoácidos libres
• enzimas · hormonas
• anticuerpos

materias
primas

suero sanguíneo

buzón

LECHE

LECHE

Bonos de pedido

Bonos de fabricación
= PROLACTINA

Bonos de entrega
= OXITOCINA

fosfórico (fosfolípidos), o fijarlos en trapecio (colesterol)... Todo esto lleva tiempo y requiere numerosas enzimas. Además, para formar parte de la leche, los lípidos deben ser «empaquetados» y entregados en una «bolsa» de materia viva. Este embalaje se debe a dos estructuras: el aparato de Golgi y la membrana celular. Los lípidos fabricados son captados por el aparato de Golgi, que los rodea de una primera «capa» y los conduce al polo apical de la célula. Allí, los capta la membrana celular, que se enrolla alrededor, formando una vesícula que se despega de la célula y se convierte en una fracción constituyente del «glóbulo graso». Estos glóbulos son voluminosos y les cuesta pasar por los canalículos que unen los alveolos entre sí. Se necesita un potente «escurrido» de los alveolos mediante contracciones de las célu-las mioepiteliales para que sean eyectados. Este es el motivo por el cual los lípidos se concentran en la leche al final de la tetada, en la última parte del flujo.

◆ **La composición de la leche evoluciona a lo largo de la tetada**
Esta caricatura del proceso de fabricación tiene el interés de ilustrar la evolución de la composición de la leche a lo largo de la tetada: primero el agua, las sales minerales, las proteínas pequeñas maternas endulzantes, antiinfecciosas y enzimáticas que pasan por filtración, las caseínas fabricadas en el lugar y la lactosa. Después las grasas, que aportan, además de una excelente ración energética, los materiales de construcción necesarios para el crecimiento y la evolución.

◆ **Entre las tetadas,** la fabricación continúa sin cesar, y la cantidad fabricada es la misma que ha bebido el bebé, por lo tanto, el grado de llenado del pecho. Cuanta más leche se transfiere, más activa es la síntesis. La leche almacenada en los alveolos se retiene en ellos por la finura de los canales iniciales, que frena el escape. Sin embargo, una pequeña fracción de la fase acuosa de la leche puede filtrarse a la piel. Agua, azúcares, proteínas y sales minerales, en pequeña cantidad, abandonan los alveolos y llegan hasta la areola. Esta pre-leche, acuosa y poco calórica, puesto que las grasas están retenidas en los alveolos, es el líquido (10 a 20 g) que encuentra el bebé cuando empieza a mamar y que le motiva a continuar. Un bebé que mama mal y no provoca el flujo sólo se bebe esto. Para disponer de una leche más calórica y grasa, tiene que desencadenar la secreción de oxitocina y el flujo de eyección.

◆ Durante docenas de años, los médicos han prescrito análisis de leche a las madres angustiadas. Se extraían unos gramos con el sacaleches, es decir, el líquido de los canales terminales, lo llevaban al laboratorio y este respondía invariablemente: «Leche rica en agua y sales minerales, un poco de lactosa y proteínas. Extremadamente pobre en grasas». Entre 1940 y 1970, muchas mujeres padecieron este engaño. En la mentalidad popular y el discurso alarmista de las abuelas, y a veces también en ciertos médicos, queda todavía la idea de que puede existir leche poco nutritiva, una razón para destetar al bebé para que se críe mejor; o peor todavía hay familias en las que «es así, la leche no es buena».

◆ **No existe complementariedad entre los pechos.** Cada uno fabrica una leche completa.

Cambiar al bebé de pecho en medio de la tetada es hacer que tome un poco de agua a mitad de la comida.

No hay necesidad, pero no es muy grave. Si los pechos de la madre están muy hinchados, puede resultarle beneficioso. La leche de un pecho aporta todos los elementos nutricionales. La madre y el hijo deben decidir si será uno o dos...

La leche, especificidad de la especie

La composición de la leche viene impuesta por los genes del núcleo de las células.

Los productos construidos en las cadenas de montaje llevan el mismo nombre en las leches de los diferentes mamíferos, pero las recetas difieren radicalmente.

La leche del bebé humano está concebida para que el niño doble su peso de nacimiento en cuatro o cinco meses, pese unos 12 kg a los 2 años, pero a esta edad tenga el cerebro más grande, cerca de 1.200 g (es decir, un crecimiento cerebral de 2 g al día durante dos años, lo cual es enorme). La leche biológicamente más parecida es ¡la leche de la hembra de gorila!

Los ejemplos de la tabla siguiente muestran que *la leche* es específica de una especie y *no se puede intercambiar*.

El análisis bioquímico preciso es espectacular. La caseína es específica de la especie; ni la composición ni el peso molecular ni el número y el porcentaje de aminoácidos son semejantes.

¿Por qué la beta-lactoglobulina, proteína del suero lácteo, es más abundante en los rumiantes, está presente en la cerda, la yegua, la burra, la perra, el delfín y el manatí hembras y la canguro, pero ausente en los roedores y los primates? Es la principal causa de alergia a las proteínas de la leche de vaca en los bebés humanos.

¿Por qué todas las leches contienen alfa-lactoalbúmina, excepto la del león marino de California? ¿Por qué esta especie no fabrica lactosa?

Si se va más lejos en el análisis, se descubre que, de una especie a otra, todas las proteínas son diferentes, tanto la caseína como las proteínas del suero lácteo.

A CADA UNO SU LECHE					
Composición elemental de la leche de diferentes mamíferos					
Especie	Peso de nacimiento doblado en x días	Grasas (g/l)	Proteínas (g/l)	Lactosa (g/l)	Sales minerales (g/l)
Hombre	180	38	9	70	2
Caballo	60	19	25	62	5
Vaca	47	37	34	48	7
Reno	30	169	115	28	–
Cabra	19	45	29	41	8
Oveja	10	74	55	48	10
Rata	6	150	120	30	20

No hay dos tipos de leche parecidas de una especie de mamífero a otra:
• La leche de vaca, con sus 34 g/l de proteínas, su relativa pobreza en lactosa y sus 37 g/l de grasas saturadas, es el alimento de un pequeño que, a los 2 años, pesa 300 kg y tiene 350 g de cerebro.
• La leche de rata, superconcentrada en proteínas (120 g/l) y en grasas (150 g/l), permite al ratón doblar su peso de nacimiento en seis días.
• La leche de ballena permite a su pequeño aumentar ¡100 kg al día! Las grasas insaturadas favorecen un armonioso desarrollo cerebral.
• La leche de reno, la más rica de todas en grasas (169 g/l) y muy rica en proteínas, permite al pequeño, nacido en las regiones polares, cubrirse en unos días con una gruesa capa de grasa para luchar contra el frío.
• Las leche de loba, con 90 g/l de proteínas, es decir, diez veces más que la leche de mujer, es un producto altamente tóxico para un bebé humano. Si Rómulo y Remo realmente hubieran mamado leche de loba, habrían muerto en unos días por hiperamoniemia e insuficiencia renal. Roma no habría existido. Por otra parte, Tito Livio ya tenía dudas y pensaba que habían mamado de una tal Laurentia, mujer generosa y salvaje, que los pastores del lugar llamaban «la Loba».
• La leche de león marino está desprovista de lactosa. Es la única leche de mamífero que no la contiene. Pero el pequeño flota en el agua y construye su cerebro, encuentra la energía en las importantes reservas de galactosa del plancton que ingiere desde el nacimiento.

Fórmulas químicas variables, propiedades físicas diferentes, porcentaje distinto de aminoácidos... Estas diferencias también existen, y son igual de fundamentales, en las grasas. Sólo la lactosa es la misma en todas partes, pero en cantidades variables.

Como demostró un experto mundial hace unos diez años, «el hecho de alimentar a los bebés humanos con leche de vaca es la mayor *experiencia biológica incontrolada* que se ha intentado nunca»:
— se produce a escala planetaria o casi,

— no existe un grupo de control estricto,

— dura desde hace dos o tres generaciones,

— no se han hecho previamente experimentos con animales para estudiar las consecuencias. ¿En qué se convertiría la especie del conejo si todos los conejitos se alimentaran con leche de cabra, o la especie de la oveja si todos los corderos mamaran leche de rata? Las consecuencias a largo plazo se nos escapan por completo. ¿Los seres humanos serán más forzudos, más frágiles, más tontos, más inteligentes, más carnívoros, profundamente modificados o estrictamente idénticos? Nadie puede prever una respuesta; en términos de evolución, es un interrogante.

El calostro, leche de la adaptación

Volvamos al bebé humano y a la leche que le corresponde. En los primeros días después del nacimiento, su alimentación no tiene nada en común con la que le seguirá. Tiene interés por dos cosas: aportar al niño, en unos gramos, todos los elementos que necesita y evitarle cualquier pérdida energética inútil.

Al nacer, el bebé sufre tres transformaciones bruscas: pierde agua del cuerpo, a riesgo de enfriarse; vive en el aire y se encuentra con microbios (su huevo uterino era estéril), y finalmente, con mayor lentitud, debe poner en marcha sus funciones de nutrición y de depuración autónomas.

El calostro es un «concentrado salado de proteínas»

El calostro es el producto fabricado por los pechos cuando las uniones estrechas intercelulares están abiertas, por lo tanto, durante el embarazo, los dos primeros días después del nacimiento, el momento del destete y en los episodios de mastitis o hinchazón importante. Puesto que las uniones están abiertas, hay más elementos procedentes del plasma sanguíneo materno y, por lo tanto, menos productos sintetizados por las células glandulares. La lactosa, las grasas y la caseína sólo se encuentran a la mitad de su porcentaje posterior. En cambio, el calostro es dos veces más salado que la leche que vendrá más adelante y diez veces más rico en proteínas (cerca de 100 g/l), que son:

• Inmunoglobulinas de defensa contra las infecciones (unos 90 g/l), lo cual convierte a la primera leche en un «medicamento» sin competencia.

• Cantidades de enzimas para asimilar las grasas o la caseína en un momento en que el metabolismo del hígado todavía «duerme».

• Otras enzimas para absorber el hierro, el calcio, las vitaminas...

• Muchos aminoácidos libres, es decir, materiales de construcción «predigeridos», listos para su uso.

• Hormonas, como el EGF *(epidermal growth factor),* que favorece el crecimiento de la mucosa del estómago y del intestino del bebé.

• Péptidos pequeños, agrupados con el nombre de ginolactosa, que tienen, además del poder glucídico energético, propiedades enzimáticas.

Se trata pues de un concentrado de elementos importantes.

El calostro evita la deshidratación

Pero eso no es todo. Las proteínas pequeñas tienen, entre otras propiedades, la de unirse al agua; 100 g/l de proteínas unidas forman un producto un poco viscoso, espeso, anaranjado, del que el agua no escapa. En otras palabras, es un alimento que aporta agua al organismo, pero no hace orinar... Para un bebé que no debe deshidratarse demasiado rápido, es insustituible.

Una evolución constante

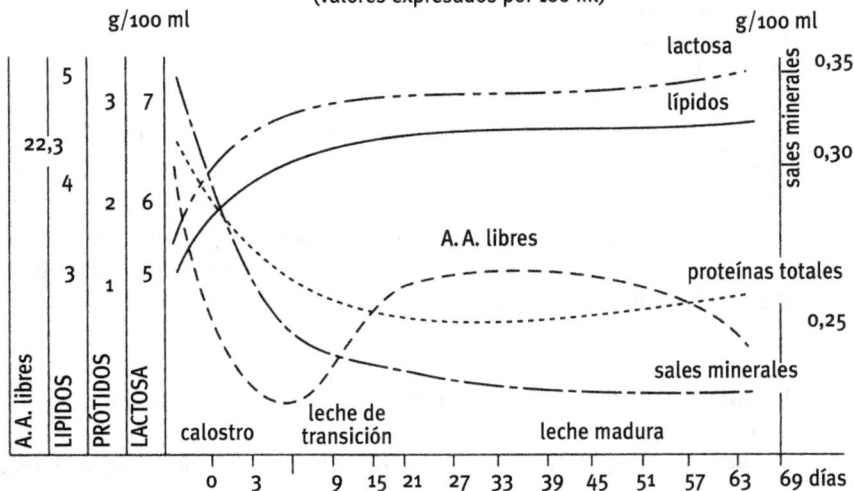

Variación de los constituyentes durante la maduración de la leche de mujer
(valores expresados por 100 ml)

En cada tetada, el calostro evoluciona. Las cadenas de montaje celulares se vuelven más eficaces y fabrican los constituyentes nutricionales. El intestino y el hígado del bebé actúan al máximo y se encargan de todo el trabajo «preparatorio» para reducirlos a materiales de construcción. Esta evolución progresa durante veinte días, de manera que la leche se adapta día a día a las capacidades de autonomía del bebé para alimentarse. La industria que fabrica leches artificiales para bebés ni siquiera puede pensar en parecerse al calostro.

El material de construcción del tejido humano

Lo que en la mentalidad popular ha desprestigiado a la leche humana es su aspecto, a partir del tercer o cuarto día después del nacimiento. Es muy líquida, acuosa, transparente, casi azulada; a ciertas horas del día, se parece más al agua sucia que a un producto cremoso.

¿Qué padres jóvenes inexpertos se atreverían a sostener, al verla, que es excelente y que el bebé no necesita nada más, sobre todo si llora a menudo? Nuestra mirada está desvirtuada por la imagen más común de la leche de vaca, bastante espesa y cremosa. Una imagen más para reconstruir.

Después de los primeros días, la leche de mujer normal es transparente, azulada, muy líquida, y no blanca y espesa como se cree con demasiada frecuencia.

La leche materna es imposible de sintetizar

Sería fastidioso y falto de interés enumerar la lista de los constituyentes de la leche de mujer. Comparar esta leche con la de vaca, a partir de la cual se fabrican los polvos artificiales para el biberón, sólo tiene sentido para ilustrar hasta qué punto estamos lejos de crear una leche parecida a la materna. Unos ejemplos concretos permiten abordar la importancia de algunos problemas.

◆ **Primer ejemplo: la leche «dietética de primera edad» de los años setenta**
Los estudios bioquímicos comparativos entre las diferentes leches habían

avanzado mucho y los investigadores intentaron producir, a partir de leche de vaca, leches parecidas a la humana, que llamaron (denominación prohibida después por falaz) leches maternizadas o humanizadas. Había que:

• Disminuir la cantidad de proteínas de 35 g/l (leche de vaca) a 9 g/l (leche de mujer). Cortando la leche a la mitad, las proteínas llegaban a la cifra considerada como «razonable» de 15 a 20 g/l, según las marcas. La concentración era voluntariamente más elevada, puesto que se sabía que la proporción de aminoácidos no era la misma, que las enzimas de utilización no estaban todas presentes y, por lo tanto, se producían más «residuos» (más trabajo de depuración para el hígado y el riñón).

• Endulzar este producto cortado para que llegara a 70 g/l. Se decidió endulzar únicamente con lactosa.

• Eliminar una parte de las grasas animales, es decir, descremar parcialmente la leche de vaca y después añadirle aceites vegetales insaturados.

De esta manera, se reconstituyeron cuantitativamente las tres grandes categorías nutricionales de la leche humana.

Pero la concentración de proteínas obtenida sin transformación a partir de leche de vaca comportaba un 80 % de caseínas grandes. Los trastornos intestinales de los bebés eran notables: hinchazón, estreñimiento... Así pues, se decidió modificar este porcentaje de caseína sustituyendo una parte por proteínas del suero lácteo (lactosuero).

Según las marcas, se fabricaron leches con un 50 % de caseína / 50 % de proteínas del suero lácteo, o 60/40, o 40/69. El razonamiento teórico parecía sensato.

Los trastornos digestivos de los bebés desaparecieron, pero surgieron tres dificultades inesperadas:

• La lactosa a 70 g/l producía deposiciones ácidas múltiples, que irritaban las nalgas. Hubo que volver atrás y aportar una fracción de otros azúcares más «estreñidores».

• A pesar de los 15 a 20 g/l de proteínas de su leche, los bebés seguían teniendo hambre. Las dosis tomadas eran mucho mayores que las prescritas por los médicos. Los bebés, muy rollizos, nunca estaban satisfechos. Así pues, estas leches no gustaban ni a las madres ni al personal sanitario.

• Existía una complicación más grave. Aumentar las proteínas del suero lácteo es aumentar la beta-lactoalbúmina, proteína muy alergénica para los bebés. Muchos presentaban anemia por hemorragias digestivas microscópicas. En veinte años, los pediatras vieron multiplicarse las intolerancias a las proteínas de la leche, tanto las formas graves de los primeros meses como las alergias secundarias a algún alimento. Este problema todavía no está resuelto.

◆ **Segundo ejemplo: los intentos para acercarse a la calidad de la leche humana**
Para facilitar la comprensión, vamos a resumir las investigaciones sobre dos constituyentes de la leche, aunque el problema se plantea para varias docenas.

◆ Se han fabricado leches enriquecidas en taurina, un aminoácido que parece participar en ciertos tejidos del cerebro y el hígado, y en el que la leche de vaca es pobre. Nadie puede decir si el bebé puede utilizarla cuando se aporta como suplemento.

◆ Recientemente, se han fabricado leches enriquecidas en ácido linoleico. En nuestro cuerpo, cuanto más flexible, resistente y eficaz es un tejido en los intercambios iónicos, más constituidas están las cadenas de ácidos grasos que componen las membranas celulares por elementos largos e insaturados. Largo significa que posee más de dieciocho átomos de carbono; insaturado, que tiene en lugares específicos uno o varios enlaces dobles. Las grasas animales de la leche de vaca contienen casi exclusivamente ácido esteárico, una cadena de dieciocho átomos de carbono saturados (sin enlace doble).
    Las membranas celulares del cerebro humano y de la retina se forman, en cerca de un 70 %, a partir de DHA, cadena de veintidós átomos de carbono y seis insaturaciones, el ácido graso más flexible y más largo que se conoce. El adulto humano, si come grasas vegetales o pescado, ricos en ácidos linoleico y linolénico (precursores en nuestra alimentación de las cadenas de ácidos grasos más largas y más insaturadas), puede fabricar DHA y otros derivados también importantes en los diferentes metabolismos del cuerpo. Así pues, las leches artificiales para bebés se enriquecieron con grasas vegetales en un primer momento y después con ácido linoleico. Lo que se ignoraba es que *el recién nacido no posee el equipamiento enzimático* para realizar las transformaciones de estos diferentes productos. No puede realizar el alargamiento y la desaturación de los ácidos linoleico y linolénico. Lo que necesita en las primeras semanas de vida es DHA ya preparado y enzimas para transformar los otros ácidos grasos aportados por su alimentación. Las investigaciones para estudiar todo esto todavía son embrionarias, pero las leches enriquecidas en DHA ya han aparecido en el mercado.
    No hay DHA en ninguna leche animal. La leche de gorila contiene los dos precursores esenciales. La de los mamíferos marinos también. La leche de mamíferos herbívoros (entre ellas la de nuestros sustitutos para los bebés) está formada casi totalmente por ácidos grasos cortos y saturados...

Estos ejemplos ilustran hasta qué punto las leches de sustitución para recién nacidos solamente son leches de vaca «mal transformadas». Las investigaciones continúan. El producto industrial adaptado a la construcción del cuerpo y el cerebro humano no existe.

La leche materna es el mejor material de construcción

En cambio, el producto natural adecuado existe. Es la leche humana. De forma natural y gratuita, el bebé que mama recibe todo lo que necesita:
— todos los aminoácidos necesarios,
— la concentración adecuada de proteínas,
— grasas con ácidos grasos largos e insaturados,
— lactosa pero también oligosacáridos,
— todas las sales minerales y oligoelementos en proporción justa,
— la mayoría de vitaminas en dosis biológicamente suficientes.

◆ **Aporta toda el agua necesaria para los primeros meses**
Un bebé que mama no necesita suplementos de agua, ni en los países más cálidos del planeta. Varios estudios han demostrado que el crecimiento físico y cerebral era óptimo, y el riesgo infeccioso mínimo, cuando el bebé recibía sólo leche humana durante cuatro a seis meses.

◆ **Es rica en energía (680 a 690 kcal/l)**
Contrariamente a lo que la mayoría de las madres cree, no hay más en las leches de sustitución o en la leche de vaca, ya que llegan a la misma cifra. Pero la leche humana tiene algo más: el aporte del equipamiento enzimático (véase más adelante) reduce el esfuerzo metabólico en el hígado, el intestino y los riñones del bebé. Así pues, ofrece aportes equivalentes y menor consumo de energía, *el balance energético es mejor con la leche humana que con cualquier otra*. Es una aberración nutricional destetar a un bebé para espaciar sus comidas o esperar que duerma por la noche. Después de los primeros días, si reclama demasiado a menudo, la solución está en la negociación madre-hijo de otro ritmo, y no en el aporte de alimento...

◆ **Aporta elementos de asimilación y transformación de nutrientes**
Mientras el equipamiento enzimático del bebé es inmaduro, la leche de la madre le aporta elementos únicos, insustituibles, hormonas, enzimas, etc., listos para funcionar.
Cada elemento desempeña diversos papeles y las interacciones son complejas. El factor nutricional directo, el factor de asimilación y los factores antiinfecciosos se coordinan. Los más importantes son:

◆ La lactotransferrina, que permite la asimilación del hierro y, por lo tanto, tiene un papel antianémico. La leche humana contiene hierro, no en gran cantidad, pero que puede absorberse completamente. En las leches de sustitución que aportan hierro, pero no lactotransferrina, el hierro se queda en gran parte en el intestino y se elimina por las heces, que se vuelven verdosas y pegajosas.

◆ La alfa-lactoalbúmina, que desempeña un papel en la glándula mamaria para la síntesis de lactosa.
No se sabe si las dosis elevadas que pasan a la leche tienen un papel directo después en el bebé.

◆ Factores como la hormona del crecimiento, que tiene una función trófica sobre las mucosas gástrica e intestinal del pequeño.

◆ Factores de transporte de iones minerales (calcio, fósforo...) a través de la mucosa intestinal.

◆ Factores lipídicos (ácidos grasos de cadena corta o media) que sirven para la absorción de vitaminas A, D, E y K.

◆ Hormonas o precursores hormonales, y otros todavía por descubrir...

◆ **La leche humana previene las alergias a los alimentos**
Cuanto más pequeño sea el bebé, más permeable es su intestino a las proteínas extrañas aportadas por su alimentación. La mucosa es frágil y las partículas pueden atravesarla.
Para un niño nacido en su momento, se estima que su *intestino no es una barrera antialérgica eficaz hasta pasados cien días*, es decir, a los tres meses y medio. Los días que siguen a una diarrea grave con erosión de la mucosa plantean un problema grave de fragilidad. En el caso de un bebé de menos de tres meses y durante una infección intestinal, la alimentación sólo debería aportar nutrientes no alergénicos, no antigénicos. Por lo tanto, o bien proteínas totalmente degradadas en aminoácidos, moléculas simples y sin riesgo, o bien proteínas parcialmente degradadas, pero en fragmentos que el organismo reconozca como «conformes» a sus propios constituyentes. La leche de mujer responde a estos dos criterios.

◆ **Las leches de sustitución no previenen las alergias**
Las que generalmente se administran a los recién nacidos no responden a estos criterios de la leche materna, es decir, aportar sólo nutrientes no alergénicos y no antigénicos.
Los antígenos, susceptibles de desencadenar una alergia, pueden tener varios orígenes.

◆ Para un bebé, la caseína de otra especie (vaca, cabra...) es algo desconocido. Le faltan enzimas que permitan separar los aminoácidos unos de otros para poder reutilizarlos en su propia construcción. En el momento de la digestión en el intestino del bebé, algunos fragmentos se quedarán sin escindir, son demasiado largos y se fragmentan mal.

No se pueden utilizar para construir, irritan el intestino y, si pasan a la sangre, pueden ser alergénicos en caso de que el sistema inmunitario del bebé los reconozca como «extraños».

◆ La beta-lactoalbúmina es una proteína pequeña abundante en el suero lácteo de vaca.

En el recién nacido, pasa fácilmente la barrera intestinal. Hemos visto en la página 93 que fue responsable del aumento de alergias a la leche de vaca durante veinte años, debido a la modificación de la relación caseína/proteínas del suero lácteo de las leches de primera edad.

◆ Otras proteínas de la leche de vaca (¡veinticinco en total en las últimas publicaciones!) pueden dar lugar a reacciones.

◆ En casos raros, se pueden observar alergias a otros componentes de la leche, por ejemplo, la lactosa, pero por razones diferentes: o bien por desaparición de una enzima necesaria para la degradación de la lactosa, lo cual se observa sobre todo en África, donde, a partir de los 2 o 3 años, los individuos carecen de esta enzima y se vuelven intolerantes a la leche; o bien por secundaria al primer mecanismo de intolerancia.

En todos los casos, el mecanismo es análogo: estas pequeñas partículas atraviesan la mucosa intestinal del bebé y pasan a la sangre. El sistema inmunitario las identifica como «no conformes» con las normas genéticas del individuo, «antigénicas» y, por lo tanto, hay que destruirlas. Entonces fabrica anticuerpos, que reaccionarán a una nueva entrada. Los signos clínicos pueden tener todos los niveles de gravedad: heces blandas crónicas sin repercusión sobre el estado general, curva de peso lenta, anemia por pérdidas microscópicas de sangre por las heces, vómitos graves con malestar, diarrea masiva y, a veces, muerte brusca por choque anafiláctico... Ciertos signos a distancia también pueden indicar la existencia de una alergia a las proteínas de la leche: eczema, rinitis y otitis crónicas, secreción bronquial, asma, irritabilidad, trastornos del sueño. Finalmente, dos estudios recientes tienden a mostrar que ciertos tipos de diabetes insulinodependientes que se presentan en la infancia (en sujetos portadores de antígeno HLA de tipo 11) estarían relacionados con una alergia a la seroalbúmina bovina. Un enigma médico urgente que debe confirmarse o descartarse.

Los accidentes debidos a estas alergias están lejos de ser raros. Se estima que actualmente *un niño de cada cinco presenta signos de alergia* y que la intolerancia a las proteínas de la leche de vaca mata lactantes cada año. En ciertos países de Europa, existe una importante movilización de los poderes públicos para sensibilizar a la población sobre estos problemas.

La única manera de evitar los problemas debidos a las leches de sustitución es alimentar a los bebés de menos de 4 meses con leche materna exclusivamente, sin ningún complemento ni jugo de fruta, para pasar sin riesgo el periodo de permeabilidad intestinal.

Después, la diversificación de alimentos debe hacerse lentamente: verdura y fruta cocida hasta los 6 meses, cereales y alimentos lácteos después de los 6 meses y, a continuación, por este orden, carne hacia los 7-8 meses, pescado y huevo.

Este retraso de diversificación con respecto a los preceptos de la puericultura de los años cincuenta ha sido adoptado por consenso por numerosos pediatras europeos. Ha llegado el momento de comprender el sentido de estas prescripciones para mejorar la salud de nuestros pequeños.

◆ **¿Las leches hipoalérgicas son la solución?**
Desde 1985, existe un mercado de leches de sustitución, leches llamadas HA, que significa hipoalérgicas o hipoantigénicas. Por supuesto, son leches de vaca, pero se someten a una serie de tratamientos fisicoquímicos que degradan las proteínas en pequeños fragmentos más fáciles de atacar por las enzimas del bebé. ¿Es suficiente? En teoría, esta fragmentación es interesante, pero todavía es demasiado pronto para valorar una protección real contra las alergias. Sólo estudios longitudinales profundos de quince años de duración pueden valorar este efecto. De momento, estos estudios no existen o son embrionarios.

◆ **El malentendido de las leches llamadas «de régimen»**
Por otra parte, existe en el mercado cierto número de leches llamadas «de régimen» para las diarreas, que se venden en farmacias y se recomiendan a menudo. En realidad, son leches pobres en lactosa, es decir, que ralentizan el tránsito intestinal. La menor cantidad de heces tranquiliza a la madre... Pero todas poseen las proteínas alergénicas de la leche de vaca. En caso de auténtica diarrea, su uso es peligroso.

La leche humana aporta una amplia defensa antiinfecciosa

En todo lo que acabamos de describir, la superioridad de la leche humana para alimentar sin riesgo a los niños es una evidencia. Pero se trata de leche humana, es decir que la leche de cualquier mujer tiene las mismas propiedades, las mismas ventajas para cualquier bebé de la misma edad que el suyo. Existe una adaptación todavía más personal, todavía más íntima, que hace que la leche de una madre sea un alimento específico para su hijo: son los elementos de defensa contra las infecciones. En efecto, la madre transmite factores de defensa contra todos los gérmenes que constituyen su propio entorno, por lo tanto, el de su bebé, que vive con ella. Antes de nacer, todos los bebés reciben ampliamente, a través de la placenta, inmunoglobulinas (Ig), mecanismos de defensa contra todos los gérmenes con los que la madre se ha puesto en contacto en su existencia y contra los que se ha inmunizado. Son anticuerpos que aportan por un tiempo al niño la «historia del germen en su madre y la conducta que debe seguir si se pre-

---

◆ **En resumen**

En la práctica, es conveniente:
- estimar el riesgo de alergia: prematuridad, uno o dos padres alérgicos, consecuencias de una infección intestinal, otro hijo afectado entre los hermanos, antecedentes familiares...
- en los casos graves, optar por la leche materna exclusiva o una verdadera leche de régimen, con proteínas totalmente hidrolizadas,
- en caso de riesgo moderado, elegir una leche hipoalergénica si no se da de mamar o como complemento eventual.

También en este caso la leche materna ha demostrado su incomparable calidad.

---

senta de nuevo».

◆ **El bebé que mama recibe elementos de defensa inmediata**

Las IgA (inmunoglobulinas secretorias de tipo A), anticuerpos aportados por la leche, tapizan la mucosa digestiva (quizá también la tráquea y los bronquios), la hacen literalmente «impermeable» a los microbios y regulan en el intestino del niño una flora microbiana equilibrada, bien controlada. Cada día, en cada tetada, la madre manda a su bebé, a través de la leche, mensajes sobre su entorno microbiano y «municiones». Como si le dijera: «He encontrado *Escherichia coli,* aquí está el anticuerpo que te he preparado; he bebi-do unos enterococos, esto te protegerá...». Estos anticuerpos, renovados varias veces al día a lo largo del tubo digestivo, hacen casi imposibles las enfermedades con puerta de entrada digestiva, en especial las diarreas graves.

En todas las regiones en que el nivel sanitario es bajo, la tasa de diarrea entre los bebés alimentados con biberón es de diez a veinte veces superior con respecto a los que maman. *De forma permanente, la madre adapta el sistema de protección de su pequeño a los gérmenes que encuentra.* El resultado es una protección del bebé frente a los microbios de otras personas contra los que no tendría defensa. Los bebés canguro de Bogotá, minúsculos prematuros que sobreviven y crecen contra el cuerpo de su madre, morían todos en la incubadora antes de aplicar esta técnica; ahora sin embargo se benefician de este mecanismo.

El primer calostro es extremadamente rico en IgA (cerca de 90 g/l), lo que lo convierte en el único «concentrado bebible de gammaglobulinas» conocido en el mundo. Después, la concentración disminuye; pero, dado que el bebé bebe cada día mayores cantidades de leche, el total de IgA que ingiere sigue siendo elevado.

En la crianza de cerdos, los pequeños que no beben el calostro mueren casi todos de la «diarrea del lechón» y, en la crianza de vacas lecheras, el ganadero ordeña la leche después del parto y da el calostro al pequeño para protegerlo de los gérmenes del establo y los prados; después este mismo ternero será alimentado con piensos y sustitutos para que la leche de su madre vaya a la lechería.

Estas prácticas ancestrales conservan toda su actualidad cuando las condiciones bacteriológicas de crianza son un riesgo y está en juego el interés económico. No se sabe hacer mejor. Cómo se puede explicar que, en continentes enteros, desde hace siglos, el calostro humano se haya desechado, se haya utilizado para algún ritual mágico o religioso, mientras los pequeños morían en gran número. ¿Acaso nuestros bebés son las crías de mamíferos peor protegidas de todas?

◆ **La leche contiene numerosos factores antibacterianos inespecíficos**
Estos factores pueden detener o destruir bacterias y virus, y crear un equilibrio bacteriano armonioso; son la lisozima, la lactotransferrina, el interferón, las interleucinas, ciertas fracciones del complemento...

◆ La lisozima es el más abundante, 0,5 a 2 mg/ml, es decir, de tres mil a unas doce mil veces la concentración que hay en la leche de vaca. Tiene la propiedad de destruir bacterias, facilitar la acción de las inmunoglobulinas y de la lactotransferrina. En el intestino del bebé, intervendría en un sistema de regulación del equilibrio entre las especies de bacterias (patógenas o no). Tiene la propiedad de ser cada vez más abundante en la leche a medida que pasan los meses.

◆ La transferrina es una proteína presente en todas las secreciones, leche, lágrimas, saliva, esperma, liquido seminal, moco cervicovaginal, y en las granulaciones de ciertos leucocitos. Tiene la propiedad de fijar el hierro y hacer que atraviese la barrera mucosa intestinal (véase p. 96). El crecimiento de las bacterias requiere la presencia de hierro libre. La fijación del hierro por la lactotransferrina es bacteriostática. Sin hierro libre, las bacterias no pueden ni crecer ni multiplicarse.

Muchos autores piensan que no es bueno dar hierro a los lactantes que no tienen una verdadera anemia. Si se satura la lactotransferrina, las bacterias encontrarán hierro libre y podrán multiplicarse mejor. El niño alimentado al pecho que recibe mucha lactotransferrina está todavía mejor protegido... y menos anémico.

◆ El complemento es un conjunto de proteínas que se activa en cascada, al menos a través de dos vías inmunológicas diferentes. Destruye las bacterias por citolisis y desencadena y refuerza la inflamación, por lo tanto, la aportación masiva de polinucleares fagocitantes.

Todas las fracciones citadas han demostrado su eficacia en la defensa antiinfecciosa de los prematuros y en el tratamiento de ciertas enfermedades neonatales gravísimas, como la enterocolitis ulceronecrosante. Se utilizan cada vez más en el tratamiento de ciertos tipos de cáncer o enfermedades autoinmunes. También en este caso, los bebés que maman se benefician de ellos de forma natural.

◆ **La leche materna evita la fermentación**

La defensa antiinfecciosa de los bebés que maman no se detiene aquí. La digestión de la leche humana crea un complejo químico muy especial, mezcla de oligosacáridos, lactosa en exceso, péptidos y cobre resultantes de la degradación de la caseína, una cantidad muy baja de fósforo... Este «caldo de leche» favorece la creación de un medio ácido en el tubo digestivo que impide la fermentación, la multiplicación de bacterias patógenas y, al contrario, estimula el crecimiento de ciertos saprófitos, en especial *Lactobacillus bifidus*. Las heces líquidas, frecuentes, que a veces irritan la piel de los recién nacidos, son el testimonio de esta excelente protección.

Se ha demostrado que, a los cinco días, los bebés alimentados exclusivamente al pecho presentan una flora intestinal constituida por menos especies de gérmenes y por gérmenes anaerobios estables, con predominio del género *Bifidobacterium*. Los bebés de 5 días alimentados con leche artificial presentan una flora anaerobia más fluctuante, muy heterogénea, compuesta por géneros de bacterias más numerosos y a menudo más patógenos. Los estudios también han demostrado que el aporte de un solo biberón de leche de sustitución en los primeros días de vida convierte la flora intestinal de los bebés que maman en una parecida a la de los que toman el biberón durante unos diez días. Así pues, para que la protección exista, es mejor no hacer mezclas.

Al parecer, las proezas recientes y futuras de la ingeniería genética permitirán sintetizar estos componentes en gran número. «Manipulando» el núcleo de las células glandulares de ubres de vaca, ya se les puede encargar la fabricación intensiva de interferón. Las otras fracciones no deberían tardar. ¡Quizás un día las vacas fabricarán también leche de mujer! Pero nunca los anticuerpos y las células inmunitarias de la madre.

◆ **El bebé recibe de su madre células vivas de defensa**
La última característica antiinfecciosa de la leche humana son los linfocitos y macrófagos que atraviesan las células glandulares del pecho para pasar vivos y activos a la leche. Hay cerca de un millón por mililitro en el calostro. Teniendo en cuenta el aumento de volumen de la secreción a lo largo de la lactación, el bebé recibe cada día un buen número. Los linfocitos (10 a 20 %) tienen la capacidad de fabricar IgA y, sin duda, también interferón. Los macrófagos (80 a 90 %) tienen la capacidad de fagocitar (comerse) levaduras y bacterias, y de matarlas. Por otra parte, sintetizan factores biológicos de defensa: fracciones del complemento (C3, C4 y C5), lisozima, lactotransferrina y quizá factores de crecimiento del *Lactobacillus bifidus*.

Es evidente que todos estos elementos de defensa contribuyen a la protección de la glándula mamaria contra las infecciones. En la leche, sólo están al completo en la leche humana fresca, suministrada directamente por la madre a su bebé. El menor intermediario, la recogida en un frasco de cristal o el paso por una pared de silicona retienen estas células y buena parte de los anticuerpos.

Todos los métodos de conservación de la leche los alteran. La pasteurización y otros métodos de descontaminación los destruyen. La leche es un alimento vivo, que contiene células vivas.

Hay que tratarla como tal. Manipularla lo menos posible, calentarla sin pasar de 50 °C, lo cual destruiría cierto número de proteínas, y evitar el microondas, que destruye la lisozima, disminuye las IgA y altera los núcleos de los linfocitos.

Los riesgos de la leche humana y lo que se desconoce

¿La leche materna puede ser peligrosa para un niño? Es una pregunta que se plantea a menudo y levanta polémicas entre oponentes y partidarios de la lactancia materna.

En efecto, existen ciertos riesgos, aunque excepcionales, debidos a una enfermedad de la madre o del niño, fácilmente identificable. Lo que no hay que perder de vista es el carácter anómalo de estas enfermedades. Muchas mujeres sienten temor de tener una «leche mala». Este temor es un problema psicológico y so-cial.

Hay que recuperar la confianza y la capacidad de las mujeres de ser «buenas madres» que fabrican «buena leche».

Muchos médicos preconizan la detención de la lactancia materna ante el menor brote de fiebre en la madre, la toma de un medicamento o el mínimo síntoma del niño.

En muchos casos, esto no está justificado. Conocer los riesgos reales es indispensable para una prescripción médica correcta.

Esquemáticamente, se pueden clasificar estos peligros de la leche materna en cinco categorías: los nutricionales, los metabólicos, los inmunológicos, los tóxicos y los infecciosos.

◆ Los peligros nutricionales

Sabemos que la leche humana es siempre buena, con una composición satisfactoria para alimentar a uno o varios niños, siempre y cuando… ise fabrique!

La receta es muy precisa, no hay leche insuficiente o excesiva. Al comprar un litro de leche en la tienda, nadie se pregunta si la granja de la que procede tiene vacas mejores que en otra parte. La pregunta tampoco debería plantearse nunca para la leche de las madres. Siempre es adecuada, y el bebé adapta la cantidad que bebe a la ración calórica que encuentra. iTodos los comentarios negativos o alarmistas deben ser obviados!

◆ Actualmente los pediatras sólo reconocen una insuficiencia, la del aporte de vitamina K1 en periodo neonatal. Esta vitamina se encuentra en una concentración baja en la leche (5 microgramos/l), inferior a las necesidades del bebé, aunque la madre la tome en grandes cantidades. La mayor parte de esta vitamina la fabrican en el intestino del bebé unas bacterias que se encuentran en el tubo digestivo. El medio intestinal creado por la digestión de la leche humana no favorece la colonización de bacterias muy productoras. Por lo tanto, a los bebés que maman puede faltarles.

La vitamina K1 administrada en gotas la primera semana de vida y después una vez a la semana durante los primeros meses de lactancia no tiene ninguna toxicidad. Previene contra hemorragias raras, pero graves, del recién nacido: hemorragia digestiva de los ocho primeros días y hemorragia cerebral gravísima del final del primer mes. En el balance del riesgo de la enfermedad y el tratamiento, dar vitamina K1 es un acto positivo.

◆ El segundo punto sobre el que se interrogan los investigadores es la excepcional riqueza de la leche humana en colesterol. El calostro es muy rico en este elemento y la leche también. El aporte diario medio a los niños que maman es de una media de 10 mg/l, mientras que sólo es de 1 a 2 mg/l en los niños alimentados con leche de sustitución. A pesar de estas diferencias, la concentración sanguínea, ya sea de colesterol sérico, ya sea de la relación HDL/LDL (es decir, entre el colesterol «bueno» y el «malo»), no se modifica durante las primeras semanas entre los dos grupos de niños. Diversos investigadores consideran que estas elevadas concentraciones «vacunan» a los bebés contra el aporte posterior de colesterol, poniendo en marcha mecanismos de degradación y utilización. Los bebés alimentados con leche de sustitución, pobre en colesterol y rica en ácidos grasos poliinsaturados, no se beneficiarían de esta protección. ¿Cuáles son los efectos a largo plazo sobre el metabolismo en uno y otro grupo? Nadie puede responder.

◆ **Los peligros metabólicos**

◆ Sólo una enfermedad metabólica del bebé contraindica la lactancia materna, la galactosemia congénita. Se trata de una afección muy rara, pero existente. Es una enfermedad familiar, hereditaria, que se transmite al niño a partir de anomalías genéticas de los dos padres. El niño no posee una de las enzimas necesarias para la utilización de la galactosa por el organismo, por lo tanto, cualquier aporte de lactosa en la leche de cualquier origen da lugar a trastornos metabólicos graves, rápidamente irreversibles. El único medio de salvar a estos niños es una alimentación desprovista de leche (ni de la madre ni leche de vaca ni de ningún mamífero) durante varios años. De cualquier modo, es una enfermedad excepcional, y las familias de riesgo están identificadas...

◆ Algunos médicos consideran como uno de los peligros de la leche materna una forma de «ictericia» del recién nacido llamada *ictericia por leche materna*. ¿De qué se trata?

En los primeros días de vida, la mayoría de recién nacidos tienen una ictericia transitoria, relacionada con tres características de este periodo:

• Se destruyen cerca del 20 % de los glóbulos rojos, el exceso que sólo tenía sentido para luchar contra la falta de oxígeno durante el parto. Un producto de esta degradación es la bilirrubina, pigmento amarillo que se acumula en la sangre.

• Normalmente, este pigmento se elimina por el hígado, en presencia de una enzima llamada glucuroniltransferasa. La bilirrubina se «liga» a una molécula de ácido glucurónico, se elimina por la bilis y después por las heces. En los primeros días después del nacimiento, este proceso se establece de forma lenta, el hígado tarda en ponerse en marcha y el pigmento se acumula en la sangre.

• Cuando llega al intestino, la bilirrubina ligada (se llama «conjugada») debería eliminarse por las heces. En el intestino del niño, existe una enzima que «desliga» esta molécula, de manera que vuelve a aparecer la bilirrubina libre, que se reabsorbe a la sangre. Este circuito de reabsorción se llama ciclo enterohepático. La ictericia se mantiene a sí misma. Al parecer, la leche de mujer favorece la reabsorción, porque ciertas leches aportarían la enzima que desconjuga la bilirrubina y acelera el proceso.

La ictericia, llamaba ictericia fisiológica, suele durar de dos a cuatro días. No es una enfermedad, sólo una bonita coloración del niño, sin peligro.

Cuando la leche materna contiene la enzima (la beta-glucuronidasa) que desconjuga la bilirrubina, la ictericia se prolonga. Durante varias semanas, los bebés son «anaranjados». Después de los primeros días en que todas las ictericias del recién nacido se controlan, la concentración de bilirrubina nunca alcanza un nivel que pueda plantear problemas. Aunque la ictericia dure seis o diez semanas. No hay toxicidad para el cerebro ni el hígado ni ningún órgano.

Es muy fácil hacer el diagnóstico diferencial entre esta ictericia por leche materna y una ictericia prolongada de las primeras semanas debida a una enfermedad grave. Porque ni el estado del niño ni los signos biológicos dejan la más mínima duda. Detener la lactancia durante unos días o calentar la leche de la madre a 55 °C durante quince minutos para destruir la sustancia inhibidora no sirve para nada, excepto para tranquilizar al médico, que sin embargo tiene otros elementos a su alcance... Si existen antecedentes en la familia de la madre o en los otros hijos, es muy probable que se trate de una ictericia por leche materna.

Todos los estudios científicos son formales. El pronóstico es siempre excelente, la salud de estos bebés es perfecta. Por lo tanto, no hay razón para intentar «quitarles el amarillo» a toda costa, privándolos de la leche de su madre. En cualquier caso, la actividad de la glucuroniltransferasa aumentará con el tiempo, la reabsorción enterohepática disminuirá y la ictericia desaparecerá por sí sola; por tanto, estos bebés pueden seguir mamando.

◆ **Los peligros inmunológicos**

Son muy hipotéticos. El problema sólo se plantea en caso de incompatibilidad grave entre la madre y su hijo: enfermedad Rhesus, dolencia excepcional desde la aplicación sistemática de la prevención. Es cierto que los anticuerpos maternos que provocan hemólisis y anemia en el bebé pasan a la leche, pero ¿qué les ocurre en el intestino? ¿Pueden pasar a la sangre y empeorar los signos, o son totalmente degradados en aminoácidos y absorbidos como nutrientes básicos? Ningún estudio permite llegar a una conclusión formal.

◆ **Los peligros tóxicos**
Se conocen cada vez mejor y los estudios son frecuentes.

◆ Los riesgos ligados a los medicamentos que toma la madre. Algunos pueden presentar toxicidad o riesgo alérgico para el bebé. Varias obras publicadas informan detalladamente sobre la farmacocinética del medicamento, la duración del paso a la sangre y la conducta que se debe seguir. En francés, hay dos, publicadas por el Centro Nacional de Información sobre el Medicamento Hospitalario[2] y por el Centro Antivenenos de Bruselas.[3] No se han actualizado desde hace varios años. En inglés, existen dos publicaciones de referencia mundial: los documentos de la Academia Americana de Pediatría y el libro de T. Hale *Medications and the Mother's Milk* (Medicamentos y leche materna). Este último, fácilmente disponible en Internet, se actualiza cada año; es muy claro y muy fácil de utilizar. Uno de estos documentos debería estar a disposición de todas las personas que deben aconsejar a las madres que dan el pecho.

Sin embargo, en ausencia de estos documentos, algunas reglas sencillas permiten orientarse:

• Todas las sustancias que pueden prescribirse al bebé no tienen más toxicidad cuando llegan por la leche.

• Los medicamentos pasan a la leche en función de la concentración sanguínea en el momento de mamar. Si se conoce la duración del paso a la sangre, es fácil elegir las horas de la toma con respecto a las horas de la tetada.

• Si es posible, hay que poner el niño al pecho antes de la toma del medicamento.

En cerca del 50 % de los medicamentos, la dosis que recibe el bebé representa menos del 1 % de la dosis que toma la madre. El efecto es despreciable.

• Los medicamentos que requieren una detención total y definitiva de la lactancia son bastante raros y la mayoría pueden sustituirse por un análogo menos tóxico para el bebé.

Cuando la madre recibe un tratamiento médico, se impone el control. La automedicación está contraindicada, pero las razones para detener la lactancia materna son excepcionales.

---

2. *Médicaments et allaitement,* Dossier del CNIME (Centro Nacional de Información sobre el Medicamento Hospitalario), 1996, XVII, 5-6.2.
3. Bruno de Schuiteneer y Bart de Coninck, *Médicaments et allaitement,* Centro Antivenenos de Bruselas, comercializado por la librería Arnette, 2, rue Casimir-Delavigne, 75006 París (tel. 01 65 42 87 87).

◆ Los riesgos provocados por ciertos tóxicos tomados por la madre. Son mucho más frecuentes; el alcohol, los estimulantes, el tabaco y la mayoría de drogas pasan a la leche y pueden provocar excitación o somnolencia al bebé. Es grave.

◆ **Los peligros del tabaco**

◆ El bebé que mama de una madre fumadora se expone a la nicotina que pasa a la leche. La nicotina absorbida por el organismo materno se encuentra en la leche.
Su concentración depende:
— del número de cigarrillos que fume,
— de la manera de fumar,
— del tiempo transcurrido entre el último cigarrillo y la tetada.

Después de la inhalación, el pico sanguíneo de nicotina es rápido: cinco a diez minutos. La semivida de la nicotina en la leche es de unos sesenta a noventa minutos. Esto significa que se necesitan cerca de ocho horas para que se elimine totalmente.
En dosis bajas, la nicotina de la leche es responsable de un comportamiento más agitado del lactante. El bebé de madre fumadora tiene dos veces más cólicos.
En una concentración elevada, la nicotina de la leche da lugar a la aparición de signos de «intoxicación» en el niño:
— taquicardia, palidez,
— vómitos, diarrea,
— hiperagitación o somnolencia.

◆ El bebé también está expuesto a los efectos nocivos del tabaquismo pasivo. El humo del tabaco inhalado pasivamente por el bebé aumenta:
— el riesgo de enfermedades ORL y broncopulmonares, sobre todo infecciones, bronquiolitis y asma,
— ¡el riesgo de muerte súbita!
El humo del aire es más peligroso para el bebé que la nicotina que absorbe por la leche materna.
Se detectan concentraciones elevadas de metabolitos de la nicotina en la orina de bebés alimentados con biberón en un entorno de fumadores.
Como la madre, el entorno deberá prestar atención. Es útil informar sobre las consecuencias del tabaquismo pasivo para el bebé y sobre las principales medidas que hay que tomar para protegerlo.

◆ El consumo materno de tabaco tiene un impacto negativo sobre la lactación.
La nicotina:

— produce una disminución de la concentración basal de prolactina, sin cambios en los picos en el momento de las tetadas;
— inhibe el efecto de la oxitocina, por descarga de adrenalina. Esto disminuye el reflejo de eyección de la leche cuando el niño mama.
El volumen de leche producido es significativamente menor.

◆ **Lo ideal es ayudar a dejar de fumar.** La lactancia crea un contexto favorable para ello; en efecto, la madre se beneficia:
— del efecto calmante de las hormonas de la lactación,
— de la plenitud que le proporciona la relación con su hijo.

◆ **Para dejar de fumar, la madre debe recibir apoyo y no sentirse culpabilizada por su hábito.**
Para ello, es conveniente:
— informarla sobre las consecuencias del tabaquismo,
— reconocer la dificultad del proceso,
— valorar sus capacidades.

◆ **Si no quiere dejar de fumar, sigue siendo mejor dar de mamar que no hacerlo.** La Academia Americana de Pediatría considera que «la asociación de tabaquismo y lactancia es menos perjudicial que el tabaquismo y la alimentación con leche artificial».

• El bebé de una madre fumadora que no mama puede presentar después del nacimiento manifestaciones de abstinencia (agitación y llanto).

• El bebé de una madre fumadora puede haber sufrido *in utero* una insuficiencia placentaria; en este caso, tiene especial necesidad de leche materna, por sus cualidades nutricionales y su riqueza en factores de crecimiento y defensa antiinfecciosa.

• Los cólicos y las enfermedades respiratorias son menos frecuentes en los hijos de madres fumadoras que maman que en los alimentados con leche artificial.

• La leche materna ayuda al bebé a combatir el riesgo infeccioso ligado a la exposición al tabaco.

• La lactancia materna disminuye el riesgo de muerte súbita inducido por el tabaco.

◆ **Consejos para atenuar los efectos nocivos del tabaco**
• Fumar después de dar de mamar o esperar al menos una hora después de haber fumado para ponerse el niño al pecho.
• No fumar nunca en presencia del niño.
• Fumar fuera de la casa.
• Airear las habitaciones en las que se ha fumado.
• No fumar en un espacio cerrado, sobre todo en el coche.

• Evitar inhalar profundamente el humo.

• Disminuir al máximo el número de cigarrillos diarios.

◆ **Los peligros del alcohol**

◆ **El alcohol pasa a la leche materna.** El pico de alcohol en la leche se alcanza de treinta minutos a una hora después de la ingestión.

La concentración disminuye progresivamente, de forma paralela a la tasa sanguínea, y se anula al cabo de unas cuatro horas.

◆ **El consumo de alcohol empeora la eficacia de la lactancia materna.** Según la cantidad absorbida, el alcohol disminuye el reflejo de eyección de la leche.

Modifica también el sabor de la leche, que se «alcoholiza» durante unas cuatro horas después de la ingestión.

Por estas razones, el bebé toma menos leche en las cuatro horas que siguen a la toma de alcohol por la madre. Sin embargo, si no toma más bebida alcohólica, lo recuperará en las próximas ocho a dieciséis horas aumentando la ración.

◆ **El consumo de alcohol es perjudicial para el bebé**

• Puede alterarle el sueño: cuando el niño mama una hora después de la ingestión de alcohol por la madre, disminuye su tiempo de sueño.

• Puede producirle una intoxicación alcohólica aguda. Los signos de esta intoxicación son somnolencia, hipotensión y depresión respiratoria.

• Puede dificultar el desarrollo psicomotor si el niño está sometido a una exposición crónica.

◆ **¿Por qué el bebé es tan sensible al alcohol?** ¡Porque lo metaboliza mal! En efecto, durante el primer año de vida, la actividad de alcohol deshidrogenasa de su hígado es inferior al 50 % de la del adulto.

Durante la lactancia, lo mejor es abstenerse de consumir alcohol. Si no se desea una abstinencia completa, el consumo moderado, por ejemplo, uno o dos vasos durante las actividades sociales, no es imposible; en este caso, es aconsejable:

— dar de mamar antes del consumo en lugar de después,

— dejar pasar al menos dos horas antes de una nueva tetada,

— y no transformar lo que debe ser excepcional en costumbre...

◆ **El riesgo ligado a la contaminación**

En nuestra sociedad moderna, el riesgo de paso a la leche de los contaminantes alimentarios o atmosféricos no es despreciable. Los estudios son numerosos y demuestran que este paso tiene lugar. Se han detectado concentraciones elevadas por encima del umbral tóxico de DDT, hexaclorobenceno, metilmercurio y dioxinas en ciertas regiones. La leche de los mamíferos de estas regiones está contaminada. Es un problema grave de salud pública, que supera los problemas de la lactancia materna. ¿De qué serviría destetar a un bebé porque la leche de su madre ha mostrado una concentración elevada de un tóxico si la continuación de su alimentación le aportará tantas o más sustancias contaminantes? La leche artificial tampoco está exenta, puesto que todas las regiones del globo están contaminadas y no existen granjas bovinas libres de toda exposición a estos productos, donde se recoja la leche destinada a fabricar la leche en polvo infantil. Una triste ilustración de este problema llenó la primera página de los medios de comunicación en 1998. Con el abrumador título de «Dioxinas en la leche de mujer», toda la prensa sensacionalista desveló los resultados de doce pruebas efectuadas en dos ciudades, que mostraban concentraciones inquietantes. Pero ¿quién se preocupó de la precisión de los resultados y de la fiabilidad del laboratorio (uno solo efectuó las doce determinaciones)? ¿De las concentraciones de dioxinas en los alimentos, el agua y el aire en el mismo momento? ¿De los métodos de reciclaje de residuos y las incineradoras en las regiones incriminadas? Y todavía más grave, ¿por qué solamente una leche artificial mostró concentraciones claramente inferiores a las demás? Finalmente, detrás de todo esto, ¿quién pagó las pruebas? ¿Acaso nos encontramos ante la campaña publicitaria de una leche artificial en detrimento de sus competidores industriales y en la que la leche materna ha pagado el pato? La contaminación por dioxinas existe, pero el problema está... ¡en nuestros cubos de la basura!

Para disminuir el riesgo, parece razonable prescribir desde el embarazo (si no era ya una costumbre de la vida familiar) una alimentación sana, lo más desprovista posible de contaminantes alimentarios, sin demasiados productos lácteos y carne, que son sus principales proveedores. También hay que prestar atención a los trabajos domésticos, los abonos y los insecticidas cercanos, a ciertos productos de limpieza y a otros «químicos» de nuestro entorno. En ciertos casos, una dieta antes de un embarazo para eliminar los contaminantes almacenados en la grasa corporal puede ser una buena solución.

Más allá, sigue el problema político de la elección de rentabilidad a pesar de los riesgos...

◆ **Los peligros infecciosos**
Son de dos tipos: las infecciones del pecho y la transmisión de virus patógenos por la leche.

◆ **Las infecciones del pecho.** Son frecuentes los dos primeros meses (véase capítulo 7) y en un 99 % se trata de las banales linfangitis, durante las cuales la leche es bacteriológicamente normal; se solucionan espontáneamente o con antibioterapia. Sólo las muy raras mastitis infecciosas y los verdaderos abscesos del pecho, en que la infección se propaga a la leche, plantean el problema de la detención temporal de la lactancia. Los estafilococos y los estreptococos son los gérmenes más frecuentes. Ante cuadros infecciosos moderados, sería prudente preguntarse: ¿es mejor para el niño beber cierto número de gérmenes pero continuar recibiendo todos los elementos de defensa y los antibióticos que recibe la madre o beber una leche artificial estéril cuando los gérmenes patógenos ya están en su intestino y no recibirá ningún elemento de defensa? Si los médicos se hicieran la pregunta en estos términos, a menudo la lactancia continuaría.

◆ La transmisión de virus. La cuestión de la transmisión vírica por la leche, ya planteada discretamente por los médicos con respecto al virus de la hepatitis hace unos diez años, llegó a los medios de comunicación con el problema del sida. Nos enfrentamos a nuevos y serios interrogantes. La investigación es todavía titubeante, alterada al menor descubrimiento por los retos económicos. Las reacciones son muy pasionales desde los dramáticos acontecimientos ligados a la transfusión de sangre contaminada. Todavía es demasiado pronto para tener una idea global de lo que ocurre en realidad, pero se puede intentar analizar la situación.

• Lo que se sabe:
— Los virus son intralinfocitarios.
— Los linfocitos pasan a la leche.
— Varios virus pueden plantear problemas: los de la hepatitis B y probablemente C, el HTLV descubierto en Japón en 1981 y su homólogo el HTLV 2 más reciente; los VIH 1 y VIH 2 responsables del sida. La transmisión de virus por la leche se ha demostrado en varios de ellos y se teme que esta lista aumente en los próximos años.
— La leche pasteurizada no contiene virus vivos.

• ¿Qué conducta se debe adoptar?
— Para el VIH, en todos los países desarrollados, la lactancia materna está contraindicada. El problema no es el mismo en todo el planeta. Cuando un niño de cada tres sufre una diarrea grave durante el primer año y uno de cada diez muere, este riesgo prima sobre los otros. Si el niño no puede ser alimentado de otra manera (condiciones económicas catastróficas de ciertos países), se puede intentar disminuir el riesgo de contaminación evitando los periodos de «uniones abiertas», es decir, la fase de calostro y los periodos de mastitis. En este caso, la lactancia materna no debería seguirse durante más de seis meses.

— En caso de hepatitis B, el niño puede mamar sean cuales sean los resultados biológicos de la madre, pero a condición de que se beneficie de una serovacunación inmediata y eficaz al nacer.

— En la hepatitis C, los investigadores no se han puesto de acuerdo. No se ha podido demostrar la contaminación de la leche.

Los más pesimistas dicen que el hecho de que no se haya demostrado no quiere decir que no exista y contraindican la lactancia. Otros piensan que el riesgo es mínimo o nulo y que no hay motivo para aplicar esta precaución. Es un tema abierto.

En 1986, una circular ministerial francesa prohibió la donación de leche fresca de una madre al bebé de otra. Por lo tanto, las maternidades ya no pueden conservar la leche de mujeres que hayan provocado el flujo (para tratar una hinchazón) y darla como complemento a un bebé que todavía no sabe provocar una lactación suficiente en su madre. Toda la leche recogida debe confiarse a un centro especializado o tirarse.

En toda donación de leche, las madres deberán someterse a una detección obligatoria del VIH 1, VIH 2, HTLV 1, HTLV 2, HBs y VHC en busca de una seropositividad, aunque las pruebas efectuadas durante el embarazo sean negativas. Estas determinaciones deben efectuarse después cada tres meses, mientras dura la donación.

La leche proporcionada por la madre no puede utilizarse ni unirse a otra leche en el centro de recogida mientras no se conozcan los resultados de estas pruebas y sean negativos. En caso de serología positiva, la leche donada debe destruirse.

Estas prescripciones son válidas incluso cuando una madre da su leche para su propio bebé... e incluso si este bebé ha mamado varios días directamente antes de ser ingresado en el servicio de neonatología.

Todas estas directrices muestran la preocupación absoluta del legislador de no correr ningún riesgo, por mínimo que sea, de transmisión por la leche. Se contradicen parcialmente con la certeza científica de que una leche correctamente pasteurizada no puede ser contaminante.

En España, desde julio de 2001, la Fundació Banc de Sang i Teixits de les Illes Balears dispone del primer y único Banco de Leche Materna en nuestro país, que se encarga de recoger, procesar, almacenar y dispensar este producto biológico a niños con necesidades alimenticias especiales.

Las alternativas a la leche materna

Como este capítulo ha demostrado, ninguna leche animal y ninguna fórmula actual para lactante puede considerarse como una alternativa válida. Si bien los bebés sanos, omnívoros precoces, se adaptan bien a la leche de sustitución, queda una parte no despreciable de niños para los que la leche de mujer es una necesidad vital: los grandes prematuros, los niños gravemente enfermos después de ciertas alergias, algunas enfermedades digestivas graves... Para todos ellos, la leche de la madre es ideal.

Pero si no pueden disponer de ella, lo que necesitarían sería la leche de otra mujer.

A pesar de los problemas que acabamos de describir, sería necesario mantener este maravilloso acto que es la donación de leche en un centro de recogida. Si cada mujer que da de mamar a su hijo, se tomara el tiempo dos veces a la semana de provocar un flujo para llenar un biberón y ofrecerlo al centro más cercano, las necesidades de leche humana de los servicios de cuidados intensivos pediátricos estarían aseguradas. Dos veces a la semana durante unos meses no es cansado, requiere poco tiempo... y salvaría bebés.

En España existe un centro de recogida en Palma de Mallorca, cuya referencia se facilita en el Anexo de este libro, así como la información sobre los pasos que hay que seguir para donar leche.

CAPÍTULO IV

Elegir la lactancia
y prepararse

En general, se da demasiada importancia al hecho de alimentar [...]. A fuerza de querer tomar demasiadas precauciones, nos perjudicamos.

Sra. Le Rebours,
Avis aux mères qui veulent nourrir leurs enfants, París, 1767

Para nuestros antepasados, la elección de la lactancia apenas se planteaba. Un recién nacido debía recibir leche de mujer, la de su madre o la de una nodriza. Pero nuestros antepasados conocían la lactancia materna desde su infancia. Todas las mujeres daban el pecho a su bebé; las niñas veían a sus madres dando de mamar y un día u otro participaban en los cuidados de un hermanito, un primo o el hijo de un vecino.

Cuando llegaban a adultas, las nuevas madres sólo tenían que reproducir los gestos y costumbres que habían visto en su infancia.

Encontraban espontáneamente, a menudo bajo la mirada de su madre o de otras mujeres, la manera de colocarse, de sujetar al recién nacido y de presentarle el pecho. Las dificultades de los primeros días se resolvían entre mujeres y siempre había una anciana o una matrona experimentada para dar un consejo si era necesario.

Actualmente, todo ha cambiado. Muchas madres jóvenes que acaban de dar a luz nunca han visto a una mujer dando de mamar. Ni en su casa ni fuera, puesto que nuestras madres descubrieron el biberón y muy pocas se acuerdan de cuando su madre amamantaba a un hermano.

Ni en su entorno, porque pocas mujeres aceptan dar de mamar a su bebé en público. Ni en el cine, ni en la televisión (casi no existen programas o películas que muestren una lactancia materna adecuada ni un pecho de mujer con un objetivo que no sea erótico). Ha desaparecido todo un «condicionamiento natural» de las niñas.

El personal sanitario ha evolucionado mucho en los últimos veinte años. La acogida es más... amable y la escucha más atenta, pero los conocimientos teóricos no han cambiado.

La formación de comadronas, auxiliares de puericultura y puericultoras en materia de alimentación de los bebés no se ha modificado, y se sigue dando prioridad a los conceptos de ritmos y cantidades de alimento, los que la puericultura de los años cincuenta estableció para que se tolerara mejor la leche de vaca y los primeros sucedáneos.

La resistencia al cambio frena cualquier evolución, incluso cuando los conocimientos teóricos son conocidos. En demasiados establecimientos, los consejos ofrecidos a las madres jóvenes van en contra de un buen comienzo. Lo sabemos por las cifras: alrededor del 70 % de interrupción de la lactancia materna en el primer mes por «fracaso precoz».

Además, las madres jóvenes están aisladas, sin la presencia de las mujeres del vecindario o de la familia.

No saben a quién dirigir sus temores y dificultades. El médico a veces está lejos. El marido o el compañero llegan tarde por la noche después del trabajo y, por otra parte, tampoco saben nada de los problemas que puedan plantearse. Las amigas ignoran la lactancia materna; así que es difícil intentar la experiencia en solitario. Con mucha frecuencia, la sola idea de tener que volver al trabajo tras las semanas de baja maternal puede parecer una razón suficiente para no dar de mamar. Estas semanas se consideran como el tiempo de «recuperarse» del embarazo y el parto. Y el descubrimiento del recién nacido, la relación que puede establecerse entre la madre y su bebé pasan a segundo plano debido a las dificultades de la vida cotidiana en nuestra sociedad.

La evolución más notable de los últimos cincuenta años es la cantidad de cuidados que reciben las madres jóvenes y los recién nacidos. Los avances de la obstetricia moderna han eliminado la angustia ligada al parto. El nacimiento de un hijo ya no constituye ese enorme riesgo al que se enfrentaban las mujeres con los peores temores. Actualmente, la seguridad de las madres y los recién nacidos está garantizada en casi todas las maternidades de manera satisfactoria. Las mujeres y las parejas pueden abordar el nacimiento y la acogida del niño en términos de comodidad, de relación privilegiada, de placer y de elección deliberada. De la misma manera que la anticoncepción, que, al generalizarse, permite a los padres elegir libre y tranquilamente el número de hijos que quieren tener y el momento adecuado. Cuanto más se desea una maternidad y una paternidad, mayor prioridad se le debe otorgar a la calidad de la relación entre los padres y el niño. Y con este deseo de una relación estrecha y rica con el niño, la lactancia materna recupera un lugar preponderante de forma natural.

Dar de mamar se convierte en una elección libre de los padres en nuestros países, puesto que todos sabemos que es posible alimentar a un recién nacido en buenas condiciones, con las leches artificiales disponibles en el mercado. La lactancia materna ya no es indispensable para la supervivencia de nuestros hijos. Se convierte en una elección:
• Elección de dar a un niño lo mejor que hay para él.
• Elección para la madre de vivir en su cuerpo una experiencia única.
• Elección para una pareja de vivir lo más plenamente posible una maravillosa relación con el recién nacido.
Desde esta óptica, prepararse para la lactancia supone varios elementos importantes:
• Beneficiarse de una información seria sobre las ventajas de la lactancia materna para la madre y el niño; esta información es indispensable para una elección libre y reflexiva (este era el objetivo de los primeros capítulos de este libro).

• Definir lo más claramente posible lo que se tiene ganas de vivir en el propio cuerpo, lo que el compañero o marido desea y quiere compartir y cuál será el lugar de los otros hijos.

• Descubrir los lugares, las personas y las lecturas que permitan recrear el clima emocional, cálido y seguro, en el que pueda desarrollarse la lactancia sin temor.

• Preparar el lugar del niño que va a nacer, su sitio en la familia, en la casa; no sólo la mujer se prepara para dar de mamar, sino toda la familia.

• Preparar los pechos de la madre para facilitar las primeras tetadas (véase p. 134).

Tres condiciones necesarias y suficientes

Para dar de mamar, vivir en un cuerpo feliz

Para dar de mamar, hay que *amar los propios pechos, aceptarlos como son* durante el embarazo, con su nuevo volumen, las venas aparentes, la areola oscura. Una mujer que se siente bien en su piel, feliz de ser mujer, que acepta su cuerpo y su desnudez, puede encontrar en la lactancia, además de la alegría y las emociones ligadas a la presencia del niño, un verdadero placer físico. La lactancia es un acto muy sensual para quien vive su cuerpo de forma confiada; el placer de tocar y ser tocada, de acariciar y ser acariciada, amar la idea de la leche, creer en esta capacidad de un cuerpo de crear en abundancia. Aceptar la emoción ante el cuerpo de un bebé. Soñar con intercambios y ternura. Amar los pechos turgentes, vivos, sensibles; no tener miedo de la alegría y la sensualidad aportadas por el niño.

¿Cómo deben juzgarse los discursos que hablan de la lactancia como deber sagrado, ley de la naturaleza o bioquímica de la leche? Todos los argumentos científicos no tienen ningún alcance para quien los viva por deber. La lactancia materna no es una carga para ganarse el título de «madre completa». Dar de mamar, para las mujeres que lo elijan libremente, es un privilegio, uno de los periodos más importantes de su cuerpo de mujer. Nadie podrá quitárselo.

Pero, de la misma manera que algunas mujeres no experimentan ningún placer en hacer el amor, otras no sienten ningún placer en alimentar a un bebé e incluso pueden sentir cierto disgusto; vergüenza de estar desnuda, miedo del aspecto un poco animal, miedo de ser bombeada, devorada por el niño, miedo y vergüenza de la plenitud física después de haber recibido una educación basada en el desprecio del cuerpo y la actividad sexual. Estas dificultades existen, no hay que tener miedo de reconocerlas ni hay que forzarse a dar de mamar.

Por lo tanto, desde el punto de vista de lo que se desea experimentar en el cuerpo, es desde donde debe producirse la elección más clara.

Para dar de mamar con alegría, una mujer necesita que su compañero lo acepte y quiera llevar con éxito la alimentación del bebé. Vivimos en una sociedad en que el pecho es un órgano sexual, erótico, reservado a los juegos amorosos. Pocos hombres conciben en principio otra cosa... Una mujer que «cría» a un niño se sentirá más feliz y plena si a su compañero le gusta lo que observa (su gran vientre de mujer embarazada, sus pechos llenos de leche) y sabe redescubrir con ella otra sensualidad, una nueva sexualidad.

Es una riqueza descubrir no sólo a una mujer nueva, diferente, bella en su nuevo cuerpo, sino también un cuerpo de niño que hay que proteger y despertar, un niño que acariciar y acunar. Es hermoso ver a un hombre que no tiene miedo de expresarse, de mostrar las emociones intensas que lo asaltan: timidez, deseo, pudor, orgullo, reconocimiento de lo desconocido ante el nacimiento o la lactancia en los que participa.

El padre no está excluido, no debe sentirse celoso. El niño no le roba nada, no le quita ningún placer. Al contrario, el niño es fuente de nuevas alegrías que el padre va a descubrir.

¡Sólo un compañero infantil o indiferente no lo comprende!

Para dar de mamar bien, hay que elegir a los «consejeros»

Puesto que la lactancia materna era vivida por las mujeres durante meses, una nueva madre podía concebirla como una evidencia: gestos conocidos, acogida tierna y eficaz de la familia. Actualmente, no es tan sencillo. La atención médica en el nacimiento ha falseado la espontaneidad de los primeros días (lo vere-mos en el capítulo siguiente). Después, las madres se encuentran solas. Cada mujer, a veces luchando contra su entorno, deberá descubrir los gestos de su cuerpo y la llamada de su bebé.

A quién confiarse en caso de dificultades, a quién contar las emociones, a quién recurrir en caso de apuro:

◆ Al compañero, por supuesto, si sabe ser atento y estar presente, consciente de las dificultades o la fatiga que su mujer puede padecer, si tiene ganas de salir adelante con la lactancia.

◆ A las mujeres de la familia o las amigas, aunque no todas aportan buenos consejos; será necesario confiar en las que han vivido la lactancia materna y hablan bien de ella. Si han conseguido dar de mamar bien, sabrán ayudar en caso de dificultades.

LAS VERDADERAS PREGUNTAS QUE SE PLANTEAN ANTES DE DECIDIR DAR DE MAMAR

• ¿Tengo ganas de vivirlo?
• ¿Mi cuerpo tiene ganas de pechos llenos de leche y un bebé que chupa, que mama?
• ¿Tengo ganas de su olor contra mí, de su piel contra la mía?
• ¿Me sentiré orgullosa de mis pechos hinchados, de la leche que fluye en abundancia, de mi nuevo cuerpo de madre?
• ¿Podré dar de mamar en público?

◆ A las organizaciones y grupos de apoyo que hablan de lactancia materna.

• Comité de lactancia materna de la Asociación Española de Pediatría, organismo que facilita todo tipo de documentos relacionados con el tema de la lactancia, y que en su página web incluye también dos foros, uno para profesionales y otro para padres, donde se responde a las preguntas planteadas por estos.

Contrariamente a lo que se suele decir, el padre tiene su lugar —y un inmenso lugar— en el amamantamiento de un niño.

• La Leche League, organización de origen estadounidense constituida por madres que han dado de mamar a uno o varios niños al menos durante un año y aceptan formarse, instruirse sobre la lactancia para crear grupos de reflexión y ayudar a las madres jóvenes.

• Grupos de apoyo, como por ejemplo la Asociación de Madres Vía Láctea, la Asociación Canaria Pro Lactancia Materna o la Liga de la Leche de Cataluña, entre otros, que en sus páginas web (véase anexo) ofrecen reuniones, teléfonos de consulta, charlas, bibliografía, etc.; además, organizan encuentros y consultas relacionadas con el tema.

Para dar de mamar bien, hay que elegir las lecturas

La nutrición es un tema de moda. Desde hace poco, libros y revistas femeninas multiplican los artículos sobre la alimentación del niño y la lactancia materna. Hay de todo, bueno y no tan bueno. En principio, una mujer que desea dar de mamar no debería leer nada antes, sino que debería mirar a su bebé y escuchar su cuerpo.

Pero esta actitud sólo es posible para una mujer que confía, que conoce la lactancia desde la infancia.

En realidad, la mayoría de futuros padres necesita información y seguridad. Pero hay que aprender a elegir:

◆ **Evitar los libros de recetas.** Cada vez hay más libros simplistas, hechos de cualquier manera... Lo cierto es que la lactancia es un tiempo de la vida, con pasos difíciles y momentos maravillosos. No se puede llevar a buen puerto con recetas.

◆ **Desconfiar de las teorías** psicológicas e incluso psiquiátricas alarmistas difundidas por las publicaciones actuales.

Ningún psiquiatra ha puesto en duda los beneficios de la lactancia materna, la necesidad de contacto entre la madre y su hijo, la calidad y la quietud de la intimidad que se establece entre ellos.

En cambio, muchos han pretendido que la lactancia artificial conduce a catástrofes psicológicas o que el destete ocasiona un trauma responsable de futuros problemas.

Todo se puede demostrar si sólo se manejan palabras negativas, castración, frustración, carencia..., en lugar de palabras de felicidad. Si se desprecia la vida en provecho de las frases...

Lo que un padre o una madre descubren en su cuerpo, en su deseo de un hijo y su placer por el encuentro vale mil veces más que la teoría más aparatosa.

Falsos problemas y chismes

En el ámbito de la lactancia, la tradición popular (¡y médica!) transmite historias y teorías más o menos estrafalarias, que desvirtúan la información. Intentaremos revisar uno por uno los diferentes conceptos.

La lactancia cansa: falso

La lactancia materna ha adquirido en nuestra civilización un aspecto tan temible que algunas mujeres piensan que hay que tener una fortaleza extraordinaria para poder hacerle frente. Es falso.

Es toda la maternidad lo que cansa. Los últimos meses del embarazo son pesados. El nacimiento es un momento de esfuerzo gigantesco, tanto en el plano físico como en el psicológico. Las primeras semanas con un recién nacido a veces son difíciles: noches cortas, angustia, largas horas de cuidados al bebé. Al mismo tiempo, el cuerpo sufre modificaciones hormonales a las que debe acostumbrarse, y esto también cansa.

Recordemos aquí que la elevada concentración de oxitocina al dar de mamar provoca en la madre una sensación de relajación, de calma y de ligera somnolencia. Esto no es cansancio, es un «regalo del cuerpo» para evitar la fatiga y aprovechar un momento dulce y tranquilo para recargar energías.

En este contexto, la lactancia, como hemos dicho en el capítulo 2 (véase p. 46 y p. 78), permite un ahorro de energía. Contrariamente a lo que repite todo el mundo, un niño que mama en buenas condiciones no llora más por la noche que un niño alimentado con leche artificial. Y el «trabajo fisiológico» de fabricación de leche requiere menos energía que el de lavar, esterilizar y preparar los biberones.

Más importante es que la lactación se inscribe en el proceso natural de continuación del parto. Las modificaciones hormonales se efectúan sin ruptura brusca, es decir, en condiciones óptimas. En cambio, el bloqueo de la lactación en una mujer que no quiere dar de mamar rompe bruscamente el ciclo de evolución normal y puede producir náuseas, edemas transitorios y fatiga.

En cualquier caso, el dato esencial que no hay que olvidar es que la maternidad representa un auténtico trabajo para el cuerpo femenino. No es posible recuperar, dando de mamar o no, el cuerpo y el tono de antes del embarazo en los días siguientes al parto.

A menudo deben transcurrir entre tres y seis meses para que la madre se encuentre tan sólida como antes. Y la lactancia es uno de los factores positivos de recuperación rápida.

La lactancia estropea los pechos: falso

Durante el embarazo, los pechos aumentan de volumen, puesto que la glándula mamaria se desarrolla (véase p. 30 y ss.). Si la madre aumenta de peso, el tejido graso también puede aumentar, lo que acentúa la hinchazón de los pechos. Si la variación de volumen es notable, es posible que después del parto los pechos caigan y sean menos firmes.

Pero es el riesgo de toda maternidad, independientemente de la elección de la lactancia.

En realidad, el riesgo estético para los pechos, durante la lactancia, depende de las variaciones de volumen rápidas y bruscas. Hay que evitar la hinchazón mamaria, pero también la detención brusca de la lactación y los vendajes apretados de los pechos.

Si la lactancia se lleva bien, el riesgo estético es muy bajo y menos importante que en caso de bloqueo de la lactación al nacer el niño.

En pecho pequeño, poca leche: falso

Como hemos visto, la glándula mamaria tiene el mismo volumen en todas las mujeres. La proporción de tejido conjuntivo-graso de sostén es lo que cambia y explica las diferencias de tamaño.

La capacidad de fabricar leche no es patrimonio de los pechos grandes. Algunas mujeres jóvenes con pechos muy pequeños dan de mamar magníficamente a sus bebés.

Mi madre no tenía leche, así que yo tampoco tendré: falso

No hay familias con buenas nodrizas y familias con «mujeres sin leche». La lactación no obedece a un código genético. Lo cierto es que una mujer que, durante toda su infancia, se ha visto impresionada por las historias de fracasos de la lactancia y por la falta de leche de su madre tendrá más dificultades para confiar en su cuerpo y en sus pechos.

Pero, si desea dar de mamar, si se siente a gusto en su cuerpo, lo conseguirá sin problemas.

Una mujer muy joven no puede tener mucha leche: falso

La glándula mamaria está lista desde la pubertad, ya desde las primeras reglas (véase p. 30).

Por lo tanto, una chica muy joven puede tener una lactación normal.

En cambio, el tejido mamario disminuye con la edad, y las mujeres que intentan dar de mamar por primera vez después de los cuarenta años a veces tienen más dificultades para establecer una lactación abundante.

Esto no significa que no deban intentarlo. Las variaciones individuales son muy grandes y la lactancia completa, posible para la mayoría de ellas, no plantea ningún problema.

En mi familia, las mujeres tienen la leche demasiado clara: falso

Nunca hay leche mala, demasiado clara o insuficiente. Cuando el bebé no aumenta de peso, es porque no toma bastante leche y no porque la leche no sea buena.

No hay *ninguna excepción* a este hecho.

Una mujer que da de mamar no puede hacer el amor: falso

Esta teoría es una reminiscencia de la medicina moralista de la Edad Media. La sexualidad se consideraba una impureza y toda mujer embarazada o que daba de mamar debía protegerse de ella.

En realidad, nada impide una sexualidad normal. Los pechos quizás están un poco hinchados y sensibles, pero para una pareja enamorada, estos elementos nuevos pueden convertirse en fuente de felicidad.

Cuando regresa la regla, la leche se vuelve mala: falso

También en este caso, existe una confusión antigua entre la «impureza» de la sangre de la regla y la realidad biológica de la leche. No hay ninguna diferencia entre antes, durante y después del regreso de la regla. La prescripción de destetar al niño es un arcaísmo.

Una mujer que da de mamar se mantiene gorda: falso

Hemos visto (p. 69) que la lactancia favorece una rápida involución del útero, gracias a las contracciones uterinas provocadas por la oxitocina segregada en cada tetada. Es un factor esencial para recuperar una cintura fina y un vientre plano.

Por otra parte, una mujer que alimenta a su bebé y no come «por dos» consume buena parte de sus reservas energéticas para fabricar leche. Si su alimentación es equilibrada, no tiene ninguna razón para aumentar de peso. Al contrario, la mayoría de mujeres verán que su peso disminuye durante las semanas de lactancia.

La imagen popular de la nodriza de vientre acogedor y senos gigantescos es un mito.

Las mujeres más delgadas pueden tener abundante leche, y durante muchos meses, sin otras modificaciones que un pecho un poco hinchado, caderas un poco más redondeadas, un cuerpo desarrollado que las hace muy deseables...

El biberón va más deprisa: verdadero y falso

Es parcialmente cierto. La tetina fluye sola. El bebé no tiene que hacer demasiado esfuerzo y a menudo se traga su ración en unos minutos. Pero si se cuenta el tiempo que la madre pasa preparando los biberones, lavándolos y poniéndolos a hervir, en ir al supermercado para comprar pesadas botellas de agua y botes de leche, entonces la relación se invierte.

Se necesita más tiempo para alimentar al bebé con el biberón. Es fácil de cronometrar.

Por otra parte, una tetada representa el tiempo de la comida, meramente fisiológico, pero también un tiempo de intercambio, de felicidad mutua, de satisfacción emocional intensa.

Todo el tiempo de amor dedicado a un bebé no es tiempo perdido. ¿No es mejor prolongar estos momentos tiernos que utilizar una parte de la jornada para fregar biberones?

Los bebés alimentados al pecho son más inteligentes: verdadero y falso

Ningún estudio serio a largo plazo lo ha demostrado. Se oye, incluso puede leerse, pero, en realidad, es imposible de analizar en una generación. Estudios recientes realizados durante veinte años parecen mostrar que existe una diferencia, pero poco significativa.

Por otra parte, ¿qué valor se puede conceder a unos puntos más de CI y cómo se puede atribuir lo que corresponde a la alimentación con la leche materna y al entorno?

Lo único cierto es que un bebé será más despierto y apto para adaptarse a la vida si ha sido acariciado y estimulado. Algo que no depende del biberón o el pecho.

El destete es un momento extremadamente peligroso: falso

Cualquier cambio brusco en la vida de un bebé puede vivirse como penoso e inseguro: mudanza, modificación del ritmo de trabajo de uno de los padres, problemas de pareja, cambio de forma de vigilancia, etc.

Si los padres, durante estos periodos difíciles, están muy presentes con el niño, son tiernos y tranquilizadores, y si los cambios son progresivos, el bebé se entera suavemente de las reconciliaciones o de la separación, se entera de que la felicidad regresa después de la pena. Es una de las seguridades fundamentales...

El destete es sólo uno de estos cambios, una etapa de la vida, que por otra parte el bebé impone a su madre después de varias tetadas. Como veremos en el último capítulo, es fácil conciliar cambio de leche, introducción de nuevos alimentos y certeza de amor, y esto sea cual sea el momento elegido para el destete.

Ante un nuevo embarazo, la lactancia debe suspenderse urgentemente: falso

La leche sigue siendo excelente. Algunos bebés vigilantes pueden darse cuenta de los cambios de composición (un poco más de sal, proteínas diferentes) y, con su comportamiento, «advertir» a su madre de este nuevo embarazo, pero los dos tienen varios meses para poner fin serenamente a esta lactancia.

Algunas parejas a veces quieren dar de mamar a su primogénito incluso después del nacimiento del segundo. Aunque no hay ninguna contraindicación, es mejor hacerse la pregunta: ¿el recién llegado tendrá su lugar, todo su lugar? ¿Es este difícil distanciamiento el signo de una relación demasiado estrecha con el primogénito que podría perjudicar al segundo? Existe el riesgo.

Cuando la elección está muy clara y el lugar de cada bebé está bien definido, la colactancia es una experiencia familiar cálida y tierna que ayuda al primogénito a separarse suavemente de su madre y a respetar al más pequeño con los mínimos celos.

Como en el caso de los gemelos, es posible darles de mamar juntos, cada uno en un pecho, o empezar por el más pequeño y después amamantar al mayor. Es una regla básica, el más pequeño tiene prioridad para ser alimentado...

Probablemente, sería posible multiplicar las teorías alarmistas sobre la lactancia; pero, si se ha comprendido bien lo que es la leche materna y la fisiología de la relación madre-hijo, estas objeciones caen por su propio peso.

¿Existen verdaderas contraindicaciones?

Para el niño

La lactancia materna no sólo es beneficiosa, sino adecuada. Solamente hay dos excepciones (véase p. 104):
— la galactosemia congénita, enfermedad rarísima que hace imposible la lactancia;
— la infección materna por el virus del sida, porque pasa a la leche y las infecciones por lactancia son indiscutibles.

◆ **Las demás contraindicaciones tradicionales pueden olvidarse**

◆ Ni la ictericia por leche materna, ni la incompatibilidad Rhesus (los anticuerpos de la leche materna son destruidos en el tubo digestivo del niño) son contraindicaciones médicas reales.

◆ Ni la seropositividad materna por el virus de la hepatitis B, sean cuales sean los resultados de las pruebas serológicas, aunque con la condición de una serovacunación del recién nacido en las primeras horas después del nacimiento.

◆ En caso de hepatitis C, los expertos están divididos. Nunca se ha demostrado la infección del hijo a través de la leche materna.

◆ Las anomalías congénitas de los labios y el paladar (labio leporino) tampoco son contraindicaciones. El primer acto, indispensable para alimentarlo, es colocar al bebé (por parte del estomatólogo) una «placa» que cierre la hendidura del paladar. Después, se le debe dar la leche mediante una técnica que le permita llegar directamente al fondo de la boca, es decir:
— o con una tetina especial muy larga si toma biberón,
— o con el pecho materno, que el bebé, con la boca muy abierta, modela muy lejos dentro de la boca y en la que la leche fluye todavía más lejos.
El inicio de esta lactancia materna es más delicado, pero los primeros momentos con el biberón también lo son. Todo se arregla tras la corrección quirúrgica, que se realiza a partir del tercer o cuarto mes.

Para la madre

La situación es menos clara. Ya casi no hay enfermedades bacterianas graves de la madre, como la difteria o la tuberculosis, que requieran el alejamiento del niño.

◆ **Algunas enfermedades no son demasiado compatibles con la lactancia**
Es el caso de enfermedades renales o cardiacas graves, trastornos endocrinos, en especial una diabetes grave, y algunas afecciones neurológicas, cancerosas, sanguíneas, etc. En estos casos, si la madre desea dar de mamar, la reflexión sobre su elección debe centrarse en dos elementos:
• ¿La madre puede soportar el esfuerzo físico que supone la lactancia? ¿Se corre el riesgo de empeorar la evolución de la enfermedad? ¿Es mejor una lactancia artificial con mucho amor?

• ¿Los tratamientos de todo tipo que recibe la madre representan un peligro para el hijo?

Estos casos de enfermedad grave de la madre, bien conocidos por ella y su entorno médico, son casos particulares, imposibles de analizar aquí.

◆ El caso del sida

Uno de los problemas principales de estos últimos años es el que plantea una eventual infección por el virus del sida a través de la leche (véase p. 111). Todavía no conocemos los parámetros científicos de este riesgo. Por otra parte, las consecuencias de la transfusión sanguínea han quitado a este debate una gran parte de objetividad. ¿Qué podemos decir de manera clara?

• El VIH, retrovirus del sida conocido actualmente, es intralinfocitario, parasita los linfocitos de la sangre de la madre.

• Los linfocitos maternos pasan a la leche. Existen casos de infección del niño por la leche materna, sobre todo en los periodos de «uniones intercelulares abiertas». El riesgo es importante en periodo de calostro, en los episodios infecciosos del pecho y en el momento de la diversificación y el destete, cuando la lactosa disminuye.

• La donación de leche fresca, no pasteurizada, de una mujer al bebé de otra mujer está prohibida.

• La pasteurización a que se somete la leche humana en los centros de recogida elimina los virus, tanto el de la hepatitis como el VIH u otros.

• Todas las mujeres que quieren dar su leche al centro de recogida deben someterse a pruebas serológicas de las diferentes afecciones, antes de que su donación sea aceptada (véase p. 113). Esta medida se ha extendido, en algunos lugares, a las madres que dan su leche para su propio bebé, ingresado en neonatología.

En la práctica, las reacciones de los médicos se ven moduladas, en las diferentes regiones del planeta, por la estimación del «mayor riesgo» que corre el bebé.

En las zonas más favorecidas, no cabe duda de que el bebé no debe correr ningún riesgo de infección, por mínimo que sea. Por lo tanto, se desaconseja a las madres seropositivas que den de mamar a su hijo.

En cambio, en ciertos países del planeta en que el nivel de salud de la población es precario, el riesgo de muerte infecciosa de los niños que no maman es inmenso; de hecho, puede llegar hasta el 30 % de diarreas mortales durante el primer año. En este caso, proteger a los niños a veces supone mantener la lactancia materna, aunque se eviten los periodos de «uniones abiertas» y se detenga antes de los 6 meses. Estas dos actitudes expuestas anteriormente son las defendidas por la Organización Mundial de la Salud (OMS) y aceptadas por la mayoría de médicos, aunque sin duda evolucionarán a lo largo de los próximos años.

◆ **Las anomalías de los pezones**
Los pezones planos o invertidos se han considerado durante mucho tiempo como una contraindicación. Como hemos visto en el capítulo 1, esto no es cierto.
Es conveniente acompañar al máximo el correcto aprendizaje del niño y ayudar a la madre a encontrar los «trucos» que favorecen una buena prensión del pecho.

◆ **La madre no quiere**
La única contraindicación verdadera, real y frecuente, es que la madre no desee dar de mamar: la que siente asco y repulsión; la que tiene miedo de un exceso de trabajo; la que piensa que no es compatible con sus otras actividades; la que se encuentra molesta durante la lactancia; la que tiene un marido que exige los pechos «para él solo»; la que, incluso, no tiene ganas de intentarlo, etc.
Todas estas razones son perfectamente válidas. Una mujer que dice «no tengo ganas de dar de mamar, es todo», tiene mil veces razón.
Sea cual sea su motivo para no dar de mamar, todas estas mujeres deben beneficiarse de un bloqueo eficaz y rápido de la lactación, para encontrarse libres en su cuerpo. ¿Cuáles son los medios actuales?

La alternativa: el bloqueo de la lactación

En el primer capítulo se describe el doble mecanismo de la subida de la leche: mecanismo hormonal (aumento de la concentración de prolactina) y mecanismo reflejo (succión del pezón, estímulos sensoriales debidos a la dulce presencia del niño, a su contacto, su llanto...).

La decisión de dar de mamar pertenece a la madre y sólo a ella. El hecho de que no lo desee es una contraindicación absoluta en sí misma.

Cuando una mujer no quiere dar de mamar, lo primero que debe hacer es no ponerse el niño al pecho y evitar que se ponga en marcha el proceso de lactación ligado a la succión del pezón.

Pero esto no basta, porque la congestión mamaria aparecerá unos días más tarde. Existen diversos medios de impedirlo.

◆ **En resumen**

No sólo existe la elección de dar de mamar, sino que es indispensable que la joven madre la tome con libertad. No serviría de nada forzarse, intentar dar de mamar de mala gana para contentar al médico o al entorno. La más pequeña vacilación debe expresarse y tenerse en cuenta.
Sólo la lactancia libremente elegida y deseada puede tener éxito.

Los métodos tradicionales

Son bien conocidos. Su eficacia es nula o casi nula. Pero las tradiciones son sólidas y se siguen usando en todas partes. Hay que conocerlos para poder rechazarlos.

◆ **Los desequilibrios líquidos**

Todos tienen el mismo objetivo, eliminar bruscamente el agua del organismo, con objeto de agotar la leche.

Antaño, se utilizaba la restricción hídrica («Es necesario que tenga sed, señora»), así como las purgas repetidas. Estos medios eran muy desagradables. A partir de los años sesenta, fueron sustituidos por diuréticos, quizá más agradables de tomar pero peligrosos por el riesgo de hipotensión y desequilibrio electrolítico sanguíneo, responsables de migrañas, malestar intenso y fatiga prolongada. Además, no detienen la fabricación de leche o apenas, al precio de graves alteraciones físicas en la madre.

◆ **El vendaje apretado de los pechos**

Tiene la reputación de detener la secreción láctea. No sólo es falso, sino que duele.

La glándula mamaria comprimida es dolorosa. Además, esta compresión aplasta los tejidos y puede dejar secuelas estéticas indeseables.

Por lo tanto, es un procedimiento que debe evitarse.

Los grandes métodos

Si estas técnicas aparentemente sencillas son ineficaces, ¿cómo se puede impedir la subida de la leche?

Existen tres grandes medios: los inhibidores de la prolactina, las cargas hormonales y los antiinflamatorios.

◆ **Las antiprolactinas**

La bromoergocriptina es la técnica más sencilla y eficaz para detener la lactación, desde el parto hasta el regreso de la regla. Es un producto que actúa sobre la hipófisis y el hipotálamo para inhibir la secreción de prolactina. Con este tratamiento, la concentración de prolactina disminuye rápidamente. La consecuencia es que la disminución de prolactina acorta la fase de infecundidad fisiológica. La concentración de hormonas sexuales (LH) asciende y favorece la reaparición rápida (cuarenta días en lugar de sesenta) del ciclo ovulatorio. Con bromocriptina, habrá que prever una anticoncepción casi inmediata después del parto (el nombre comercial de este producto es Parlodel®).

◆ ¿Cómo se utiliza? El esquema terapéutico es el siguiente:
  • Empezar lo antes posible después del nacimiento.
  • Administrar dos o tres comprimidos al día durante quince o veintiún días, aumentando la dosis y fraccionándola en cuatro tomas en veinticuatro horas.

◆ Los efectos secundarios. La tolerancia del organismo es habitualmente correcta, aunque los dos o tres primeros días están marcados por malestar intenso: hipotensión, vértigo, trastornos visuales... Este malestar se debe a la «sorpresa» de la hipófisis ante este medicamento, que da lugar a reacciones de insuficiencia suprarrenal o tiroidea transitoria. Los efectos secundarios a veces son gravísimos; se han descrito casos de muerte materna. Un centenar de países del mundo, entre ellos Estados Unidos, han prohibido su comercialización para la indicación de «detención de la lactación» desde hace más de diez años.

◆ Las contraindicaciones. Este producto, que actúa sobre el sutil equilibrio de los neurotransmisores cerebrales, no es inocuo. Está contraindicado en caso de enfermedad cardiovascular (hipertensión, diabetes, cardiopatía...) y de antecedentes psiquiátricos, porque puede causar una descompensación de la enfermedad mental.

Algunos investigadores empiezan a interrogarse sobre la acción a largo plazo de este tipo de tratamiento sobre el equilibrio hipofisario. Es demasiado pronto para disponer de una evaluación clara.

Por supuesto, no tienen ninguna utilidad terapéutica cuando la concentración de prolactina ya es baja, es decir, en caso de lactancias «moderadas» después de tres meses y en cuanto regresan las reglas. En estos dos casos, los antiinflamatorios serán mucho más eficaces.

◆ **Las cargas hormonales**
Cualquier aporte brusco de hormonas sexuales desequilibra el mecanismo de la lactación y generalmente lo bloquea. Se puede utilizar cualquier hormona (estrógenos, prolactina o una mezcla de ambas). El resultado suele ser

bueno, siempre que se empiece el tratamiento el día del parto y se prescriban dosis suficientes.

Durante estas cargas hormonales, a menudo se produce, entre el tercer y cuarto día, una congestión dolorosa de los pechos, que se calma con antiinflamatorios.

◆ **¿Cómo se utilizan?** Estos tratamientos sólo son útiles durante los primeros días después del parto.

En cambio, son ineficaces cuando la subida de la leche ya se ha producido; por tanto, también lo son para un destete.

◆ **Los efectos secundarios.** Nunca es inofensivo para el organismo este tipo de choques hormonales. Los inconvenientes secundarios son frecuentes: náuseas, malestar, hipertensión, riesgo de flebitis, hemorragias uterinas al final del tratamiento. Es mejor evitarlos.

Los estrógenos tienen un modo de acción doble: en dosis altas, inhiben la prolactina, pero, en dosis bajas, actúan mecánicamente, de forma directa sobre el tejido de sostén perialveolar de la glándula mamaria, donde generan una compresión interna. Es posible utilizarlos por vía local, aplicados sobre el pecho. Esta vía de administración es interesante, porque evita las complicaciones clásicas de los estrógenos. Pero si la concentración de prolactina es elevada, puede producirse la subida de la leche al suspender el tratamiento. Estas formas deberían reservarse para las interrupciones tardías de la lactancia.

Este tratamiento se prescribe cuando no se puede utilizar Parlodel®; es decir, en el caso de querer bloquear la lactación en una mujer que ha presentado una depresión grave u otra enfermedad psiquiátrica.

◆ **Los antiinflamatorios**
No actúan directamente sobre la lactación, pero disminuyen eficazmente la incomodidad y el dolor durante su detención. Bloquean la congestión vascular de la glándula mamaria, por lo tanto, los fenómenos congestivos, edematosos e inflamatorios que causa y, por consiguiente, el dolor.

◆ **¿Cómo se utilizan?** Pueden utilizarse, bajo prescripción médica, en lugar de los dos métodos anteriores o como complemento. Algunos son compatibles con un destete progresivo, de manera que el bebé continúa mamando, cada vez con menor frecuencia, mientras la lactación se detiene poco a poco. Si el bebé todavía mama, es conveniente elegir como antiinflamatorio un derivado del ibuprofeno.

◆ **Los efectos secundarios.** Son frecuentes y bien conocidos por los médicos: alergias, gastritis o úlceras de estómago, dolor de cabeza, trastornos hepáticos, renales o sanguíneos.

◆ Las precauciones de empleo. No hay que olvidar que disminuyen la eficacia de un dispositivo intrauterino; por tanto, hay que estar atenta si es el método anticonceptivo elegido y no se desea un nuevo embarazo.

¿Cómo prepararse para dar de mamar?

La lactancia materna puede considerarse como el acto más sencillo y más natural del mundo, por lo que parece sorprendente hablar de preparación. Sin embargo, hay que tener en cuenta varias cosas:

• Prepararse para dar de mamar es, en primer lugar, preparar la llegada del bebé a la familia. Elegir el ritmo de vida familiar, la instalación que mejor favorezca la relación tranquila que se creará día a día entre la madre y su hijo, su mutuo aprendizaje.

• Prepararse para dar de mamar es también preparar el cuerpo. Quizás estimular los pezones, pero sobre todo aprender a relajarse, a descansar, a estar cómoda en la propia piel.

Preparar la llegada del bebé a la familia

No se pueden dar recetas ni consejos del tipo: «Diga a sus amigos que le regalen una lavadora en lugar de treinta y tres trajecitos de encaje para menores de un año». Las revistas femeninas están llenas de artículos de este tipo. En realidad, cada familia es diferente, no puede haber recetas válidas para todas.

Por supuesto, es necesario prever una gran parte de la organización material, dormitorio, cuna, bañera, etc., para poder estar más disponible y tranquila después del nacimiento.

Pero la pregunta realmente importante para toda la familia es: ¿cómo viviremos con el nuevo bebé? ¿Qué lugar le daremos en nuestro ritmo de vida, en nuestro tiempo libre? ¿De qué medios disponemos para que su madre pueda alimentarlo libremente y con alegría con el mínimo de problemas materiales? ¿Cómo trataremos el llanto nocturno con las molestias mínimas para todos? ¿Cómo prepararemos a los niños que ya tenemos para la lactancia del bebé, para que puedan participar sin temor, no sentir celos y, al contrario, redescubran que sus padres han sabido amarlos y alimentarlos a ellos también? ¿Qué papel tiene ganas de desempeñar el padre ante el chiquitín? ¿Cuánto tiempo de caricias, ternura y maravilla ante su mujer y su hijo podrá vivir?

Estas son las verdaderas preguntas, más importantes que las referentes a las cortinas, la cuna o el nuevo congelador. Se olvidan con demasiada frecuencia; un recién nacido comparte toda la vida de sus padres, el ritmo de vida, la salud, la sensualidad, el equilibrio afectivo. Es aquí donde hay que hacerle un lugar.

Preparar los pechos

Está claramente demostrado que la preparación de los pechos durante el embarazo no es indispensable.

La mayoría de mujeres dan de mamar sin problemas, sin haber previsto ningún cuidado especial.

• Lo único necesario es una higiene correcta: ducha o baño frecuente, pero sin enjabonar demasiado los pezones al final del embarazo para no resecar la piel y eliminar la lubricación fisiológica.

• Quizás es útil, al final del embarazo, abrir los canales lactíferos favoreciendo cada día (mediante una presión suave de la areola) el flujo de un poco de calostro. Algunos especialistas creen que es una buena manera de prevenir la congestión mamaria y la hinchazón.

• La preparación de los pezones para los esfuerzos de tracción y el estiramiento de la succión también es útil, sobre todo cuando los pezones son planos, poco salientes, o cuando la madre tiene la piel muy fina, poco pigmentada y muy sensible.

En su libro sobre el parto (1867), Cazaud escribía: «La succión directa y repetida con frecuencia es el mejor medio, porque el canalón formado por la lengua mantiene la longitud del pezón y este, humedecido por la saliva, se vuelve más flexible y más fácil de alargar. Se puede confiar este acto al marido o a una sirvienta inteligente. A falta de una persona complaciente, se puede utilizar un perro recién nacido de una especie grande con las patas envueltas».

Evidentemente, estas prescripciones son excesivas... Estirar cada día el pezón lubricándolo un poco para favorecer su elasticidad (con una lanolina pura o aceite de almendras dulces, por ejemplo) es igual de eficaz... ¡y más fácil de poner en práctica!

• Hemos visto (p. 26) qué se puede pensar de los pezones ortopédicos tipo Niplette. No son eficaces, resultan muy caros y son muy incómodos en el sujetador. Es inútil probarlos.

• Las mujeres de la Leche League recomiendan a las madres que tienen los pezones totalmente invertidos que lleven «escudos» los últimos meses del embarazo, una especie de moldes de plástico que se apoyan en la areola del pecho y hacen salir el pezón.

Se ha demostrado que no sirven para nada. Si una mujer tiene realmente los pezones invertidos, es decir, que se retraen cuando se coge la areola entre el pulgar y el índice, puede aprender cómo ayudar al pezón a salir, estimulándolo entre los dedos, justo antes de dar de mamar.

En realidad, hay dos casos diferentes:

• O bien el pezón está retraído por una cicatriz fibrosa hacia atrás y no puede alargarse. A veces, es útil seccionar quirúrgicamente estas pequeñas adherencias.

Es un acto sencillo que debe realizarse, si es posible, al menos un mes antes del nacimiento.

• O bien el pezón está libre, pero es poco reactivo, está dormido.

Por lo tanto, es mejor concebir un «entrenamiento», una puesta en marcha durante el embarazo de lo que será el «arranque».

En definitiva, se trataría de un estiramiento suave, siguiendo el eje, en la areola, caricias, palpación profunda regular, reactividad a los juegos amorosos, toda una «profundización de conocimientos» sobre nuestras sensaciones corporales demasiado a menudo ocultas.

Aprender a amar el propio cuerpo

En la lactancia, la madre no solamente ofrece a su hijo la punta del pecho, sino todo su cuerpo, en un intercambio total, sin reticencias. Un cuerpo a cuerpo de calor y ternura. Los buenos sentimientos y la ternura no bastan. La dulce tibieza del recién nacido favorece este acercamiento, pero no siempre hace el milagro. Querer dar de mamar es aprender a ofrecer el cuerpo, hacerlo disponible, en una palabra, amarlo suficientemente para que sea agradable a los demás, empezando, por supuesto, por el bebé.

La forma de los pezones en reposo no tiene importancia. En el éxito de la lactancia, el elemento más importante es su capacidad de reacción ante la estimulación provocada por el bebé.

Todos los medios son buenos: nadar, correr, pasear al viento, gozar del sol, tomarse el tiempo de gandulear, soñar, acariciar a los otros hijos y también hacer el amor. ¿Por qué no atreverse a decirlo?

Durante la preparación para el nacimiento, la madre se familiariza con ciertas técnicas de relajación. Es muy útil, siempre que no se convierta en «recetas para dar a luz», sino en un aprendizaje que sirve a lo largo de los días y los años. Además, este aprendizaje da al padre del niño una ocasión de preparar también el periodo posterior al nacimiento. Tampoco para él basta la buena voluntad. Necesitará ternura y calma para compartir y ofrecer. Estar disponible, a la escucha de los nuevos placeres que le esperan, aceptar la novedad radiante de su compañera, ¡eso se aprende! Es ahora o nunca.

La elección de la maternidad

El éxito de la lactancia tiene relación directa con la calidad de la puesta en marcha, es decir, del acompañamiento de los primeros días. En este sentido, existen importantes diferencias de una maternidad a otra.

En 1991, la OMS lanzó por todo el planeta una amplia campaña de promoción de la lactancia materna, para incitar a los profesionales de la salud a optimizar y coordinar sus prácticas. Esta campaña se llama *Iniciativa hospitales amigos de los bebés.*

Los criterios de calidad, reunidos en diez condiciones, son los que tenemos derecho a exigir en un servicio de maternidad para iniciar, en las mejores condiciones posibles, una lactancia armoniosa.

Estas diez condiciones —cuya coherencia se comprende tras la lectura de los capítulos anteriores— pueden servir de base para plantear las preguntas necesarias a la hora de elegir el lugar de nacimiento de un hijo. Un nacimiento es un momento único, insustituible, por eso, vale la pena concederse los medios de una elección rigurosa, que le permitan vivir lo mejor posible lo que ha decidido.

Todos los establecimientos que aseguran prestaciones de maternidad y cuidados al recién nacido deberían:

1. Adoptar una política de lactancia materna formulada por escrito y sistemáticamente dada a conocer a todo el personal de salud.

2. Dar a todo el personal sanitario las competencias necesarias para poner en marcha esta política.

3. Informar a todas las mujeres embarazadas de las ventajas de la lactancia materna y de su práctica.

4. Ayudar a las madres a iniciar la lactancia de su hijo durante la media hora que sigue al nacimiento.

5. Indicar a las madres la manera de practicar la lactancia materna y mantener la lactación, aunque estén separadas del bebé.

6. No dar al recién nacido ningún alimento ni bebida que no sea leche materna, excepto indicación médica.

7. Dejar al niño con su madre las veinticuatro horas del día.

8. Animar a la lactancia materna en función de la demanda del niño.

9. No dar a los niños alimentados al pecho ninguna tetina artificial ni chupete.

10. Favorecer la constitución de asociaciones de apoyo a la lactancia materna y dirigir a las madres a estos centros cuando salen del hospital o la clínica.

INTERCAMBIOS O LA RELACIÓN DE PLACER ENTRE LA MADRE Y SU HIJO

¿Qué imbécil ha dicho que el bebé humano es el más feo de todos los animalitos que nacen en la tierra...? La vida humana que despunta es de una gran belleza y mi bebé es el más guapo entre los guapos; no puedo impedir abrazarlo, es mi instinto caníbal. Quiero decirle que no debe inquietarse, que el amor de su mamá lo protege. Lo quiero...

El señor lactante tiene una pequeña crisis de hambre, ¡oh! sólo es eso, mamá te dará de mamar, vamos a colocarnos... Espera... Todavía no soy muy experta, perdóname. ¡Oh! ¡Qué tonta es mamá! ¡Ser mamá y ni siquiera saber dar el pecho! Espera... Ya está, vamos allá. ¡Ay! ¡Glotón! Pero mira esa boquita de mamador. ¡Es un chiquito glotón mamador! ¡Mira qué gracioso, mi muchachito! Venga, mama, mama bien, con convicción, la boca bien cogida a mi pecho, los ojos cerrados con éxtasis, las dos corolas de pestañas negras armoniosamente curvadas, el peinado impecable...

Marie Laborde, *Bébé d'amour*, Stock, pp. 101 y 121

Una madre: *No me quitaba ojo. Yo era el objeto de su deseo. ¡Para mí, era maravilloso que me mirara de esa manera!*

Le lait, le lien, película de P. Desgraupes, Cinemateca Nestlé

Un psicoanalista: *Todas las sensaciones mezcladas, agitadas, forman un universo interior singularmente rico y complejo. Y este universo posee su propia lógica, que tiene poco o nada que ver con las leyes racionales que gobiernan el mundo exterior y que se imponen más tarde y progresivamente al niño.*
En efecto, para el lactante, el mundo exterior es la persona que se ocupa de él y lo ama. Y puesto que el mundo exterior no se percibe como tal, esta persona muy probablemente se percibe como una parte de su propio cuerpo, como una especie de prolongación de sí mismo: unas veces bien dispuesto, los momentos en que el lactante es alimentado, acariciado, lavado y mimado, y otras hostil, cuando el lactante tiene hambre, está sucio, espera.
Para los labios que maman, el pecho es él mismo, y el rostro de la madre es también él mismo. Existe una fusión en el placer, y la propia madre se encuentra atrapada en esta relación personal.

Gérard Mendel, *Quand plus rien ne va de soi*, Robert Laffont

Un médico: *La calidad de la lactancia parece más satisfactoria y la cantidad de leche más abundante cuanto mayor es la comodidad afectiva de la madre... Es como si un clima emocional favorable tuviera como corolario natural la lactancia materna...*

Michel Odent

CAPÍTULO V
La primera tetada

Acabas de nacer
Mi amor
Y ya
En tu nido de sed
Chupas la vida
A manos llenas
Y ya te sueltas
Y gozas...

Sex Pol, n.º 37-38, mayo 1980

¡Ya tengo a mi hijo en mis brazos! Muy tieso, no me atrevo a hacer ningún movimiento por miedo a hacerle daño o dejarlo caer. Instintivamente, se vuelve hacia el pecho. Entonces, mi cuerpo entero se funde. La felicidad es demasiado grande, demasiado amplia, demasiado fuerte, después de esperar tanto tiempo. La ternura infinita que nos une estalla en mí en su plenitud. Me gustaría que el tiempo se detuviera a nuestro alrededor. Mi pequeño, mi amor, ¿dónde puedo encontrar las palabras para describir este instante? He oído tu voz, he descubierto tu cuerpo; al fin has nacido.

Françoise Loux, *Une aussi longue naissance*,
Stock, 1991, p. 148

¿Por qué una tetada precoz?

Los cachorros de animales

Ver nacer a unos gatitos es un espectáculo fascinante e inolvidable. Después de unas horas de dilatación, la expulsión se hace lenta y tranquilamente. Las contracciones son intensas, repetidas, y la gata cierra los ojos, concentra su energía para ayudar a su pequeño a salir. Entre las contracciones, se estira, bosteza, se lame un poco, pide alguna caricia, aprecia los movimientos de su vientre. A cada nueva contracción, la vemos suspender la respiración, aumentar su fuerza y su atención para empujar y dirigir el parto. Y por fin aparece el pequeño, mojado por completo, con el pelo y los ojos pegados, inmóvil y sin gritar. A menudo todavía envuelto por su membrana amniótica.

Inmediatamente, su madre se da la vuelta, corta el cordón umbilical, abre la bolsa de las aguas y se pone a lamerlo con frenesí. Después, el gatito empieza a desdoblar las patas y a emitir algunos sonidos. La madre continúa lamiéndolo con energía y, poco a poco, la respiración del cachorro se vuelve más amplia y su grito más vigoroso; se remueve, bosteza. La madre lo empuja con la lengua y lo revuelve en todos los sentidos. Lo lava, lo seca, lo cepilla, lo sacude con gran eficacia, pero también con gran suavidad. Finalmente, nuestro gatito de tres o cuatro minutos se encuentra sobre las patas, muy bonito y limpio, y empieza a arrastrarse.

En este momento, su madre se desinteresa. Empieza a lamerse. Tira del cordón umbilical y devora la placenta; después, se limpia cuidadosamente y limpia el paño sobre el que estaba el gatito. Se ocupa sólo de sí misma. Y, como casi siempre hay varios gatitos en la camada, repite los mismos movimientos de expulsión y lamido con el siguiente.

Durante este tiempo, nuestro gatito recién nacido intenta moverse. A trompicones, sobre patitas vacilantes, se arrastra hacia su madre, hacia su calor y su olor. Se las arregla solo para llegar hasta su vientre, con su gran cabeza de ojos cerrados, en una dirección que intuye. Nunca se equivoca, va hacia su madre. En cuanto llega, apoya la cabeza sobre el pelo cálido y suave, hunde la nariz, el hocico, y empieza a buscar febrilmente. Si tiene suerte, encontrará uno de los pezones. Entonces abre la boca y se pone a mamar con glotonería. Se oyen con claridad su boca que chupa y las primeras degluciones. Si no tiene tanta suerte, puede encontrarse en el cuello de su madre y tendrá que buscar largo rato el vientre de su madre de pezones aparentes. La gata no le ayuda, no se mueve para presentarle un pezón. Tiene que encontrarlo él solo. Cuando por fin atrapa el pezón, la gata se siente orgullosa, lo felicita con un lametón y un ronroneo feliz. Y mientras mama, ella le «habla»: se oye su ronroneo incesante, maullidos suaves.

• ¿Sabía que una gata que no lame a su pequeño al nacer lo deja morir? No se pondrá a respirar solo. ¿Sabía que una gata cuyo gatito no ha maullado no lo busca, sabe que no puede vivir y no tendrá leche si es el único de la camada?

• ¿Sabía que, para todos los mamíferos, este primer contacto entre la madre y su hijo, contacto prolongado con caricias y lametones para llevar al recién nacido hasta el pezón, es indispensable para la supervivencia del pequeño? La yegua lame a su potro hasta que se sostiene sobre las patas y consigue mamar. La vaca guía a su bebé con grandes lametazos hasta que encuentra la ubre. La mona toma a su pequeño en brazos en cuanto nace para que se ponga a mamar.

• ¿Sabía que estas diferentes hembras tienen siempre suficiente leche para alimentar a sus pequeños? Tendrían más si se sacara manualmente, por ejemplo. Pero siempre hay una cantidad suficiente para los pequeños, desde la primera tetada.

• ¿Sabía que, incluso una vaca, puede «retener su leche», dejar que sus ubres se hinchen si se la intenta ordeñar a mano o a máquina alejando al pequeño? Su leche es para su ternero, ella lo sabe y quiere reservársela. Los ganaderos lo saben muy bien y prefieren evitar cualquier contacto entre la vaca y su recién nacido para estar más seguros de recuperar la leche en las semanas siguientes...

• ¿Sabía que los corderos bien lamidos y guiados por su madre en su primera tetada tienen más energía para encontrar las ubres y recuperan su peso de nacimiento más deprisa que los corderos no lamidos?

• ¿Sabía que las ratas bien lamidas al nacer se defienden mejor que las otras contra las infecciones, porque tienen una concentración de anticuerpos séricos más elevada que las ratas que no han sido lamidas?

• ¿Sabía que este lamido precoz (el lamido de amor del que habla Ashley Montagu) no solamente sirve para guiar al pequeño hacia el alimento? Sirve también para estimular, para poner en marcha las principales funciones vitales: la respiración, el sistema digestivo y el sistema urinario. Los pequeños mal lamidos o no lamidos, si llegan a sobrevivir, tardarán varios días en encontrar la energía que los pequeños bien lamidos tienen en los primeros minutos.

• ¿Sabía que este contacto físico estrecho, esta estimulación cutánea entre la madre y su pequeño también es indispensable para la madre? Numerosos investigadores lo han demostrado; si se aparta un cabrito o un cordero de su madre, aunque sólo sea unas horas, antes de que esta haya tenido tiempo de lamerlo, después no lo puede reconocer. Muestra un desinterés total por ese pequeño que se le devuelve y demuestra con su comportamiento que no puede hacer nada por él. Lo mismo ocurre con muchos pájaros. El reflejo de empollar en las gallinas desaparece rápidamente cuando se impide el contacto físico entre la gallina ponedora y sus polluelos, aunque los vea en una jaula cercana. Y, a la generación siguiente, un pollito que no ha sido empollado por su madre, que ha sobrevivido con calor artificial, no sabe empollar y deja los huevos abandonados. Se puede decir que el contacto físico inmediatamente después del nacimiento es el principal regulador del instinto materno, incluso en los mamíferos más evolucionados.

El bebé humano

El bebé humano, al nacer, tiene las mismas necesidades que cualquier mamífero: calor, caricias, olor de la madre y ganas de mamar. Sin embargo, las fases de acogida seleccionadas para él son a cuál menos agradable.

Durante siglos, las mujeres que acompañaban a las jóvenes parturientas ponían agua a hervir durante las contracciones para lavar al bebé en cuanto llegara. Inmediatamente se separaba de su madre, se lavaba, se secaba, se vestía y se perfumaba. Con un babero de encaje y una medalla prendida con un alfiler a la mantilla, un hombrecito rígido en su envoltura, finalmente «civilizado», podía ser presentado a su madre, a menudo desde la cuna, donde unas mujeres lo velaban. Durante los dos días siguientes, a la espera de que «se purgara», es decir, eliminara el primer meconio, no debía comer. Sólo se le podía administrar un poco de agua con azúcar (¡para «lavar» el estómago!) si lloraba demasiado o si los «mocos» de la nariz o la garganta le molestaban para respirar. El calostro materno tenía muy mala reputación; era impuro debido a su color anaranjado (¡la leche sólo puede ser de un blanco puro!) y se consideraba una mezcla de sangre y leche. La sangre de las mujeres, como sabe, la de la regla, es el signo absoluto de su… ¡impureza! A causa de esta supervivencia de viejas reglas judeocristianas y de la medicina de Hipócrates, según las cuales una mujer que sangra es impura, hasta el siglo XVIII se impidió a las mujeres que dieran de mamar a su bebé durante quince a veinte días… Se hacía lamer la leche por una cría de perro, por el tonto del pueblo, por una sirvienta devota... o en su defecto por el médico, puesto que «¡su arte lo protegía contra todo erotismo!». ¡Y los bebés morían de infecciones por falta del valioso calostro!

Ya es hora de rechazar todo este oscurantismo. Pero estas creencias antiguas sobreviven en toda una serie de prácticas que deben más a la tradición que a los conocimientos científicos.

La «impureza» de los bebés ha generado tres tipos de actos llamados médicos:

• La aspiración del estómago durante la aspiración neonatal. Tiene por objeto liberar las vías aéreas superiores y comprobar la permeabilidad del esófago, con el riesgo de irritar la mucosa de la nariz y la garganta, y provocar una hipersecreción de moco. Este acto sólo debería imponerse si hay signos clínicos de dificultad respiratoria o bloqueo del líquido amniótico.

• La administración de un biberón de agua con azúcar antes de cualquier otro alimento, que se hace todavía en muchas maternidades. Con pretextos diversos y erróneos como probar la deglución o evitar la hipoglucemia (¡empeora el riesgo!). ¡Es muy frecuente, nadie sabe ya por qué, y se continúa haciendo, pensando con toda la buena fe que los médicos lo exigen!

• Más grave todavía, el «lavado de estómago» del recién nacido. Colocar una sonda, inyectar suero, aspirarlo, volverlo a inyectar y aspirar... estos actos, indispensables en el servicio de neonatología antes de alimentar a un gran prematuro, no tienen ningún sentido para un bebé con buena salud. ¿Acaso se trata una vez más de «lavarlo» de sus impurezas uterinas?

Todo esto existe aún, cuando el recién nacido lo que necesita es el calostro de su madre, tanto para poner en marcha su tránsito intestinal; es decir, para evacuar su meconio, como para adaptar su metabolismo a la vida al aire libre o para protegerse contra las infecciones. El agua con azúcar es peligrosa, es lo contrario de lo que la naturaleza ha previsto para el recién nacido. Nuestras técnicas son traumáticas y su indicación debe mejorar.

En cuanto a la detección de una atresia de esófago, donde el esófago es un «callejón sin salida», se impone antes de presentar un biberón de leche artificial, fuente de una «falsa ruta» y de infecciones. Pero antes de que el recién nacido tome —al pecho— unas gotas de gammaglobulinas bebibles (composición esencial del primer calostro), una prueba así no tiene razón de ser y es más discutible.

El tiempo en que se velaba a los recién nacidos se ha transformado en tiempo de vigilancia. Con el pretexto de que tiene frío, se viste con urgencia, no sin antes haberlo medido, pesado, clasificado... ¡es decir, enfriado!

O se beneficia de dos horas de incubadora sistemática, lejos de sus padres, con demasiada frecuencia en otra habitación, fuera de su mirada.

Otros, que nacen a la hora del relevo de la noche, pasarán sus doce primeras horas en la guardería, lejos de sus padres, porque... «¡de noche nunca se sabe!».

MIRADAS

¡Ver nacer a un bebé de mí ha sido el acontecimiento más extraordinario de mi vida! Después, me lo han puesto en los brazos, pero sólo unos minutos, y lo han llevado a la guardería [...] Tenía ganas de mimar a mi bebé, de hacerme un ovillo contra él y me dejaron embelesada, loca de felicidad, pero con lágrimas y frustrada por no poder conocer enseguida a mi propio hijo. Sé muy bien que actúan así por mi bien y mi descanso, pero dos minutos, después de nueve meses de espera, es absurdo.

C. Milinaire, *Naissance*, Albin Michel, 1977, p. 135

Después fue una delicia inolvidable, infinita. Caricias exquisitas de bracitos cálidos, de minúsculos dedos húmedos [...] En ciertos momentos, pasaba algo extraordinario, lo veía levantar una mano a ciegas, abrir y cerrar los dedos o extender de repente sus piernecitas dobladas en una especie de espasmo molesto y he aquí que reconocía sin duda posible estos movimientos que había experimentado en mí y que ahora veía fuera de mí. Pero ¿quién se movía, quién continuaba moviéndose así? ¿Dónde se movía? Su cuerpo no acababa de empezar a ser, continuaba su larga historia, ¿dónde empieza, dónde se perpetúa? Le decía: ¿de dónde vienes?, ¿dónde estás? [...] En algún lugar de mí, difícil de localizar pero profundo, muy interior, sentía ascender la leche hasta la punta de los pechos en aflujos tibios, que me desgarraban con un largo y suave mordisco. Necesitaba, quería, mendigaba lo que parecía pedir la boquita minúscula, pero fuerte, voraz. Tomaba al bebé en mis manos amorosas, lo guiaba hacia mi pecho hinchado, y sus labios, su lengua, chupaban, tiraban, inventaban en mí un placer maravillado...

Annie Leclerc, *Paroles de femmes*, Grasset, 1974, pp. 98 y 100

¿Es casualidad que, en la mayoría de hospitales, las auxiliares de noche se llamen todavía «veladoras»? Algunos padres que acuden para saber algo incluso son rechazados con firmeza. Si el bebé llora, es más sencillo darle un biberón en lugar de despertar a la madre. Sin pensar que esta, despierta por las hormonas del parto y angustiada por no ver a su pequeño, acecha el menor ruido...

Una aberración más para la acogida de un recién nacido, que necesita reconocer a su madre, acurrucarse a su calor, a su olor. Se le deja en habitaciones con un intenso olor a desinfectante y a medicamento. Y más grave, cuando por fin se entrega a su madre para que mame por primera vez, el pezón se ha lavado cuidadosamente con productos de olor fuerte (alcohol, jabones desinfectantes variados). ¿Cómo va a reconocer ese pequeño humano el pezón, el olor de su madre, y saber que es allí donde puede ponerse a mamar? ¿Dónde están los olores de piel, de leche, que guiarán su instinto?

Todo lo que acabo de contar existe todavía en este principio de tercer milenio. Los psiquiatras nos enseñan los riesgos de una separación madre-bebé inmediata para su relación posterior. Los psicólogos nos enseñan lo contrarios que son estos actos para el inicio de la lactancia. Y sin embargo persisten.

Para acoger a los pequeños humanos, necesitamos, con una seguridad total, volver a aprender el respeto.

Nacimiento y primera tetada

Hemos demostrado en los capítulos anteriores la continuidad total que existe entre el bebé, primero feto y después recién nacido, y su madre. El nacimiento no es una ruptura, el final o el inicio de una vida. El nacimiento es un paso, un cambio de forma de la misma relación madre-hijo.

Preparar la acogida antes del nacimiento

Cuando una madre joven o una pareja llegan a la maternidad con el nacimiento de un hijo después de un embarazo normal, ¿cómo actuar para respetar al máximo la acogida de este bebé y permitir que descubra el pecho si su madre ha decidido darle de mamar? Lo antes posible, durante el parto, hay que encontrar tiempo para dialogar. Entre las contracciones, sobre todo las primeras horas, siempre es posible encontrar un momento para hablar. Médicos y comadronas, incluso desbordadas, pasan varias veces, se toman tiempo para examinar; no se necesita mucho tiempo para informarse.

Juntos, padres y personal sanitario, deben establecer las modalidades de acogida. Conviene saber expresar claramente lo que se quiere vivir:

• Recibir al niño sobre el vientre, tener tiempo de acariciarlo, hablarle, tenerlo cerca después de los primeros cuidados urgentes.

• Ponérselo al pecho en cuanto tenga ganas.

• ¿Qué papel quiere y puede desempeñar el padre en esta acogida?

Todo debe quedar dicho. Un parto es único. Sería una lástima confiar al azar unos minutos tan importantes.

Un detalle útil para una madre que quiere dar de mamar es que, antes de partir, o al llegar a la maternidad, tome una buena ducha tibia y se enjabone el vientre y los pechos. De esta manera, estará «bella y limpia» para la llegada del bebé y no tendrá necesidad de otra precaución antes de la primera tetada. Esta ducha es posible aunque la bolsa de las aguas esté rota.

Una mujer así preparada, capaz de definir con calma lo que quiere vivir, controla siempre mejor el parto que una mujer pasiva. Tranquilamente, puede dejar que lleguen las pesadas y fuertes oleadas que, en unas horas, le traerán al recién nacido.

El niño acaba de nacer: tomarse el tiempo de acogerlo

La llegada del bebé, su primer llanto, son momentos de emoción intensa, inefable. No quiero ponerlo en palabras. Lo importante para los padres no se puede describir.

◆ Lo que le ocurre al niño

Llega de otro mundo, no sabe dónde está. Sin duda tiene frío y quizá miedo. Sólo un lugar puede tranquilizarlo, el vientre de su madre. Lo conoce, reconoce los sordos latidos de la aorta, al fondo, latidos que han dado ritmo a toda su vida fetal. Encontrará la suavidad de la piel, el calor, el olor de su madre. Y las manos dulces colocadas en su espalda que, tímidamente, lo acarician, le hablan, recuperan el lento movimiento de las contracciones uterinas que mecieron y acariciaron su cuerpo durante largos meses. Puede relajarse, respirar tranquilamente, dejar de llorar. Ha llegado a «su casa». Padres e hijo pueden, por fin, descubrirse, reconocerse.

◆ La acogida médica

Durante este tiempo, el personal médico comprueba que todo vaya bien y aporta los cuidados necesarios.

◆ Asegurarse de que las vías aéreas estén libres y el bebé respire fácilmente es la única necesidad absoluta en estos primeros minutos. Para liberar la nariz y prepararse para respirar, ha tenido varios medios naturales: el paso estrecho de las vías vaginales, que ha permitido un verdadero «escurrido» mecánico de los pulmones.

Al nacer, a menudo estornuda, lo cual es un excelente medio de eliminar el agua que queda en la garganta o la nariz.

Si esto no basta, habrá que aspirar suavemente la nariz y la garganta, con preferencia dejándolo sobre su madre, boca abajo y con la cabeza ladeada. Es posible y muy eficaz. En cambio, si se le da la vuelta para ponerlo de espaldas, puede ponerse a llorar bruscamente, lo cual drena el líquido de las vías aéreas superiores hacia los bronquios y, por lo tanto, es contrario a su eliminación fisiológica espontánea.

◆ Evitar que se enfríe es la segunda necesidad. El niño llega de un medio a temperatura constante: 37 ºC. Si su temperatura disminuye demasiado, tendrá muchas dificultades para poner en marcha sus principales funciones. Necesita calor. Es muy importante. Dado que llega de una burbuja líquida, está mojado. Para que mantenga el calor, hay que secarlo cuidadosamente sobre el vientre de su madre y después cubrirlo con una sábana y una mantita secas. La madre está a la temperatura ideal (37 ºC) y sirve de «colchón térmico». La manta por encima impide cualquier pérdida de calor.

Estos actos tan tontos, demasiado olvidados en nuestra hipertécnica, constituyen el mejor medio de mantener al bebé caliente durante las dos o tres primeras horas. Vestirlo demasiado rápido es exponerlo al frío del aire antes de que equilibre su temperatura. Y habría que cubrirlo mucho para compensar. Las incubadoras y las rampas térmicas deberían reservarse estrictamente para los bebés enfermos, en los que se quiere controlar el ritmo respiratorio o el color cutáneo. Su calor seco hace perder al recién nacido una cantidad demasiado grande de agua y se deshidrata con rapidez, lo cual también puede alterar su adaptación metabólica.

◆ Cortar el cordón es la tercera necesidad. Cuando el embarazo y el parto han transcurrido sin problemas, si el niño llora enseguida, no hay ninguna prisa para cortar el cordón. Se puede muy bien colocarlo sobre el vientre de su madre y esperar que el cordón deje de latir, es decir, detenga su función de enlace entre el corazón del recién nacido y la placenta.

Este plazo permite que el corazón ponga en marcha en unos minutos su nuevo funcionamiento. El circuito sanguíneo no es el mismo antes y después del nacimiento. Una comunicación que existía entre las dos aurículas se cierra. El sentido de la corriente sanguínea se invierte en el corazón derecho. Todas estas modificaciones no son instantáneas. Si se mantiene el cordón umbilical mientras late, se favorece una mejor oxigenación del niño durante estos minutos de adaptación. En cuanto la placenta empieza a desprenderse, ya no hay paso de sangre y, por lo tanto, de oxígeno, y se puede ligar el cordón.

Algunos pediatras prefieren ligar precozmente el cordón, por temor a una mayor frecuencia de ictericias neonatales (el «color amarillo» de los recién nacidos). En efecto, a lo largo de los minutos que siguen al nacimiento, los latidos del cordón llevan al cuerpo del niño una parte de la sangre que circulaba por la placenta y los vasos. En los primeros días, el niño destruirá cierta cantidad de glóbulos rojos (¡y cuanta más sangre haya, más glóbulos se destruirán!) hasta llegar a la cifra normal después del nacimiento. Hay menos glóbulos rojos sanguíneos en las semanas que siguen al nacimiento que en las últimas semanas de vida fetal, se trata de una adaptación normal. El hígado del niño limpia la sangre de estos glóbulos rojos destruidos (y del pigmento que liberan, la bilirrubina) y almacena los elementos útiles para las próximas semanas, sobre todo el hierro. Los primeros días, el hígado todavía no funciona muy bien, está un poco desbordado, de ahí la ictericia, totalmente fisiológica y sin peligro para un niño de peso normal. Esta ictericia no tiene ningún riesgo en este caso, sólo da un bonito color al bebé durante unos días. Es fácil controlar el ascenso de la concentración de bilirrubina, por seguridad, si la ictericia se vuelve intensa. En cambio, todo el hierro así almacenado por el hígado constituye una importante reserva y sirve para la construcción de nuevos glóbulos rojos durante los primeros meses. Existen menos casos de anemia en los lactantes de cuatro meses si se corta tardíamente el cordón.

◆ **Un examen rápido del niño** por el médico o la comadrona es necesario para asegurar que todo sea normal: buenos reflejos, piel normal, caderas y pies en buena posición, respiración y latidos cardiacos normales. Todo esto toma unos instantes y puede hacerse —si se levanta la manta— con el bebé sobre el vientre de su madre y dialogando con los padres, plenamente afectados por el resultado de las diferentes pruebas.

Si todo va bien, si el niño se adapta fácilmente, sin problemas, a la vida extrauterina, nada es urgente. Siempre habrá tiempo, una hora o dos más tarde, de pesarlo, medirlo, tomarle el contorno de la cabeza, la temperatura, calcular los diferentes parámetros de maduración morfológica o neurológica. Ahora, es mejor dejarlo con su madre, con sus padres. El parto es un momento de extrema intensidad, que cada mujer vive pocas veces en su vida. Dese el gusto de vivirlo plenamente.

No es fácil para el personal encontrar la medida justa entre las necesidades técnicas que dan seguridad y una verdadera mirada sobre el acontecimiento único y maravilloso que se desarrolla. Sólo hay una manera, si todo va bien, ralentizar los actos técnicos para dejar lugar a la dulzura y la armonía.

◆ **Proteger la relación inmediata entre la madre y su bebé**
Mantener la continuidad de presencia, de cuidados y de amor entre ellos, preservar su «cuerpo a cuerpo», permite recuperar la verdadera dimensión de la lactancia materna. El recién nacido, acariciado, piel contra piel de su madre desde los primeros minutos (y casi siempre en las dos primeras horas de

vida), manifiesta su interés por el pecho. Levanta la cabeza, la gira, busca con los labios y con la nariz. Su olfato lo guía. Busca el pezón. Con las manos libres, se apoya, intenta arrastrarse. Si la madre le habla dulcemente, multiplica el ardor de su búsqueda. Y para comprender mejor y guiarse, abre los ojos, mira intensamente. Todos los sentidos se despiertan para conducirlo al pecho. El tacto, el olfato, el oído, la vista... ¡para mamar por fin! Si se coloca cerca, encontrará el pezón. En cuanto lo siente en los labios, abre mucho la boca, intenta cogerlo y después se pone a mamar. Tranquilamente, con vigor. No tiene necesidad de ayuda. No es necesario ponerle el pezón en la boca. Si lo encuentra solo, sabrá hacerlo de nuevo. El aprendizaje se memoriza, se «almacena».

Este instinto de exploración es más que un reflejo. El niño sabe hacerlo, es muy activo, capaz de desplazarse, de girar la cabeza en todos los sentidos. Necesita ser libre, encontrarlo solo. Después, sabrá repetirlo. Sabrá mamar.

Un estudio realizado en un centro hospitalario sueco, en Malmö, y publicado por primera vez en 1987, es especialmente apasionante. La idea básica era observar lo que hacen los recién nacidos sanos si, después de haberlos secado rápidamente en el instante de nacer, sin desplazarlos del vientre de su madre, nadie los toca, nadie los guía, nadie los ayuda. Para que estos resultados pudieran analizarse de manera detallada, estos bebés se filmaron durante unas dos horas.

En primer lugar, se observa un tiempo de «recuperación», en que los bebés permanecen inmóviles y relativamente hipotónicos sobre el vientre de su madre, unas veces con los ojos abiertos, otras veces no. Este tiempo es muy variable, uno o dos minutos para algunos, treinta minutos para otros y más de una hora para otros.

Pasado este tiempo, todos se ponen en marcha espontáneamente. Empiezan por chuparse la mano y el dedo, como hacían en el útero, y después, obedeciendo a una llamada olorosa intensa, abandonan su mano para arrastrarse activamente hacia los pechos. Ascienden así a veces varias docenas de centímetros, intentan encontrar el nivel adecuado y después se lateralizan. Sin ninguna ayuda, levantan la cabeza y se colocan frente a la areola. Cuando creen que han llegado a la meta, abren mucho la boca, sacan muy visiblemente la lengua... y se ponen a mamar. Los fracasos de este recorrido son excepcionales.

Este estudio nos muestra la incidencia de los actos habituales sobre el éxito de los bebés. Si se separan de su madre, aunque sólo sean unos minutos, para pesarlos y vestirlos, algunos «pierden el hilo», y no saben adónde ir, qué hacer con la lengua, con la mano... Más grave todavía, los bebés que han sufrido una estimulación precoz de la boca (sonda de aspiración, exploración del paladar con el dedo) con mucha frecuencia se encuentran completamente bloqueados cuando se les pone al pecho. No han tenido que desplazarse activamente y ya no saben por dónde van. El «programa» se ha interrumpido y no saben continuar.

◆ **Los actos que hay que hacer o evitar**
Cualquier persona que haya constatado una vez este increíble poder de un recién nacido comprenderá, sin largas explicaciones técnicas, los actos que hay que hacer o evitar para preservar esta primera tetada.

◆ Dejar al niño muy cerca de su madre, cubrirlo. No envolverlo en exceso para que pueda desplazarse. Si hace demasiado frío para que esté totalmente desnudo, liberarle al menos los brazos y las piernas para que sienta las caricias y pueda moverse.

◆ No lavar los pechos de la madre con un producto de higiene de olor intenso. Como máximo, limpiarlos suavemente con un poco de agua estéril.

◆ Dejar que el niño busque libremente. Sobre todo, nunca sujetarle la cabeza, ni aplicarla sobre el pecho. El niño se sentiría prisionero, atrapado, y haría un violento movimiento de retroceso para liberarse, ¡que recordaría para otro intento!

◆ Cuando encuentre el pecho, dejarlo mamar a su antojo, unos segundos o varios minutos. Sería aberrante querer limitarle el tiempo, o la cantidad de calostro, en la primera comida.

◆ Incluso después de un parto totalmente natural, algunos recién nacidos no parecen interesados en esta primera tetada. Prefieren dormir o permanecer tranquilamente despiertos contra su madre. ¿Por qué no? Sería idiota crear una nueva norma para obligarlos a mamar, intentando estimularlos. Dejémosles tranquilos. Se decidirán solos a pedir, en unos minutos o unas horas... Y todo irá bien.

Las ventajas médicas de la tetada precoz

Esta primera tetada, cuando el niño manifiesta el deseo, se ha detallado ampliamente en las páginas anteriores. Sin embargo, parece útil describir claramente lo que le da su indiscutible valor médico, tanto para la madre como para el niño.

¿Cuáles son los argumentos fisiológicos y biológicos de la importancia de ponerlo al pecho precozmente?

Para el niño

◆ **La evolución en el tiempo del reflejo de succión**

Como lo describió acertadamente Archavsky en los años cincuenta, al nacer y durante las primeras horas, el recién nacido sabe mamar y encuentra solo el pezón. Después de la sexta hora, este reflejo disminuye progresivamente para reaparecer con verdadera eficacia después de las cuarenta y ocho horas. Entre los dos periodos, y sobre todo entre las doce y las cuarenta y ocho horas, ponerlo al pecho es mucho más difícil y, por lo tanto, agotador para la madre y para el niño. iSe producen estadísticamente diez veces más fracasos en la lactancia cuando las primeras veces que se pone al pecho transcurren mal! Conviene aprovechar el mejor momento.

Estudios recientes nos han permitido comprender que esta succión tan eficaz de las primeras horas se debe a una capacidad excepcional de vigilia tranquila del bebé. Para nacer, su sangre se inunda de catecolaminas, hormonas de la vigilia y la fuerza física. En el primer momento es cuando es más apto para tener éxito; por lo tanto, no debe ser molestado ni apartado de su madre.

◆ **El recién nacido es un gran consumidor de energía**

El segundo argumento, igual de importante, es que, cuando se secciona el cordón, el bebé consume una gran cantidad de energía para mantener su equilibrio térmico (la temperatura a 37 °C) y para el funcionamiento normal de sus diferentes órganos.

Esta energía la encuentra en la combustión de la glucosa sanguínea, a su vez procedente del glucógeno hepático, y de la combustión de las grasas de reserva que es capaz de liberar y utilizar.

En ciertas situaciones patológicas fácilmente identificables (prematuridad, posmadurez, retraso de crecimiento intrauterino, sufrimiento fetal o perinatal, hijo de madre diabética), esta reserva de glucógeno puede ser muy baja o nula.

En este caso, es indispensable un control médico estricto de la concentración de glucosa sanguínea y de los aportes nutricionales (alimentación o perfusión). De ahí las estrictas consignas de horarios y raciones.

Pero los otros bebés, los que nacen en su momento, con un peso normal, después de un parto en el que no han sufrido, pueden perfeccionar su aprendizaje de boca cuando quieran, tan a menudo como quieran, tomando cada vez unos centilitros del valioso calostro.

◆ El calostro materno contiene 32 g/l de lactosa. Además, contiene 23 g/l de ginolactosa, un conjunto complejo de azúcares inmediatamente utilizables por el recién nacido. El aporte de azúcares, es decir, de energía, es muy bueno. Si el bebé sólo bebe calostro, puede utilizar las grasas de reserva. Hay que saber que la lipólisis (capacidad de utilizar lípidos para disponer de energía) se bloquea inmediatamente si el niño bebe un alimento demasiado rico en azúcar, como leche artificial o agua con azúcar.

◆ Mucho más importante, como ha visto en el capítulo 3, el calostro es un maravilloso «ahorrador de energía». El agua ligada a las proteínas permanece en el organismo; el bebé pierde menos agua y, por lo tanto, menos calor, menos calorías. Además, los materiales de construcción de la materia viva llegan listos para su empleo. Sólo se produce una transformación intestinal o hepática mínima antes de incorporar estos alimentos a las células en construcción. También en este caso esto permite un gran ahorro de la energía de la digestión, la transformación y la reconstrucción.

Estos dos mecanismos permiten comprender por qué la hipoglucemia de los bebés nacidos en su momento y alimentados al pecho es más que rarísima. A volumen igual, 10 o 20 g, por ejemplo, no hay ningún riesgo de hipoglucemia con el calostro, mientras que podría presentarse con las leches artificiales.

◆ **El intestino del recién nacido está lleno de meconio**
Tercer argumento: esta voluminosa cantidad de secreciones, las primeras heces, negruzcas, espesas, viscosas y muy difíciles de eliminar, se ha formado a lo largo de la vida intrauterina a partir de las secreciones y la renovación de las células de la mucosa intestinal. El calostro es un excelente laxante. Favorece la motricidad intestinal, por lo tanto, la expulsión del meconio. Por eso, el tránsito intestinal se inicia de arriba abajo del tubo digestivo, y el estómago del niño se vacía de las flemas que podría tener todavía, disminuyendo al máximo el riesgo de regurgitación y ahogo por estas secreciones.

◆ **El recién nacido tiene tendencia a perder agua**
Cuarto argumento: bruscamente transportado de un medio acuoso que lo cubría por completo a un medio aéreo, el bebé tiene tendencia a resecarse, a perder agua, porque la piel no es una barrera eficaz. El calostro es muy rico en proteínas y en sales minerales. Estas, ingeridas al mamar, después de ser utilizadas en el tubo digestivo para la eliminación del meconio, pasan a la sangre y retienen agua en el organismo de forma muy eficaz. Por lo tanto, el niño se adapta mejor a su nueva vida al aire libre y, en particular, pierde mucho menos peso.

◆ **El calostro es rico en elementos de defensa**
Quinto argumento: la incomparable riqueza del calostro de las primeras horas en elementos de defensa contra las infecciones le da todo su valor.

Al nacer, el niño se ve sometido a una verdadera inundación microbiana. En el aire que respira, en las manos de la gente que lo toca (ipues sí, incluso las manos bien lavadas!), en las sábanas en las que está. En todas partes encuentra gérmenes. El calostro ingerido lo más pronto posible protege su tubo digestivo. Todas las células inmunitarias se encargan de la eliminación de los diferentes microbios. Las inmunoglobulinas, en especial las IgA, forman una verdadera barrera antimicrobiana sobre la mucosa intestinal. Algunos médicos, como el profesor Lestradet, piensan que un recién nacido que «se atraganta un poco» con este primer calostro tiene protegida la mucosa bronquial y pulmonar por esta barrera de inmunoglobulinas A. Sería aberrante retrasar inútilmente el establecimiento de una protección tan eficaz. El niño la necesita en cuanto nace.

Todos estos argumentos ilustran bien la perfecta adaptación del calostro, esta leche de los primeros días, a las necesidades del niño. Ninguna leche artificial se le parece, ni siquiera de lejos, en estas destacables propiedades. El calostro es inimitable... Sus propiedades son tales que algunos médicos preconizan incluso hacer mamar dos o tres veces el primer día, a título de «medicamento», a los niños a los que su madre no quiere amamantar.

Para la madre

Cuando el niño encuentra el pecho y se pone a mamar, la succión del pezón desencadena en la madre, por un fenómeno reflejo, una importante actividad hipotálamo-hipofisaria y la puesta en marcha de la secreción de las dos principales hormonas de la lactación.

◆ **Mamar precozmente favorece la subida de la leche**
La prolactina es la hormona que hace segregar leche y, por lo tanto, pone en marcha todo el proceso de la subida de la leche. Cuanto más mame el niño, más leche tendrá su madre. Cuanto más pronto mame el niño, más rápidamente tendrá leche su madre para responder a su demanda. Casi se podría decir que el niño es el que fabrica la leche mediante la succión. La madre necesita que su hijo chupe el pezón para poner en marcha la lactación, igual que necesita que mame a menudo para mantenerla.

◆ **Mamar precozmente favorece la salida de la placenta**
La oxitocina es la hormona de la excreción, el «vaciado». En los pechos, la leche fabricada bajo la estimulación de la prolactina llena los acinos. La oxito-

cina provoca la contracción de estos acinos y, por lo tanto, la leche se pone a fluir para satisfacer al niño. La oxitocina también hace contraer al útero. Si el niño mama en los primeros minutos de vida, la succión favorece la eliminación espontánea de la placenta. Las antiguas comadronas lo sabían muy bien y, a pesar de los tabúes de la época, hacían mamar a los recién nacidos si la placenta tardaba en salir o parecía incompleta.

Después de la expulsión de la placenta, la oxitocina refuerza las contracciones uterinas. El útero se vacía de la sangre y los residuos que contenía y recupera mucho más deprisa su lugar y su volumen normal. Hacer mamar al recién nacido puede ser un excelente medio de detener una hemorragia uterina, un medio tan eficaz y rápido como la inyección intramuscular o intravenosa de oxitocina sintética. Los médicos o las comadronas lo hacen en todos los países del tercer mundo... pero nosotros lo hemos olvidado.

Así pues, poner el niño al pecho precozmente desempeña un doble papel preventivo real para la madre, gracias a la oxitocina:
— prevención de las hemorragias del alumbramiento,
— prevención de la hinchazón mamaria.

Como contrapartida de estas múltiples ventajas, incontestables, mamar precozmente tiene un solo inconveniente, retrasar un poco el tiempo de reposo de la madre (y del personal sanitario).

Para la madre, en realidad, el problema no se plantea. Aunque el parto haya sido un poco largo y difícil, la intensidad física y afectiva de lo que ha vivido a menudo le genera una gran excitación. Acoger dulcemente a su bebé, hacerlo mamar, tomarse un tiempo de sosiego, de encuentro, la ayudará a calmar esta gran emoción. Cuando el niño esté contento, saciado, se dormirá y su madre podrá también descansar y dormir.

Primeras tetadas y nacimientos difíciles

El parto natural es el preludio ideal de la lactancia materna. La madre y el niño están en buena salud, perfectamente despiertos, y pueden estar juntos desde los primeros instantes.

Por desgracia, no siempre es así. En algunos casos, el parto requiere intervenciones medicamentosas, e incluso la anestesia general de la madre. A veces, una cesárea. Algunos niños nacen prematuramente. Otros presentan bruscamente al nacer una malformación o un estado de gravedad que nada permitía prever. En estos casos, no se puede correr el menos riesgo. Sólo el equipo médico obstétrico-pediátrico puede valorar, en cada caso, lo que es posible y lo que no.

He aquí las principales situaciones y lo que puede hacerse.

Primer caso: el niño con un trastorno respiratorio o neurológico

Un niño con un trastorno respiratorio es una auténtica urgencia médica. Mientras lucha por respirar o sus reflejos fundamentales están alterados, no es cuestión de alimentarlo. En estos casos, en efecto, los trastornos de la deglución son frecuentes, de ahí el riesgo de una inhalación pulmonar importante. La inhalación es el paso a los bronquios y los pulmones de un líquido (líquido amniótico o líquido de alimentación) que ahoga al niño. El peligro es el mismo sea cual sea la forma de alimentación. Un niño que corre el riesgo de presentar trastornos de la deglución no debe ser alimentado al pecho ni con biberón, de agua o de leche. Primero hay que corregir los trastornos respiratorios o neurológicos; en la espera, conviene vigilar la glucemia y, si disminuye, aportar suero en perfusión intravenosa. Otra cosa no sería adecuada.

Segundo caso: el niño prematuro

Son posibles todos los cuadros clínicos entre el niño nacido, más o menos a las treinta y seis semanas, que pesa más de 2 kg, y el gran prematuro de veintiocho semanas que pesa menos de 1 kg. Estos niños presentan tres causas de fragilidad, tres peligros, tanto más agudos cuanto que han nacido más temprano.

• Controlan muy mal su temperatura y corren el riesgo de enfriarse enormemente. Por esta razón, clásicamente se colocan en la incubadora.

• Tienen todavía menos reservas de azúcar que los niños nacidos en su momento y pueden presentar hipoglucemias graves ya en las primeras horas.

• Son extremadamente sensibles a las infecciones. Estos niños nacidos antes de término tienen pues más necesidad que los otros de la leche de su madre. Sin embargo, no saben mamar bien, y su alimentación plantea problemas.

Si no tienen ningún trastorno asociado, en especial problemas respiratorios, es bueno dejárselos a su madre, al menos durante los primeros instantes, tomando todas las precauciones para que no se enfríen. Si consiguen mamar, tendrán de entrada las ventajas del valioso calostro; si no lo consiguen, su presencia contra la madre resulta útil. Una mujer que ha tenido a su bebé en los brazos, que ha podido verlo, sentirlo, acariciarlo, antes de que lo lleven a la unidad de prematuros, tendrá más ganas de darle de mamar, estará motivada para sacarse la leche y, por otra parte, tendrá más leche.

Una madre que sólo ha podido vislumbrar una silueta en el fondo de una incubadora tendrá más dificultades.

Cuando sea posible, antes del traslado, hay que dejar al niño en presencia de su madre.

Tercer caso: el niño hipotrófico o el retraso de crecimiento intrauterino

Se trata de niños que nacen con un peso muy inferior al peso medio de su edad de gestación; por ejemplo, los niños de menos de 2,5 kg. No son prematuros. Para ellos, el riesgo más importante es la hipoglucemia, puesto que, como hemos visto, no tienen reservas de glucógeno.

Generalmente, controlan bien la temperatura y no son más sensibles a las infecciones que los niños de peso normal de la misma edad de gestación.

Además, saben mamar como los niños que han nacido en su momento, pero se cansan un poco más deprisa.

Estos niños necesitan mamar, mamar deprisa y mamar más a menudo. Realmente no tienen ninguna reserva energética. Para ellos, las tetadas precoces y repetidas son esenciales. No hay que tener miedo de ponerlos al pecho a pesar de su bajo peso.

Cuarto caso: los niños dormidos

Los medicamentos analgésicos o anestésicos administrados a la madre durante el parto atraviesan la placenta y pueden producir somnolencia en el recién nacido en las primeras horas. También es cierto que estas drogas pasan a la leche de la madre y pueden prolongar un poco este tiempo de sueño después de las primeras tetadas. Este paso a la leche no debe ser una contraindicación para la lactancia.

El bebé mamará un poco más cuando se despierte, eso es todo. No es urgente ni, al contrario, está prohibido ponerlo al pecho. Basta con esperar tranquilamente a que reclame su primera tetada, a su ritmo. Sólo deben despertarse a toda costa para alimentarse los bebés que presentan otro factor de riesgo asociado: carácter prematuro, retraso de crecimiento, sufrimiento durante el parto, etc.

Quinto caso: los niños malformados

No es posible hacer un cuadro simple de los diferentes casos clínicos. Sólo los médicos pueden decidir en función del tipo de anomalía y el seguimiento inmediato previsible (ingreso, cirugía, etc.) si es o no bueno dejarlo unos instantes con sus padres. No se puede dar ninguna visión general.

Sexto caso: la madre sometida a cesárea

La cesárea no es una contraindicación para la lactancia, ni siquiera de la lactancia precoz. Todo depende, en realidad, de la causa que haya motivado esta intervención (se encuentran los casos ya citados: niños graves, prematuros, niños dormidos) y del estado de la madre.

Si se trata de una cesárea por razones puramente mecánicas, si el recién nacido se encuentra bien y la intervención se ha hecho con anestesia epidural como en la mayoría de casos actuales, la madre está perfectamente despierta y puede intentar ponerse el niño al pecho en cuanto le hayan cerrado la herida abdominal. Puede acoger a su pequeño «casi» como después de un parto normal. Si la anestesia ha sido general, se puede poner al pecho en cuanto la madre se haya despertado. Antes, incluso se puede colocar cerca de ella para que sienta su olor y su calor.

Conozco a muchas mujeres que han dado de mamar a su bebé menos de tres horas después de una cesárea. Al principio, es cómodo, porque la anestesia epidural todavía actúa. Después, resulta un poco incómodo, porque la cicatriz abdominal es dolorosa. El personal de salud deberá sostener a la madre y al niño para ayudarlos a encontrar la mejor posición. Pero es posible.

El tipo de incisión también tiene importancia. Es mucho más fácil para la madre tener al bebé sobre el vientre si le han hecho una incisión horizontal baja, lo cual es hoy la regla. Las incisiones verticales del ombligo al pubis no siempre permiten a la madre soportar el peso del bebé. Es bueno evitarlas en una madre que desea dar de mamar.

Si las tetadas precoces son posibles, el porcentaje de éxitos de la lactancia es exactamente el mismo que en los partos naturales sin problemas.

En los días que siguen a la cesárea, probablemente la madre recibirá varias dosis de analgésicos. A priori, esto no plantea ningún problema para la lactancia. El paracetamol y los derivados mórficos, si se reparten regularmente a lo largo del día (en especial en las perfusiones lentas o las autoinyecciones con bomba), no tienen ninguna incidencia sobre el comportamiento del niño.

Séptimo caso: las madres con una enfermedad durante el embarazo

Los recién nacidos de madres que padecen enfermedades, como una diabetes o una neuropatía, casi siempre son extremadamente frágiles, suelen ser prematuros o padecer hipotrofia o hipertrofia. Necesitan cuidados urgentes especializados, que no son compatibles con la acogida tierna descrita. Su seguridad prima sobre cualquier otro objetivo.

Después de todos estos nacimientos difíciles, la tendencia es «proteger» a la madre. Y, durante varios días, no se habla de lactancia. No se trata de una buena solución. Todos estos niños de alto riesgo necesitan leche materna.

Si su madre quiere darles de mamar, quiere tener leche, cuanto antes empiece a estimular la lactación, cuanto más a menudo lo haga, más deprisa tendrá la cantidad de leche necesaria para su hijo. Una mujer que llega a proporcionar rápida y eficazmente leche a su bebé ingresado se siente útil, más cerca de él. Psicológicamente es muy importante. Es una manera de recrear un fuerte vínculo madre-hijo.

Françoise Loux, que se extraía la leche para su bebé, gran prematuro con problemas respiratorios, sometida a respiración artificial, escribió:

Como una gran bestia, a fin de cuentas tranquilizadora, la máquina inspira y espira cerca de mí, inspira y espira.

La leche pasa por sacudidas al biberón de cristal. Hay un poco cada vez. Me siento bien, somnolienta, relajada. Pienso en ti, mi Valentín, también unido a tu máquina que también inspira y espira, inspira y espira. Para ti, la máquina es vital, todavía no puedes separarte de ella. Para mí, ¿es tan diferente? Necesito «sacarme la leche» a ritmos regulares que me llevan a ti, que me calman y me dan esperanza...

Sentí una esperanza loca, la de que, si continuaba manteniendo en mí la leche, esperaría el momento del encuentro, el momento en que podría finalmente dar de mamar a mi pequeño. Esperanza demencial... un mes... dos meses... No me atrevía a hablar de ello. Era todavía más loca que la esperanza de vida todavía no formulada. Sin embargo, se ha hecho posible, al salir de la incubadora, al cabo de dos meses y medio. Nadie podía creerlo. ¡Él y yo, sí!

D'amour et de lait, Cahiers du Nouveau-Né,
Stock, París, 1983

CAPÍTULO VI

La estancia
en el hospital
o el inicio
de la lactancia

Después de nacer el bebé, sent´ en m´ una especie de ligereza espiritual, como un suspiro de alivio, una exaltación que sólo crean el nacimiento y la muerte... Me sent´ realmente bien... Me detuve para mirar a Philippe. Formé pensamientos de bienvenida para él: «Encuéntrate bien... Todo va bien... Sabes, tienes una nariz muy graciosa y estoy contento de que estés entre nosotros». Después me sent´ corto de ideas y de conversación y entré en casa para dar de comer a mis dos hijas, contarles que ten´an un hermanito... y desplomarme.

Un padre citado por C. Milinaire, *Naissance*, Albin Michel, 1977

La estancia hospitalaria es un periodo sorprendente, no siempre tan fácil y alegre como muestran los manuales. El niño ha nacido, su madre acaba de vivir uno de los momentos más violentos y más bellos de su existencia, pero se encuentra cansada, con ganas de dormir y el cuerpo dolorido.

Tiene la suerte de conocer a su hijo recién nacido, pero también una vaga sensación de desposeimiento, de pérdida, de cuerpo vacío, el sentimiento de melancolía a menudo muy intenso hacia el tercer o cuarto día, cuando se calma la gran oleada emotiva del nacimiento.

Existe el orgullo de presentar al niño a los parientes y amigos, pero también las numerosas visitas, las curas, las molestias… y los duros momentos de soledad.

Finalmente, existen las ganas de dar de mamar al niño, de tener éxito en la relación, pero también las primeras dificultades, el niño mama mal, los pechos duelen, a veces molesta alimentarlo ante desconocidos, da miedo hacerlo mal.

El personal sanitario debe desempeñar tres funciones: cuidados, por supuesto, pero también acogida e información para permitir superar las dificultades y preparar las semanas y los meses futuros.

Los padres que saben lo que quieren y por qué lo quieren no tendrán problemas para obtener las disposiciones horarias o protocolos que soliciten. No se les podrán oponer ni falsas teorías ni recetas arbitrarias: vale la pena informarse bien.

Una necesidad al inicio: dar de mamar al bebé siempre que se despierte

Una buena técnica de succión del bebé es la base de una lactancia correcta. Es el único medio de respetar la fisiología de la lactación, de evitar las dificultades y de responder a las necesidades del niño. Para adquirirla, el recién nacido necesita estar en las mejores condiciones, lo que requiere que no llore. En una lactancia tranquila, el niño pide, busca, encuentra el pecho y desencadena la lactación; el cuerpo de la madre le responde.

Los objetivos de la lactancia

◆   Ayudar al niño a encontrar su ritmo de hambre y de sueño y a adaptarse suavemente a su nueva forma de alimentación. Durante toda la vida intrauterina, se alimentaba a través del cordón umbilical y la placenta, de forma constante y permanente a partir de la sangre de su madre.

Ahora, tendrá que reconocer el hambre y mamar... Alterado por el ritmo que lo despierta, lo hace dormir y lo despierta de nuevo, necesitará varias semanas para diferenciar entre estar despierto y tener hambre, dormirse y estar saciado.

Confunde las dos señales y su entorno también. Si duerme, nada permite afirmar que está saciado.

Si llora mucho, quizás es que tiene hambre, pero también puede haber comido demasiado...

Debe encontrar el ritmo, y no es tarea fácil.

Al principio, algunos bebés comen mucho y lloran todas las horas, otros duermen tranquilamente.

Unos, más raros, permanecen despiertos mucho tiempo sin reclamar nada. Es cuestión de temperamento más que de necesidades diferentes.

Si se les permite encontrar su ritmo, al cabo de unas semanas todos tienen el mismo horario. ¿Por qué querer ajustarlo de entrada?

◆ Enseñar a la madre a reconocer y a satisfacer las necesidades del niño. Para ella, el aprendizaje será más fácil si su bebé está tranquilo y llora poco.

Un bebé que se despierta a menudo los primeros días —y sobre todo las primeras noches— hace pensar con demasiada frecuencia a su madre que el niño tiene mucha hambre y que el calostro no puede satisfacerlo, lo que es falso.

Poco a poco, la madre comprende las llamadas de hambre y las de otro origen. Reconoce el ritmo propio del bebé, buen durmiente o presencia evidente...

En la práctica, ¿cómo ocurre?

◆ **¿Cuáles son los signos de alerta?**

• Como hemos dicho, durante las primeras semanas es esencial no esperar los llantos vigorosos del bebé.

Al contrario, conviene alimentarlo cada vez que se despierte y manifieste el deseo.

• Ese deseo es fácil de reconocer: el bebé, sin llorar, busca el pecho, gira la cabeza, la levanta si está acostado en su cuna y olfatea con la nariz y los labios la sábana en la que se encuentra o los brazos de su madre que lo sujetan; saca la lengua, se chupa la lengua o lo que tiene al alcance de los labios. Es un buen signo de que está listo para mamar.

◆ **¿Cómo responder a esta demanda?**

Si el recién nacido va muy bien, lo más sencillo del mundo es:

• Darle el pecho cuando lo reclama y está visiblemente dispuesto. Él es quien fija el número y la hora de las tetadas.

• Dejarlo mamar hasta que se canse. No imponerle una duración limitada. Y sobre todo, dejarlo comer la cantidad que desee.

Es inútil intentar saber lo que toma y forzarle a continuar cuando decide que ya tiene bastante.

La aplicación de estas bases exige un poco de sentido común. La lactancia a demanda no significa una anarquía total, en la que la madre y el niño se encuentran agotados al cabo de unos días.

• No dirigir sus movimientos: es mejor que se las arregle solo, con la cabeza libre; debe abrir la boca él solo.

El papel de la madre consiste en presentarle el pecho, procurar que la cabeza esté inclinada hacia atrás y el mentón pegado al pecho para que la nariz esté libre.

◆ **¿Hay que despertarlo?**

◆ Despertarlo cada tres horas, así como pesarlo antes y después de mamar para calcular lo que ha tomado, sólo puede concebirse en un bebé prematuro o enfermo, es decir, por indicación del médico.

Es importante identificar a los bebés que tendrán necesidad de ser despertados, porque su capacidad de despertar espontáneamente es demasiado baja.

Ocurre con los bebés nacidos antes de tiempo. La capacidad de despertar del bebé es tanto más baja cuanto más prematuro sea.

Algunos bebés nacidos en su momento, pero con peso bajo o que han soportado la anestesia materna o han sido sometidos a sufrimiento durante el nacimiento, pueden pasar por alto las señales de hambre o mamar y habrá que asistirlos unos días.

En los demás, ¡se puede confiar!

◆ Un bebé que duerme tranquilamente, bien saciado, no debe despertarse nunca, aunque duerma cinco, seis o incluso más horas. El error clásico es querer imponer un horario día-noche demasiado pronto, desde los primeros días de vida, en un momento en que el bebé todavía es incapaz de establecer la diferencia.

Es cierto que la mayoría de recién nacidos duermen al final de la mañana y al principio de la tarde (después del baño, dicen las mamás), pero pasan mucho rato agitados al final de la tarde y la primera parte de la noche. Horario normal de recién nacido...

◆ El número de tetadas diarias es muy variable de un niño al otro y, para el mismo niño, de un día a otro. Hay que olvidar las seis tetadas al día con tres horas de intervalo de la medicina tradicional. Son cifras arbitrarias que no tienen ninguna base científica.

La realidad es diferente; como promedio, los recién nacidos piden siete u ocho tetadas en veinticuatro horas, e incluso diez o doce. El número de tetadas lo elige el niño en función de criterios que no controlamos: la sed, la capacidad de producción de la madre en cada tetada, las necesidades de termorregulación, la pérdida de agua, el número de veces que se despierta... y su deseo inmenso desde que se despierta de estar con su madre, en sus brazos, cerca del olor y el calor de un cuerpo humano, en la seguridad total de su vida uterina que le dan los brazos y la leche.

◆ La duración de las tetadas debe ser también muy flexible. No hay ninguna contraindicación, ningún riesgo para el niño en dejarlo mamar durante horas. El problema es la madre, la fatiga y el estado de los pechos. Para evitar cualquier molestia, lo ideal es comprobar que el bebé está cada vez en buena posición, variar estas posiciones de una tetada a otra y que la madre dormite o se duerma mientras el bebé mama.

No hay ningún riesgo, contrariamente a lo que se cuenta a menudo. Ninguna madre ha ahogado nunca a su bebé mientras dormía. Lo que puede ocurrir es que la madre esté más en forma. Concepto útil para aquellas cuyos bebés reclaman todo el tiempo...

El control de la alimentación y del desarrollo del recién nacido

En una lactancia a demanda, la respuesta es siempre mirar al niño, no buscar cifras o curvas de peso.

◆ **El comportamiento del recién nacido**

Es el signo más importante. Un niño que ha mamado bien se relaja con los dedos separados, está rosado y se duerme apaciblemente. Quizá duerma cinco o seis horas seguidas, quizá se ponga a llorar al cabo de veinte minutos: depende de su capacidad para encadenar ciclos de sueño. Un bebé que dormita tranquilamente está «lleno», «saciado», pero... ¡del placer que ha sacado al mamar!

El volumen real ingerido o la ración energética que ha encontrado no influyen en su calma.

◆ **El ritmo de la tetada**

Cuando la lactancia transcurre bien, el bebé mama con avidez más o menos sin detenerse; de manera que, los primeros días, se puede controlar la calidad de la tetada y la cantidad de leche en los pechos de la madre. El bebé mama sin detenerse, traga regularmente; cuanto más abundante es la leche, más cercanos están los movimientos de deglución. Al inicio de la tetada, deglute en cada movimiento de succión. Si el bebé mama con glotonería y sólo deglute después de tres o cuatro movimientos de succión, probablemente quedará poca leche, pero es necesario que mame si se quiere estimular la subida de la leche.

Finalmente, si la lactación es abundante, cuando el bebé saciado para de mamar, queda leche en los pechos de la madre, lo cual es fácil de controlar con una pequeña presión manual.

◆ **La frecuencia de las heces y la orina**

Es un buen indicador. Cuanta más leche bebe un lactante, más agua tiene que eliminar después de haber absorbido la tetada. En sentido inverso, un bebé que moja poco los pañales y que expulsa pocas heces economiza agua y, por lo tanto, a priori, recibe poco en su alimentación. Es un principio muy sencillo que hemos olvidado por completo.

Los pediatras a menudo se ven agobiados por las peticiones de madres o auxiliares de puericultura referentes a niños con diarrea o estreñimiento. Por supuesto, pueden existir auténticas diarreas infecciosas en un recién nacido, pero son raras, sobre todo en los niños que maman, ya que están protegidos por el calostro materno.

Con mucha frecuencia, lo que parece ser una diarrea no es más que la manifestación de una alimentación muy buena. El número de deposiciones de un niño que encuentra abundante leche al mamar puede ir de cuatro a ocho en veinticuatro horas. Son de color amarillo oro, tienen un olor agridulce y a veces se ponen algo verdes en contacto con el aire, debido a la presencia de pigmentos biliares.

Sobre todo, son granulosas, bastante o totalmente líquidas. No hay que hablar de diarrea ni siquiera ante seis a ocho deposiciones líquidas en veinticuatro horas, mientras la curva de peso del niño ascienda normalmente.

En cambio, el estreñimiento es el terror de las madres y del personal de las maternidades. Aunque es esencial vigilar las primeras heces, es decir, la eliminación del primer meconio en las cuarenta y ocho primeras horas, las mujeres deberían liberarse de esta obsesión. Mientras los pañales estén a menudo sucios y haya heces cada día, es inútil contar.

Después del final del primer mes, algunos bebés que maman expulsan pocas deposiciones, porque la leche materna se absorbe totalmente. Eliminan los desechos, sin problemas, incluso con dos o tres deposiciones a la semana, o menos. Hay que dejarlos tranquilos. Sólo se puede hablar de estreñimiento ante verdaderos signos patológicos: heces muy duras, imposibles de eliminar, abdomen hinchado, tenso y doloroso.

Seguramente hay menos enfermedades digestivas de los bebés de lo que se cree clásicamente. En cambio, al querer controlarlos demasiado y obtener al menos una deposición al día (el empleo de supositorios de glicerina y las estimulaciones anales con el termómetro deben proscribirse), se puede destruir el equilibrio intestinal de los bebés y su futuro digestivo.

◆ El peso diario

Es el último elemento para controlar la alimentación de un bebé. Puede parecer curioso colocar el peso en último lugar, pero en realidad es el signo menos importante, sólo un medio de tranquilizarse.

Una curva de peso sólo puede interpretarse con el tiempo, por ejemplo al cabo de una semana. Día a día, en función del momento de las deposiciones o micciones, en función de la tasa de error de las balanzas, una variación de 10 a 50 g carece de importancia.

Si se quiere pesar al niño, no hay que hacerlo nunca antes o después de que mame, sino con la misma balanza y más o menos a la misma hora cada día. De lo contrario, los errores son enormes.

Un bebé puede no engordar durante tres días y después aumentar de repente 80 g en un solo día. De la misma manera, un bebé que engorda bien puede perder bruscamente 100 g un día y recuperarlos al día siguiente. Estas variaciones no tienen ningún significado patológico. *Lo único que cuenta* es el aspecto general de la curva al cabo de cinco o seis días, es decir, *el aumento medio de peso.*

◆ ¿Cuál es la curva de peso normal del bebé? En su adaptación a la nueva

vida, todos los bebés o casi todos pierden peso los primeros días. Esta caída traduce dos realidades: la salida del meconio (150 a 200 g) y la pérdida de agua del cuerpo, que se «seca» fuera del útero. Es normal. La pérdida de peso a veces se produce en un tiempo (curva en V profunda), a veces en dos tiempos (curva en W). La pérdida

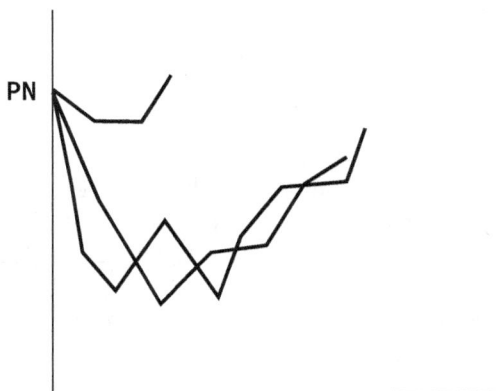

puede ser casi invisible, con recuperación de una curva ascendente en los primeros días.

Finalmente, debemos recordar que la primera causa de curva de peso lenta o estancamiento ponderal es la limitación arbitraria del número e incluso la duración de las tetadas.
Hay que dejarlos mamar a su antojo y todo irá mejor.

La adaptación de la lactación y de los pechos

Es automática, ligada al ritmo de las tetadas y a la calidad de la succión del niño. Sin embargo, no siempre es tan fácil los primeros días, si la madre está cansada y angustiada, sobre todo si es su primer hijo y tiene miedo de no darle de mamar correctamente.

En la práctica, ¿cuáles son los signos que no hay que dejar pasar para no arriesgarse? ¿Cuáles son las «luces de alarma»?

◆ Primer signo importante: un bebé sano debe orinar por primera vez antes de veinticuatro a treinta y seis horas. Los recién nacidos orinan a menudo en la sala de partos en los primeros minutos. Eso basta.

◆ Segundo signo: el primer meconio debe eliminarse en las primeras cuarenta y ocho horas. Cualquier retraso requiere un examen pediátrico urgente.

◆ Tercer signo: una pérdida de peso en los primeros días superior al 10 % debe atraer la atención y conducir a revisar la calidad de la alimentación. Pero sin por ello asustarse y administrar biberones de complemento. A los tres días, la lactación todavía no está establecida: hay que estimularla, es decir, hacer mamar a menudo al bebé y vigilar el peso los días siguientes.

◆ Cuarto signo: una disminución del peso intensa del 10 % los dos primeros días y que sigue en descenso el tercer y cuarto día debe tenerse en cuenta. El examen del bebé, el control de su técnica de succión y la estimulación de los pechos de la madre a menudo son útiles.

◆ Quinto signo: un peso de nacimiento que no se recupera a los quince días, con curva de peso plana, estacionaria, es una indicación de consulta pediátrica sin tardar demasiado.

◆ **Sexto signo:** una pérdida de peso brusca de más del 10 % en una curva hasta el momento correcta es de la competencia del pediatra. Generalmente, se trata de un caso benigno, un niño que no ha bebido suficiente y ha pasado demasiado calor. Hay que asegurarse.

Un bebé nunca toma «demasiado»

No existen otros signos de alarma graves. En especial, *no existen riesgos por exceso.*

Un recién nacido que mama bien y tiene una curva de peso casi vertical no está generando una obesidad catastrófica. No hay que ponerlo a dieta en absoluto, ni limitarle las tetadas.

Los verdaderos bebés obesos se crean con otros alimentos (harinas, leche en polvo) y forzándoles a comer.

Es cierto que la curva de peso de los bebés que maman es estadísticamente más rápida durante los seis primeros meses que la de los bebés alimentados con leche artificial, pero después se invierte. Por lo tanto, son más gorditos al principio y más delgados al año.

No hay niños, alimentados al pecho, que sean obesos en el segundo año de vida ni más tarde. Hay que dejarlos que se alimenten a su antojo y encuentren cómo adaptar su toma a sus necesidades.

El inicio de la lactación

Durante los últimos meses de embarazo y los primeros días de vida del bebé, los pechos segregan calostro, líquido espeso de color amarillo anaranjado. Tres o cuatro días después del nacimiento, el volumen de leche aumenta, el calostro se hace más claro y da paso en unos veinte días a la leche «madura» definitiva. En caso de lactancia precoz a demanda, la «subida de la leche» no es forzosamente intensa.

Los pechos se endurecen un poco y mantienen un volumen parecido al del final del embarazo. La leche cambia poco a poco. Es la solución ideal cuando la madre está relajada.

Con mayor frecuencia, hacia el tercer día, los pechos se endurecen y se vuelven un poco dolorosos. Con los antiguos métodos de lactancia, es decir, el retraso en poner el niño al pecho, se veían hinchazones graves, con dolor y aumento de temperatura, la «fiebre de la leche» de nuestras abuelas. Actualmente, esto debe evitarse.

Las dificultades de la subida de la leche

◆ **Las hinchazones**

Tres factores concurren en la creación de la hinchazón:

• **Las tetadas demasiado espaciadas, con tiempo calculado.** Hay que dar de mamar tan a menudo como el niño pida los primeros días y las primeras noches, y como la madre pueda soportarlo. Evitar los intervalos largos entre dos tetadas. Si el bebé no quiere mamar, la madre puede provocar flujos dándose masaje en las areolas.

• **Las tetadas menos frecuentes por la noche.** En mitad de la noche, todos tenemos una concentración sanguínea elevada de prolactina. La madre joven también y, en el momento en que la prolactina está más elevada, es cuando la síntesis de leche es más activa. Si el bebé no extrae la leche en este momento, el riesgo de congestión es grande; por lo tanto, es mejor dar de mamar al bebé aprendiendo a dormir al mismo tiempo que preparar biberones y dejar que surja en los pechos una complicación desagradable.

• **La angustia o el miedo de la madre**, la pequeña depresión de los primeros días, pueden desempeñar un papel en la hinchazón, y esto se conoce muy mal. La secreción de oxitocina, es decir, de la hormona que hace «fluir la leche», está relacionada con el estado psicológico de la madre. Una emoción o una angustia mal controladas pueden bloquear la expulsión de leche. Si la leche no sale, se produce hinchazón. Por lo tanto, conviene crear un entorno en el que la mujer pueda vivir los primeros días de lactancia con la posibilidad de relajarse, a pesar de la novedad, el estrés y el entorno extraño del hospital. Así, no se producirá hinchazón.

◆ **La subida de la leche puede ser tardía**

Es raro si el niño mama desde el nacimiento y de manera regular durante los primeros días, aunque puede suceder en mujeres que dan de mamar a su primer hijo. Los pechos no conocen todavía esta función, la madre y el bebé tienen que descubrirlo todo. En todos los estudios publicados, es indiscutible que la primera vez es la más difícil, pero para una mujer que ya ha pasado por eso, los siguientes transcurren con mayor facilidad.

Existe una causa médica de retraso de la lactogénesis de tipo 2: en madres diabéticas insulinodependientes. El mecanismo de este retraso todavía no se ha elucidado. Se sabe que la subida de la leche, en lugar de producirse entre cuarenta y ocho y setenta y dos horas, puede retrasarse de veinticuatro a cuarenta y ocho, pero el bebé mama eficazmente, si se evita hacerlo beber con una tetina, y después todo se pone en marcha con normalidad. No hay que hablar de falta de leche antes de transcurridas tres semanas de una lactancia bien realizada. Pueden pasar ocho, quince e incluso veintiún días, antes de que la secreción de leche sea suficiente para el bebé.

En realidad, si la madre no se desanima y no se pone nerviosa, si el niño mama vigorosa y regularmente, la subida de la leche acaba por producirse. Hay que tener mucha paciencia... y dar al niño algún complemento (sin tetina) para ayudarle a empezar bien a pesar del retraso. Es muy fácil.

Más adelante veremos la manera de hacerlo.

La adaptación de los pezones

Los pezones son una zona abundantemente inervada, por lo tanto, muy sensible al tacto y a la presión. El bebé que mama correctamente se mete en la boca una amplia superficie de la areola y la totalidad del pezón. Las primeras veces, todo transcurre bien.

◆ La sensibilidad

Al cabo de dos o tres días, aparece una gran sensibilidad de los pezones, lo que indica una caída brusca de la progesterona. El dolor tiene tendencia a aumentar en cada tetada durante tres o cuatro días y después cede poco a poco. Es frecuente e incómodo, pero no se puede hacer gran cosa.

• Si es necesario, un antiálgico (paracetamol) administrado a la madre media hora antes de las tetadas calma el dolor y no presenta riesgo para el bebé.

A menudo se habla erróneamente, en estos casos, de grietas, cuando lo único que hay es una gran sensibilidad sin lesiones cutáneas. Esta sensibilidad no dura más de unos días. Si la madre tiene el valor de «aguantar», la lactancia se vuelve indolora y cómoda.

• Uno de los grandes inconvenientes de esta hipersensibilidad es que puede originar una hinchazón. La madre tiene miedo de ponerse el niño al pecho porque teme que le haga daño. Por eso, se crispa, la secreción de oxitocina disminuye y la excreción de leche se vuelve más difícil. Es un círculo vicioso que debe evitarse.

• La preparación de los pechos durante el embarazo, con estiramiento de los pezones para habituarse a las tracciones, es importante para acostumbrarse a los efectos mecánicos de la succión, pero no puede disminuir esta hipersensibilidad de los primeros días.

◆ La forma

La forma de los pezones no tiene importancia en el éxito de una lactancia. Un bebé que mama con toda la areola del pecho puede coger incluso los pezones planos. Y el bebé forma en unos días pezones impecables. También aquí un poco de paciencia es mejor que usar mamaderas, pezones de cristal o de plástico anticuados.

La boca del bebé es un «molde» mucho mejor, vivo, que los que se puedan inventar.

A veces, existen pezones invertidos o que se invierten cuando se estimulan.

El riesgo es que los canales no permitan el paso de la leche. Por lo tanto, es importante sacar estos pezones antes de las tetadas, haciendo presión hacia atrás con dos dedos en la zona de la areola y haciendo rodar entre los dedos de la otra mano la punta del pecho.

Cuando este movimiento no basta, puede realizarse una pequeña intervención quirúrgica entre dos embarazos.

Las condiciones de una lactancia eficaz

Para promover la lactancia materna, el personal que trabaja en las maternidades desempeña un papel fundamental.

En una cultura en que todo debe volver a aprenderse, se necesita una guía para recuperar los gestos.

Es el papel de todo el equipo de puericultura: auxiliar, comadrona, puericultora y pediatra.

Todos juntos y con opiniones claras y homogéneas deben aportar dos tipos de apoyo:

• Un apoyo técnico y un papel de información para ayudar a las madres y las parejas a organizarse en su nueva vida con el bebé, resolver sus problemas a medida que se presentan y permanecer alerta en la vigilancia del recién nacido.

• Un apoyo psicológico, igual de importante y a menudo olvidado: seguir paso a paso la relación madre-hijo que se establece a través de la lactancia, animar a la madre en caso de desfallecimiento, tranquilizarla, sin dirigirla nunca.

Algunas condiciones objetivas favorecen la lactancia materna.

Repetir a las mujeres que su leche pertenece a su hijo y que la lactancia es un deber no es la mejor manera de permitir que las mujeres elijan la lactancia si no están motivadas.

En todo caso, se debe tratar de ofrecerles las condiciones adecuadas para que su deseo de dar de mamar pueda manifestarse y realizarse libre, cómodamente y conforme a su decisión personal.

El niño debe estar cerca de sus padres

Para que una madre o un padre se sientan bien con un recién nacido, para tener éxito en la lactancia, existen varias condiciones importantes. Las definió un comité de expertos de la OMS en 1991, sobre la base de estudios científicos sólidos y documentados. Estas «diez condiciones» se aplican en más de quince mil maternidades, en el programa «Hospital amigo de los bebés».

◆ El bebé permanece cerca de sus padres

La primera condición fundamental es que esté en la habitación de su madre en el hospital, día y noche, salvo en caso de fatiga excepcional. La madre es la responsable de su vigilancia y bienestar. Aprende a conocerlo, a identificar los signos de despertar y de que está dispuesto a mamar. Ella decide el momento de darle de mamar y la duración.

Materialmente, esto implica que no haya habitaciones con camas múltiples (dos madres y dos recién nacidos por habitación es lo máximo) y que la madre no esté aislada en su habitación.

Las visitas de los familiares y amigos deben ser posibles, así como las de sus otros hijos. ¿Un niño de 4 o 5 años no resfriado, sano y correctamente vacunado es más peligroso que un abuelo que tose desde hace meses? Seguramente no.

◆ La madre puede asistir a todos los cuidados

Si el bebé está en la habitación, ella podrá asistir a todos los cuidados: cambios, higiene, examen médico, peso... Poco a poco, en presencia de una auxiliar de puericultura, aprenderá los pasos necesarios y podrá hacerlos. Así prepara lo mejor posible su regreso a casa. Hace su aprendizaje de madre. Es muy importante.

Nunca se debería dejar marchar a una mujer joven que no ha visto a su bebé o no sabe ocuparse de él. ¿Cómo establecer una buena relación si ella se encuentra de repente con un «desconocido»?

◆ La madre es totalmente libre de coger a su hijo

Debe poder tocarlo, tomarlo en brazos e instalarlo a su lado de forma totalmente libre.

Es inútil mantener a los bebés en recintos acristalados donde su madre no puede entrar y de los que sólo se saca a la hora de mamar. ¿Para qué sirve proteger al niño de los microbios de su madre? Los encontrará, como a los de toda la familia, vivirá con ellos durante muchos años. Los gérmenes más peligrosos son los que pueden transmitirse de una habitación a otra, de un bebé a otro. Por lo tanto, el personal sanitario debe estar muy atento y lavarse las manos para evitar cualquier contaminación microbiana.

Lo ideal es una *ayuda muy concreta diaria del personal sanitario*, la posibilidad para la madre de informarse en un verdadero diálogo.

Cada día, madre y auxiliar de puericultura deben analizar la curva de peso y discutir sobre los pequeños problemas que pueden plantearse: piel seca, deposiciones un poco líquidas, bebé demasiado dormido, o ictérico, o que se sobresalta, o...

Aprenderán una de la otra a reconocer el comportamiento del niño, su ritmo de hambre y de sueño, y podrán considerar la manera de adaptar sus necesidades a los deseos y las posibilidades de la madre.

Un apoyo técnico auténtico para iniciar la lactancia

Proponer este tipo de apoyo tiene dos implicaciones para el equipo sanitario:

◆ **No dejar a la madre sola en las primeras tetadas**

Quedarse con ella, acompañarla cada vez que se ponga el niño al pecho hasta que se sienta confiada y técnicamente «a punto».

Una madre joven necesita una media de cuarenta y ocho horas para sentirse cómoda en la alimentación de su recién nacido.

Durante estos primeros días, necesita grandes cantidades de apoyo y consejo. Es el papel esencial que antaño hacían las abuelas de todas las mujeres.

◆ **Enseñar los detalles que generan comodidad**

◆ Dejar que la madre reconozca los signos de hambre del niño y decida el momento de ponérselo al pecho.

◆ Proteger el entorno, porque la tetada debe ser un momento de calma; no demasiadas visitas y, sobre todo, nada de personas que relatan sus «vivencias» agobiantes (abscesos, grietas, falta de leche, etc.).

◆ Colocar bien a la madre. Las tetadas representan muchas horas al día. La madre debe estar cómodamente instalada: acostada de lado con el bebé tendido frente a ella o sentada con la espalda apoyada en un respaldo o en cojines, las rodillas levantadas hasta la altura de la pelvis, el bebé sentado y, si es posible, el codo apoyado.

Una tetada en posición incómoda no es un drama y algunas mujeres pueden tener ganas de colocarse de forma más personal; pero ninguna espalda resiste diez veces al día, durante semanas.

Por lo tanto, conviene evitar las posiciones inestables, prolongadas, que son fuente de contracturas dorsales dolorosas.

◆ Colocar bien al niño. Un bebé bien colocado tiene el rostro frente al pecho de la madre, la boca a la altura del pezón y el cuerpo paralelo al de la madre. Está sentado o tendido si ella está sentada, y acostado a lo largo de ella si ella está tendida.

En estas condiciones, el bebé no tiene ningún problema para abrir bien la boca y atrapar no sólo el pezón sino toda la areola. Esto permite una succión eficaz y una excelente prevención de las grietas para la madre.

◆ No imponer cuidados de higiene draconianos a los pezones. Una ducha diaria basta. Todos los productos antisépticos de olor fuerte deben proscribirse.

◆ Al menos durante los primeros días, mientras la lactación no se haya establecido bien, se debe dar de mamar al niño de los dos pechos. Dejarlo mamar completamente de un lado y después ofrecerle un poco del otro. La siguiente vez, conviene empezar al revés.

◆ Después de mamar, el bebé puede tener necesidad de eliminar el aire que ha ingerido. Para ello, lo ideal es colocarlo con el vientre apoyado en el hombro derecho de la madre o el padre un poco inclinado hacia la derecha y hacia delante. Dándole suaves golpecitos en la espalda, a menudo se obtiene un «pequeño eructo» en unos instantes.

Pero este eructo no es indispensable. Si el bebé duerme tranquilamente, se puede acostar, siempre que se ponga de lado. En este caso, si regurgita un poco, no corre el riesgo de ahogarse.

Evitar a toda costa los errores técnicos contrarios a la fisiología

◆ **Alterar las primeras veces que se pone al pecho**
El primer error es retrasar la primera tetada, así como imponer duraciones estrictas a las tetadas; pero es todavía más grave pesar al niño antes y después

de las tetadas, pues sólo sirve para perturbar y angustiar a la madre. Sólo puede concebirse en los servicios de prematuros, para seguir los progresos de un niño muy frágil.

◆ **Introducir biberones de complemento demasiado pronto**
La costumbre de dar biberones de agua con azúcar o leche en espera de que se produzca la subida de la leche es el segundo error; además, es peligroso, porque la tetina, fácil de sujetar y de la que la leche fluye sola, puede falsear el reflejo de succión del bebé, que ya no querrá tomar el pecho.

Si, durante los primeros días y después de una verdadera tetada, el niño llora sin calmarse, o si su curva de peso desciende de forma anormal, es mejor darle un poco de leche con una cuchara o una taza, o con un cuentagotas, o por cualquier medio que no sea la tetina del biberón, para preservar al máximo la calidad de su técnica de lengua.

Si la madre ha podido recoger un poco de su leche, siempre se le debe dar prioridad.

Es inútil darle una gran cantidad de leche e intentar por todos los medios saciar al niño.

Los biberones de complemento dados a la ligera son el punto de partida de un engranaje totalmente contrario al éxito de la lactancia materna.

Con un biberón de complemento, el bebé succiona con una enorme facilidad y se acostumbra a chupar mal.

Por eso, tira peor del pecho de su madre y la lactación disminuye.

El bebé encuentra menos leche en los pechos, lo cual le disgusta, se decide por la tetina, tan fácil de hacer fluir... y ya no quiere saber nada del pecho.

Si se intenta forzarlo, llora y se echa hacia atrás. Muchas lactancias se malogran por biberones de complemento: es necesario prescindir de ellos durante el máximo tiempo posible.

◆ **Aportar respuestas demasiado técnicas**
Tercer error: los servicios de maternidad han multiplicado los artilugios que resuelven una gran parte de los problemas de aprendizaje que puedan tener las madres y los bebés.

A pesar de las virtudes que les atribuye el personal de salud, su eficacia es muy discutible; su efecto práctico, escaso, y su efecto psicológico, totalmente desastroso.

Después de varios días, resultan negativos para la lactación. Sin embargo, es muy útil conocerlos para rechazarlos o utilizarlos sólo en indicaciones concretas.

◆ **Las cazoletas de lactancia.** Son pequeños recipientes en forma de doble semiesfera, con un orificio redondeado de unos 2 cm en el centro de la esfera interna, que se coloca sobre el pezón, sujeto por el sujetador.
 • Objetivo: recoger la leche que fluye y provocar flujos de eyección.
 • Mal uso: creer que pueden dar una forma más normal al pezón; dejarlos colocados durante semanas con el pretexto de que la leche desborda.
 • Buenos usos: recoger la leche que fluye de un pecho cuando el bebé mama del otro lado, para conservarla en el congelador o darla a un centro de recogida de leche; hacer fluir los pechos, incluso entre tetadas, para prevenir la hinchazón.
 Evitar el roce en un pezón doloroso o con grietas.

◆ **Los protectores de pezón de silicona.** Son una especie de «sombreros» perforados que se colocan sobre el pezón.
 • Objetivo: hacer de pantalla entre el pezón y la boca del bebé.
 • Mal uso: creer que facilitan la prensión del extremo del pecho por el bebé (en realidad, éste puede coger la silicona, pero la areola que está detrás no se estimula y el pezón no se pone en erección).
 Además, el olor de la areola que debe motivar al bebé está enmascarado con estos protectores de silicona. Su utilización durante semanas es una aberración.
 • Buen uso: ¡excepcional! Durante una o dos tetadas, hacer de pantalla para disminuir el dolor de una grieta cuando ni el cambio de postura del bebé ni los antiálgicos parecen bastar.

◆ **Los sacaleches.** Existen muchos modelos.
 • Objetivo: a pesar del nombre que llevan, su objetivo es provocar flujos de eyección y no bombear pasivamente la leche.
 • Mal uso: intentar sacar, aspirar con fuerza sobre el pezón, a riesgo de producir dolor y desgarros cutáneos que bloquean la eyección.
 • Buen uso: aplicarlo sobre el pecho de manera bastante estanca (eventualmente humedeciéndolo), después buscar el alargamiento mínimo de la areola y el ritmo ideal para «engañar al hipotálamo» y provocar flujos.
 • Indicaciones concretas: iniciar y mantener una lactación cuando el bebé no puede encargarse de ello (prematuro, niño ingresado, excepcionalmente niño demasiado dormido o incompetente); provocar un flujo entre dos tetadas para recoger leche y ofrecerla al centro de recogida más cercano. Se trata de un acto de ayuda mutua, tan importante como la donación de sangre o de órganos para salvar vidas humanas. Los prematuros y algunos niños muy enfermos la necesitan (en algunos casos, sus vidas dependen de este servicio tan esencial).

La vigilancia diaria de los pechos

Durante los primeros días de una lactancia, es indispensable prevenir y detectar las pequeñas complicaciones del inicio. No se trata sólo de preguntar a la joven madre si todo va bien.

El examen preciso de los pechos es importante; conviene vigilar la aparición de una tensión mamaria dolorosa y el estado de los pezones.

Si se interviene a tiempo, ante el primer signo doloroso, todo vuelve rápidamente al orden.

◆ **Prevenir las grietas**
La prevención es sencilla.

◆ No frotar el pezón y la areola.

◆ Lavarse las manos antes de dar de mamar.

◆ Hacer mamar al niño en una postura buena para que coja bien toda la areola. Así, las fuerzas de tracción se ejercen sobre una superficie amplia y el pezón corre menos riesgo.

◆ Después de mamar, secarse el pezón con un paño limpio. Lo ideal sería dejar los pechos al aire e incluso al sol, que es un maravilloso cicatrizante. Las mujeres que viven desnudas casi nunca tienen grietas.

Otro medio de secar bien el pezón es el aire tibio (un secador de pelo, por ejemplo).

El pezón se seca en profundidad y se macera poco; pero atención, si se reseca demasiado, se vuelve frágil.

◆ Evitar el roce del pezón con un sujetador duro, de fibra sintética, o con una prenda rasposa.

Al principio, se debe intercalar entre el sujetador y el pecho un paño suave y cambiarlo cuando el pecho fluya, para que los pezones permanezcan secos.

◆ **Curar las grietas**
Si aparecen grietas de todos modos, ¿cuál es el tratamiento? En primer lugar, modificar la postura del bebé para que las zonas de estiramiento de la areola se encuentren invertidas.

Si la madre tiene mucho dolor, después de calmarlo con antiálgicos, hay que provocar flujos con un masaje manual de la areola. Este masaje se efectúa por detrás de la zona fisurada y debe ser indoloro. Debe evitarse el sacaleches, porque es más traumático.

Cubrir la grieta con la leche recogida es lo mejor que se puede hacer; esta leche es estéril, está llena de elementos de defensa contra las infecciones y de hormonas de multiplicación celular y de cicatrización. ¿Se puede soñar con algo mejor?

También es posible, para limitar el dolor y acelerar la cicatrización, utilizar pomada cicatrizante. Ninguna se ha sometido a un estudio científico sólido, por lo que es difícil tomar partido. Cada maternidad y cada médico tienen sus costumbres. ¿Por qué no hacerles caso?

◆ **Prevenir la hinchazón dolorosa de los pechos**
Es frecuente en el momento de las primeras subidas de leche, es decir, durante los cinco o seis primeros días después del parto (véase p. 36). Es esencial y fácil de evitar, tanto para garantizar una buena lactación como para preservar el futuro estético de los pechos. En efecto, las variaciones bruscas del volumen de los pechos con tensión exagerada producen estrías y lesiones del tejido subcutáneo responsables de cicatrices indelebles.

Una mujer que da de mamar debe tener los pechos como durante el embarazo, un poco hinchados, pero ni tensos, ni duros, ni dolorosos, en ningún momento de la lactación.

¿Cómo conseguirlo?

◆ Poner el niño al pecho con frecuencia, regularmente, durante los primeros días, cuando la madre está tranquila y relajada. Las tetadas nocturnas son indispensables, sobre todo la segunda y tercera noche, cuando desciende la progesterona. En efecto, ya hemos visto que la prolactina se segrega en la primera parte de la noche, durante las fases de suelo lento profundo, y su elevada concentración favorece la hinchazón. Hacer mamar al bebé o provocar flujos en el momento de las concentraciones elevadas limita la congestión vascular.

◆ Provocar flujos manualmente cuando los pechos se pongan tensos, con tanta frecuencia como sea necesario para conseguir que se flexibilicen y desaparezca totalmente el dolor. Este acto sencillo, pero todavía desconocido en la mayoría de servicios de maternidad, fue descrito por una estudiante de comadrona de la escuela de Poissy. Consiste en coger la areola entre los dedos hacia atrás, en el límite de la zona pigmentada, y después, suave, lenta y tranquilamente, efectuar movimientos progresivos de estiramiento y de presión, como hace el bebé con la boca. Los dedos sólo deben tocar la areola, nunca presionar el pezón, lo cual bloquearía el flujo. Presionar más hacia atrás en el pecho no debería hacerse nunca. Si se practica en un clima de calma e intimidad, este acto es muy eficaz. Es indoloro, incluso más bien agradable. La madre que ve salir leche en abundancia tiene ante los ojos una maravillosa demostración de lo que pueden producir sus pechos y la prueba de que a su bebé no le faltará nada.[4] Cuando esta tetada manual es un poco difícil, un excelente medio de favorecerla es realizarla bajo una ducha caliente. La presión suave ejercida por el chorro y el calor del agua tienen una acción inmediata y prolongada que permite descongestionar los pechos sin dolor y totalmente. Estas duchas pueden repetirse sin ningún peligro con tanta frecuencia como sea necesario durante el día.

Conviene precisar, además, que estas duchas no están contraindicadas en caso de sutura perineal (episiotomía o perineotomía) y no alteran en nada la cicatrización. Sería deseable que todas las maternidades tuvieran un equipamiento sanitario que permitiera estas duchas regulares, también útiles para la higiene elemental de las mujeres hospitalizadas.

◆ Favorecer una relajación completa de la madre. El doctor Lammi, pediatra finlandés, preconiza sesiones de relajación. La madre se tiende, con el bebé en brazos. Lo mece y lo siente. Después se le recomienda que imagine lo que ocurre en su cuerpo, la actividad de la hipófisis con la secreción de las dos hormonas, prolactina y oxitocina. El terapeuta explica la acción de la prolactina, los acinos que se llenan de leche, y después la acción de la oxitocina, que hace contraer los acinos para que fluya la leche. Con palabras suaves, muy progresivas, sugeridas lentamente, un poco sensuales, recrea la fisiología de la lactación en la imaginación de la joven madre. Si la madre se relaja totalmente, la leche se pone a fluir espontáneamente o llega en abundancia en cuanto se pone el bebé al pecho. Este procedimiento me parece excelente y debería utilizarse ampliamente en el medio hospitalario. Al regresar a casa, una mujer joven puede obtener un resultado similar tomando un buen baño caliente, tranquilo, y pensando en su bebé.

◆ Finalmente, llevar un buen sujetador. Si los pechos no se sujetan, cierto número de canales lactíferos se comprimen, se aplastan y no pueden vaciarse correctamente. Esto da lugar a una hinchazón localizada.

Estos medios sencillos permiten hacer desaparecer las hinchazones enormes y dolorosas, tan frecuentes en una lactancia mal realizada. Es posible suprimir la utilización del sacaleches, instrumento doloroso y traumático, tanto para los pezones como para la moral de las mujeres.

---

4. En la escuela de comadronas de Poissy, Île-de-France (tel. 01 39 79 51 11) se rodó una interesante película pedagógica que ilustra esta técnica. Se titula *Le masage aréolaire... comme une tétée manuelle* (El masaje areolar... como una tetada manual).

◆ **Tratar la hinchazón**
Si la hinchazón aparece a pesar de todas estas precauciones, ¿cuáles son los medios médicos útiles?

En caso de hinchazón dolorosa, existen dos elementos: un estancamiento mecánico y un fenómeno de edema e inflamación reactivos que empeora el estancamiento. Esto genera un auténtico círculo vicioso. ¿Cómo romperlo?

Puesto que la situación está bloqueada, conviene intervenir sobre todos los parámetros del bloqueo al mismo tiempo. Calmar el dolor cuando la hiperpresión interna de la glándula impide la función puede no ser suficiente. Dar antiinflamatorios a una mujer joven desesperada y dispuesta a suspenderlo todo tampoco resolvería nada. El objetivo, el único objetivo, es conseguir provocar los flujos, un buen chorro, dos o tres veces seguidas, durante dos o tres horas seguidas. En un tratamiento bien realizado, el dolor cede ya en los primeros flujos y el estancamiento desaparece en menos de media jornada.

◆ Calmar el dolor porque, si la madre sufre, los flujos son nulos o de mala calidad. La administración de paracetamol media hora antes de intentar provocar un flujo es un buen medio.

◆ Crear un clima de tranquilidad y relajación absoluta. La hinchazón no es más que un incidente transitorio que desaparecerá en unas horas. Las técnicas de yoga, sofrología y relajación experimentadas para el parto tienen también su lugar aquí.

◆ Si los signos son importantes, dar antiinflamatorios, locales o por vía general, controlando una posible toxicidad para el niño por su paso a la leche, es eficaz y poco tóxico; el más sencillo de utilizar es el ibuprofeno, que se administra preferentemente después de las tetadas y en los intervalos en que la madre quiere que se la deje tranquila.

◆ Tranquilizar al bebé para que su llanto no se añada al pánico de la madre.

◆ Cuando estos cuatro puntos se realizan, y solamente entonces, provocar flujos, el máximo de flujos, cada hora o cada dos horas, con la técnica que la madre prefiera: masaje areolar, ducha o sacaleches. Por supuesto, siempre que esté disponible, el bebé será el encargado de este «trabajo».

◆ **Los errores que no hay que cometer**
Ciertas actitudes antiguas deben evitarse absolutamente porque son inútiles, incómodas y a veces peligrosas. Sin embargo, con demasiada frecuencia se continúan dando malas indicaciones de tratamiento de la hinchazón.

◆ No beber, o beber menos, o dar diuréticos... ¡eso da sed! El porcentaje de agua del cuerpo disminuye quizá muy ligeramente, pero, como los pechos la utilizan con prioridad, conservan todas las reservas.

◆ Comprimir, vendar, apretar los pechos es provocar un dolor intolerable y aumentar la presión interna, por lo tanto, bloquear la función. Lo contrario del objetivo buscado.

◆ Atención a la toxicidad para el bebé de los medicamentos (antiprolactina, antiinflamatorios) prescritos normalmente para bloquear por completo la lactación. Son eficaces sobre una hinchazón, por supuesto, pero pasan a la leche. Es mejor que el bebé reciba lo menos posible.

Hay que decir y repetir que el futuro de una lactancia materna se juega a menudo en la primera semana. Si la lactación se inicia bien, si la madre evita las grietas y las hinchazones importantes o si éstas se solucionan con rapidez, el riesgo de complicaciones posteriores es casi nulo y la lactancia pronto será fácil, agradable y satisfactoria para la madre y el niño.

El papel de todos, padres, personal de salud de las maternidades y médicos, es obtener una calidad de cuidados que permita que las dificultades de los primeros días sean lo más escasas posible.

Pequeñas dificultades iniciales

Como toda experiencia humana, la lactancia materna requiere un tiempo de aprendizaje, un tiempo de rodaje podríamos decir. Las pequeñas dificultades iniciales son benignas y fáciles de resolver, pero la joven madre deprimida y angustiada puede sentirlas como verdaderos dramas. Demasiadas mujeres detienen bruscamente una lactancia en los primeros días porque es realmente demasiado difícil y dolorosa. Cuando bastaría con un poco de paciencia, una presencia amiga y algunos consejos razonables para alcanzar la fase de equilibrio en que madre e hijo se encuentran perfectamente adaptados uno al otro.

No hay que soñar con una lactancia materna ideal de entrada. Al principio, hay días en que la leche desborda y otros en que el bebé no queda saciado. Días en que el bebé duerme tranquilamente y mama a horas regulares, y otros en que llora constantemente sin que nada, ni siquiera el pecho, consiga consolarlo. Hay días en que la madre está tranquila y feliz, y otros en que la fatiga y la falta de sueño la dejan al borde de las lágrimas. Están los bebés que tardan en comprender cómo hay que mamar y los que vomitan grandes cantidades de leche cuando se les acuesta...

El paso brusco al biberón no arregla nada. Se priva definitivamente al niño de una alimentación maravillosamente adaptada a él y de una relación única para resolver algunas pequeñas dificultades pasajeras. ¡Qué lástima!

Me gustaría encontrar las palabras para explicar, tranquilizar, dar a las madres ganas de continuar sin temor una lactancia, aunque no todo sea idílico. ¿Cómo convencerlas de que este tiempo de rodaje nunca dura mucho, que hay que aguantar «unos días más» para alcanzar el «jardín de las delicias»? No es más difícil que aprender a caminar, por ejemplo.

Mire a los niños de un año, vacilan, se caen, lloran, intentan riendo seguir a un juguete, tropiezan y vuelven a empezar. Y después, un día, ya está. Caminan y, de repente, ya saben en su cuerpo, profundamente. La marcha está programada desde siempre en su cerebro y en su cuerpo. Solamente han tenido que aprender. Lo mismo ocurre con la lactancia. La técnica del bebé y la lactación de la madre existen en el fondo de nuestro código genético, como en el de todos los mamíferos.

Hay que dar tiempo al cuerpo de las mujeres y a la boca de los niños para que se encuentren y establezcan un verdadero equilibrio.

Con un poco de paciencia y un clima de ayuda cálida para la madre, siempre es posible.

Evitar los malos consejos

Es la primera condición para resolver las pequeñas dificultades del inicio. Este detalle aparentemente banal no es, en realidad, el más fácil de seguir. El ritual social alrededor de los nacimientos sigue siendo muy fuerte, incluso en nuestros días. Padres, abuelos, amigos y personal sanitario juegan alegremente a las hadas madrinas alrededor de la cuna y agobian a la nueva madre con prescripciones y recomendaciones más o menos sensatas: «Ten cuidado, tendrá frío. No le sujetas suficiente la cabeza... Come demasiado; se pondrá enfermo. ¿Cómo, le das de comer también de noche? ¡Pero lo estás mimando, lo acostumbras mal!».

En todo lo que afecta a la lactancia, tengo ganas de decir que sólo existe una solución, taparse los oídos sistemáticamente. Excepto para las frases pronunciadas por una mujer que ha vivido con éxito una o dos lactancias. Son los únicos consejos valiosos. Los demás no tienen ningún valor. Los padres o amigos que no han vivido la lactancia sólo pueden aportar prejuicios, más o menos falsos y casi siempre salpicados de fracasos.

Un marido no es objetivo. Participa desde demasiado cerca en las emociones del nacimiento y la lactancia. Lo que puede aportar —y es fundamental— es una presencia tranquila, cálida y alentadora.

En esto, ayuda realmente a su compañera, mucho más que si busca recetas en un libro o quiere aconsejarla «útilmente».

Con mucha frecuencia, las madres jóvenes que consiguen una lactancia tranquila ayudarán a los médicos y al personal de salud a comprender este «tiempo de vida», a mirar mejor lo que viven con su bebé.

Por lo tanto, si conoce a una mujer o a mujeres felices por haber dado de mamar a sus bebés y por haberlo hecho durante mucho tiempo, no dude en reunirse con ellas y hablar. Sólo tendrán las palabras justas para describir una experiencia profundamente exitosa. Ellas conocen necesariamente las pequeñas dificultades del inicio y han sabido superarlas. En muchos casos, muchas de estas mujeres inquietas han constituido grupos de apoyo que, a través de sus páginas en internet, analizan las situaciones difíciles y sus causas, y facilitan los medios más sencillos para resolverlas,

---

Para conocer algunos grupos de apoyo, puede consultar los foros de internet de algunas organizaciones:

• Comité de lactancia materna de la Asociación Española de Pediatría: http://www.aeped.es/lactanciamaterna/index.htm

• Leche League: http://www.lalecheleague.org/

Existen muchos grupos informales en diversas ciudades, y en estas páginas podrá encontrar las direcciones necesarias. Aunque no haya ninguna asociación en su ciudad, a través de internet podrá aclarar cualquier duda mediante la información facilitada y los foros donde podrá plantear sus preguntas.

Dificultades por parte del niño

◆ **El niño que rechaza el pecho**

La dificultad más angustiosa para la madre es el fracaso al poner el niño al pecho. Es decir, un recién nacido que llora, manifiestamente hambriento, y que sin embargo rechaza el pecho. O bien se niega totalmente a mamar, o bien no consigue coger correctamente el pezón, o bien mama unos segundos, se echa hacia atrás llorando, vuelve a mamar, llora de nuevo... En este caso, es inútil intentar convencer al bebé de que mame y todavía menos, por supuesto, obligarlo.

Sujetar al bebé demasiado fuerte y presionarle la cabeza sobre el pecho es correr hacia la catástrofe. Su primer reflejo será echarse hacia atrás para liberarse el cuello y la cabeza. Y la próxima vez que mame recordará un «peligro», una «incomodidad» relacionada con el acercamiento al pecho. Se producirá entonces con mucha rapidez un pánico mutuo de la madre y el bebé y, por lo tanto, el fracaso de la lactancia. ¿Qué hacer?

◆ En primer lugar, no poner nunca en los pechos de la madre productos de higiene con un olor fuerte que altere el reconocimiento del pecho por el bebé.

◆ Dejar que el niño dirija sus movimientos, *no sujetarle nunca la cabeza firmemente*. Basta con sostenerla ligeramente.

◆ Si no tiene ganas de mamar, dejarlo contra su madre, sin intentar que continúe mamando, *dejar que se calme* y se oriente.

◆ No darle biberones de complemento... Eso sería sabotaje.

◆ Sobre todo, es necesario que la madre se persuada de que *no es grave*. El niño no corre ningún riesgo si espera un poco y comerá mejor un poco más tarde, cuando esté tranquilo. Es mejor volver a intentarlo tranquilamente cuando todos estén en mejor forma.

◆ El niño que mama mal

Es frecuente durante los primeros días, sobre todo en niños un poco prematuros o cansados. Si el examen neurológico global es correcto, aprenderá y lo hará rápido, no hay que preocuparse. Al principio de cada tetada, conviene dejar que sienta ampliamente el pezón, eventualmente pasearlo por sus labios para que aprenda a reconocerlo. Es inútil abrirle la boca. Lo hará él solo y no tardará en mamar. Basta con un poco de paciencia. El niño más grande puede mamar peor por periodos, porque tiene menos hambre, porque sobre todo tiene ganas de dormir o porque está cansado. Aunque aparentemente casi no coma, si la curva de peso es correcta, no hay motivo para inquietarse.

◆ El niño que no toma bastante

Tres signos pueden hacer pensar que un niño no está bastante alimentado: orina y heces muy escasas; una curva de peso claramente inferior a la normal, durante varios días; un niño que llora desesperadamente después de cada tetada y no se puede dormir.

◆ La principal causa es *la baja producción de leche por la madre*, ya sea porque la lactación no se ha establecido claramente todavía, ya sea porque sufre una pequeña disminución transitoria (después de una fatiga excesiva o una emoción, por ejemplo).

En este caso, es esencial multiplicar el número de tetadas y eventualmente sacarse leche entre ellas, para dar la señal a las células de que se necesita más leche. Si la madre se saca leche, se la puede dar al bebé después de una tetada, con una cuchara.

◆ Si la curva de peso no es buena a pesar de una lactación abundante y una buena succión, es mejor consultar al pediatra para descartar una causa patológica asociada.

◆ **El niño que llora mucho**
Un bebé puede llorar por un montón de razones. Si no tiene hambre, ¿qué le ocurre?

◆ La causa más frecuente y la peor conocida es la pérdida de sus referencias. Un recién nacido puede llorar de inquietud, porque no sabe dónde está. Estaba acostumbrado a un medio cerrado y cálido, poblado de ruidos regulares. Se encuentra ahora en una cuna desconocida. Tomarle en brazos para tranquilizarle y calmarle no es mimarlo. Necesita ternura.

◆ La segunda razón, que empeora la primera, es el ritmo de vigilia. Cuando un bebé duerme poco, tiene mucho tiempo para llorar porque es incapaz de pasar tranquilo y atento mucho tiempo de vigilia, en las primeras semanas de vida. Hay bebés que duermen dos veces más que otros... y, por lo tanto, padres que tienen más o menos suerte. Un bebé no elige.

◆ A menudo, siente una pequeña incomodidad pasajera: pañales mojados que le irritan, pequeños cólicos dolorosos, tránsito intestinal rápido un poco sensible.

◆ Más tarde, el bebé llora a veces por aburrimiento, ganas de pasear o de cambiar de posición. Es muy fácil responder a esta demanda.

◆ **El niño que se despierta mal**
Algunos niños realmente están demasiado dormidos, un poco hipotónicos, no se despiertan solos y la curva de peso cae profundamente o se mantiene

estacionaria. Suele ocurrir con los niños prematuros de treinta y siete o treinta y ocho semanas. A veces, se trata de una enfermedad que hay que buscar. Pero es una eventualidad rara, que requiere la opinión de un pediatra.

Con mucha mayor frecuencia, los padres se inquietan y hablan de un niño dormido ante un recién nacido lleno de salud, con una curva de peso satisfactoria y un comportamiento perfecto. Es evidente que se trata de un niño tranquilo, al que le gusta dormir, que come con poca frecuencia, pero toma una ración correcta. Por supuesto, hay que respetar su ritmo... y dejarle dormir.

◆ **El niño que vomita**

Casi todos los recién nacidos «vomitan» un poco después de mamar, o bien justo después, o bien en un momento en que se despiertan para una nueva comida. Las pequeñas regurgitaciones, incluso repetidas, tienen un significado banal. El niño ha bebido demasiado y echa el «exceso». Es inútil preocuparse. Nuestras abuelas lo sabían bien y ponían un babero a los bebés porque lo encontraban normal. ¿Hemos olvidado la era de los bebés elegantes e impecables?

En cambio, si los vómitos son muy abundantes, frecuentes, mucho tiempo después de mamar, y si la curva de peso no es satisfactoria, es mejor consultar al médico. Puede tratarse de una anomalía que requiera un tratamiento médico.

Dificultades por parte de la madre

Son frecuentes y pasajeras. Pero, cuando aparecen, se acompañan de una incomodidad física o psicológica que puede comprometer la lactancia. Hay que tenerlas en cuenta seriamente. Ya he hablado de las grietas y la hinchazón. ¿Cuáles son las demás dificultades?

◆ **La fatiga**

Antaño, las mujeres que acababan de dar a luz tenían la orden de permanecer en la cama cerca de un mes, sin levantarse nunca, con el bebé siempre a su lado. Siempre había alguien del vecindario o del entorno para arreglar la casa en su lugar. En aquellos tiempos, casi todas las mujeres daban de mamar, ¡y fácilmente! Seguramente hay una relación entre el reposo, la disponibilidad y la facilidad en poner en marcha una lactancia.

En la actualidad, la estancia hospitalaria no es muy favorable para el reposo: pasos continuos por las habitaciones, visitas frecuentes, ruidos en los pasillos, llantos de bebés. Es mucho más fácil descansar y dormir al volver «a casa». Una pequeña siesta por aquí, un trocito de noche por allá, adaptándose al sueño del niño.

Pero, en casi todos los casos, apenas regresan a casa, las mujeres intentan reanudar sus ocupaciones, como si no hubiera pasado nada. Es un error. Un parto cansa, los cambios hormonales que siguen también. La puesta en marcha de la lactancia ciertamente también.

Tener en cuenta esta fatiga y ayudar a las madres jóvenes a descansar al volver de la maternidad es un verdadero problema social. La ayuda mutua espontánea de las vecinas o las abuelas ya casi no existe en las grandes ciudades. Es un engaño hablar de promover la lactancia materna sin tener en cuenta el problema de la fatiga y el aislamiento de las jóvenes madres. No habrá lactancia materna prolongada para la mayoría de mujeres mientras no se encuentre un medio de ayuda eficaz. Es inútil hacerse ilusiones.

Y la ayuda necesaria no es forzosamente la presencia de alguien que se ocupe del bebé. Este trabajo corresponde a la madre y al padre. Lo que se necesita es liberar a las mujeres de las tareas domésticas para que puedan dedicarse durante un tiempo a su hijo... y a los demás hijos. Para ellos, el regreso de la madre, con una «novedad», no siempre es sencillo. Necesitan una madre disponible.

¿Quién planteará el problema a nuestros gobernantes? Y mientras tanto, ¿qué hacer?

El error de demasiadas madres es recuperar en los primeros días el ritmo de antes del embarazo. No hay nada más cansado.

Sólo hay una solución: es necesario que la madre descanse si está agotada. Dormir con los pechos desnudos y el bebé contra ella, dejarlo mamar con tanta frecuencia como quiera es lo más fácil. Recuperar en unas cuantas siestas diarias las noches difíciles, acortadas, es una necesitad absoluta.

Si realmente la madre quiere dormir y no quiere saber nada del bebé una noche entera, siempre es posible que lo alimente otra persona. Es preferible dar una vez leche artificial a un niño para que la madre duerma de un tirón una noche tranquila en lugar de mantenerse en un fanático «pecho, sólo pecho». La lactancia materna será mucho más fácil al día siguiente... y habrá más posibilidades de que sea duradera. Este punto también es importante. Si además se le da esta comida sin tetina, mejor que mejor.

◆ **Los pezones malformados**

Es el terror de las madres jóvenes... aunque poco justificado. Los pezones realmente invaginados, de los que el niño no puede mamar en absoluto, son rarísimos. Yo nunca he visto ninguno, después de varios años de trabajo en la maternidad. Un niño hambriento siempre consigue mamar. Hay que desmitificar esta idea del pezón «malformado», que enloquece a las madres y expone a responder en el momento oportuno a sus angustias de ser una «mala madre».

Con demasiada frecuencia, se habla de pezón malformado, imposible de agarrar, cuando, al tercer o cuarto día, la joven madre tiene los pechos hinchados, duros y, por lo tanto, un pezón tenso y aplanado. Por supuesto, si se ha esperado mucho para poner el bebé al pecho por primera vez, habrá ciertas dificultades... ¡mientras que en el momento del nacimiento todo habría sido mucho más fácil! Si las areolas están muy aplanadas y tensas, no hay que ponerlas en la boca, hacer fluir manualmente un poco de leche los ablandará. El bebé hará el resto.

Ante la menor duda sobre los pezones, basta con *procurar colocar al bebé en muy buena posición, frente al pecho de su madre.* Puede mamar muy bien de la areola aunque el pezón esté invaginado o aplanado. Y el simple hecho de mamar forma los pezones de la madre en unos días.

Una vez más, es mejor evitar a toda costa las mamaderas, las tetinas y otros intermediarios entre la madre y el hijo. El niño debe tirar muy fuerte y se cansa. Y no se forma el pezón. No es la solución. Si el niño no consigue realmente mamar, la madre puede ayudarlo vaciando un poco el pecho antes de la tetada y tirando ligeramente del pezón antes de presentárselo. En general, eso basta.

Nuestras abuelas conocían bien el mejor remedio: hacer mamar de estos pezones difíciles de coger a un niño ya grande (dos o tres meses, por ejemplo). A esta edad, siempre consigue mamar, y su succión forma fácilmente los pezones. Actualmente, ya no hay mujeres que «intercambien» unos minutos a sus lactantes al pecho. Probablemente es una lástima, pero las dudas sobre la transmisión por la leche de ciertas enfermedades víricas ya no permiten estos intercambios.

◆ **La hipogalactia transitoria**
La palabra «hipogalactia» significa exactamente leche insuficiente. En los libros de medicina, se habla de «hipogalactia primaria» para designar una subida de la leche que se establece lentamente y de «hipogalactia secundaria» para designar la disminución del volumen de leche en una mujer que hasta ese momento tenía una lactación normal.

◆ La hipogalactia primaria no debería encontrarse prácticamente nunca. Sólo existe una causa patológica verdadera que impide totalmente la lactación, la destrucción de la región hipotálamo-hipofisaria, donde se segregan las dos hormonas (prolactina y oxitocina). En este caso, por otra parte, sería mejor hablar de agalactia —ausencia de leche— en lugar de hipogalactia. Es una eventualidad extremadamente rara y a menudo ya conocida por otras manifestaciones clínicas. La hipogalactia primaria aislada, sin causa hipofisaria, no es muy frecuente. Para todos los especialistas que han investigado en los países donde las mujeres dan de mamar sistemáticamente, la imposibilidad de establecer una lactación correcta sólo se produce de tres a cinco casos de cada mil. Es pues muy rara. Mientras que en países europeos, actualmente, el porcentaje medio de hipogalactia primaria se estima en un 15 % (encuesta realizada en abril de 1980), pero con enormes variaciones: del 3 % al 50 % según los servicios... Es decir, de diez a cincuenta veces más que las cifras obtenidas en los países con un porcentaje elevado de lactancia materna. ¿Por qué esta diferencia? Al parecer, existen dos razones verdaderas: la lactancia mal realizada, en especial, poner al niño al pecho poco y tarde, causa por desgracia demasiado frecuente, y el miedo de las mujeres a dar de mamar a su bebé. En muchos casos, la falta de leche es un pretexto para una detención precoz de la lactancia materna. Esta detención alivia y satisface plenamente a algunas madres jóvenes, que tenían ganas de parar pero no se atrevían a decirlo, y desespera a otras...

◆ **La hipogalactia secundaria** es mucho más frecuente, sobre todo las tres o cuatro primeras semanas; una gran fatiga, una emoción, un cambio de ritmo de vida, un esfuerzo físico intenso, un viaje, una mala noche en que el bebé ha llorado mucho, la enfermedad de otro hijo, un marido gruñón, o incluso un poco de melancolía y ya está, ¡no hay leche o casi! El regreso a casa después de la estancia en la maternidad es un excelente ejemplo. Las mujeres, cansadas y un poco angustiadas al volver, a menudo tienen poca leche durante unos días. En cuanto recuperan sus hábitos, el placer de estar en casa, la producción de leche aumenta de nuevo. Esta hipogalactia es tan benigna como frecuente, es decir que no dura mucho, y se controla con los medios más sencillos. En primer lugar y ante todo, no hay que desesperarse ante la menor fluctuación. La leche volverá y volverá tanto más deprisa cuanto que la madre esté tranquila.

Para una mujer que tiene muchas ganas de dar de mamar a su bebé, el tratamiento de la hipogalactia es sencillo.

◆ **Hacer mamar al bebé con la mayor frecuencia posible**, siempre que quiera, cada hora si es necesario. La succión del pezón es lo que estimula la subida de la leche, no me cansaré de repetirlo. Por otra parte, y esto también se ha dicho, cuanto menos se complete con tetinas, más posibilidades habrá de que se restablezca la lactación sin problemas, puesto que el bebé mama mejor, conserva su técnica e intenta con mayor glotonería satisfacer su deseo de succión.

◆ **Intentar provocar verdaderos flujos, completos**, con leche que fluya realmente.

◆ Descansar al máximo. Quedarse en la cama, dormir la siesta, no ocuparse de las tareas domésticas «que no sean totalmente indispensables». Cuanto más se fatiga una madre, menos leche tiene y más tiempo necesita para «recuperarse» del embarazo y el parto.

◆ Contrariamente a los discursos populares, beber abundantemente es ilusorio para luchar contra la hipogalactia (de la misma manera que no beber no evita la hinchazón). Aunque no beba, la madre sacará de sus propias reservas la cantidad de líquido necesaria... tendrá sed. ¡Es tan sencillo como eso! Beber según la sed que se tenga, sin forzarse, es pues la mejor solución.

¿QUE BEBER?

Según la tradición popular, la cerveza y la leche tienen virtudes galactógenas muy grandes. ¿Qué pensar de eso? Aunque tiene poco alcohol, la cerveza no debería consumirse diariamente. No es más eficaz sobre la subida de la leche que otros líquidos. Yo recomendaría más bien algunos jugos de fruta cada día, porque la vitamina C que contienen favorece una buena lactación. En cambio, la cerveza aporta alcohol y el bebé no lo necesita para nada.

La mejor bebida es seguramente el agua, el agua en todas sus formas: agua fresca, tisanas, té ligero. Las tisanas consideradas eficaces son la borraja, el hinojo, el anís, la albahaca y el comino. No hay ningún límite en cuanto a la cantidad. Es inútil racionarse o forzarse.

◆ Finalmente, para restablecer sin tardar una subida de la leche eficaz, lo esencial es quizás esperar con calma. Una madre que se inquiera y ya no sabe cómo alimentar a su bebé, entra en una especie de círculo vicioso, poca leche ∅ preocupación ∅ todavía menos leche, etc., del que es difícil salir. Mientras que una madre tranquila, paciente, tiene cien posibilidades sobre cien de recuperar la lactación en unas horas o en uno o dos días.

◆ Teóricamente, no hay otro tratamiento útil. Sin embargo, existen medicamentos para estimular la lactación.
    • El Galactogil® es una asociación de tres productos simples: plantas (galega, comino, hinojo) consideradas galactógenas; difosfato tricálcico, que ayuda a compensar las pérdidas de la madre en fosfato y en calcio; malta, que favorece el tránsito intestinal y también la lactación. Este medicamento carece de toxicidad. Puede tomarse en dosis regulares (tres cucharadas al día) durante varias semanas sin ningún riesgo. Sin embargo, su eficacia real

es discutible. Seguramente, actúa como apoyo psicológico y también como verdadero galactógeno. Pero, puesto que carece de peligro, ¿por qué no?

• Los bloqueadores de la dopamina (Motilium®, Dogmatil®), en cambio, deben utilizarse con mucha precaución. Tienen una acción selectiva sobre el sistema nervioso central e inducen a veces flujos de leche en algunos pacientes (¡hombres o mujeres!) fuera del embarazo. Es lógico, puesto que actúan sobre la dopamina cerebral, es decir, sobre el factor inhibidor de la prolactina. Pero la dopamina es uno de los neurotransmisores cerebrales fundamentales, desempeña un papel en todo el equilibrio psicológico. Es mejor evitar cualquier tratamiento que actúe sobre el cerebro del niño, a una edad en que se está formando.

• Los ansiolíticos y sedantes se prescriben a menudo para que la madre esté un poco más tranquila. Presentan pocos riesgos directos, pero pueden producir una somnolencia en el niño que dificulte la succión.

Puesto que su eficacia es discutible, ¿no es preferible evitar los medicamentos? Una buena técnica, tetadas frecuentes y un verdadero reposo de la madre son mucho más eficaces. Dar de mamar no es una enfermedad... No hay necesidad de tomar medicamentos.

Los pechos que rezuman y segregan leche solos

Es una eventualidad bastante frecuente, también durante las primeras semanas, hasta que la oxitocina esté bien adaptada. Un pecho puede rezumar mientras el bebé mama del otro lado. Los dos pechos pueden ponerse a emitir leche fuera de las tetadas, porque la madre oye llorar al bebé, en caso de variaciones bruscas de temperatura o altitud, durante una emoción, una relación sexual o incluso sin ninguna causa aparente.

Evidentemente, resulta desagradable encontrarse en una reunión seria con el vestido manchado, o despertarse por la mañana en un mar de leche... Pero estas pequeñas molestias no suelen durar mucho. No se puede hacer más que colocar detrás del sujetador una almohadilla de algodón para absorber la leche que fluye. Y cambiar esta almohadilla cuando esté mojada para evitar la maceración del pezón, que podría producir grietas. Le recuerdo que llevar cazoletas de lactancia mantiene a largo plazo flujos abundantes y, por lo tanto, utilizarlas de forma continua es la peor manera de evitar este flujo de leche.

Si la pérdida de leche se produce en un momento claramente inoportuno, es posible detener el chorro presionando fuertemente sobre el pezón. Pero este medio debe emplearse poco, porque a la larga podría producir hinchazón en ciertos canales...

Si la pérdida de leche es realmente muy abundante y continúa después del primer mes, un médico podría prescribir un tratamiento hormonal para disminuir esta lactación excesiva. Afortunadamente, esto casi nunca es necesario.

Todas estas dificultades iniciales, reunidas en un largo capítulo, puede parecer que forman una serie realmente insuperable. En realidad, no es así. Si el inicio de la lactancia es correcto, estas molestias son muy pasajeras y sólo representan una incomodidad temporal. Con un poco de paciencia, todo volverá al orden. Madre e hijo, felices y relajados, bien adaptados uno al otro, llegarán a la fase de equilibrio, el tiempo de la felicidad de dar de mamar y recibir leche...

CAPÍTULO VII

Los problemas
médicos de la lactancia:
lesiones de los pezones
y los pechos

El que ha venido al mundo para no alterar nada no merece ni consideración ni paciencia.

René Char

Puesto que ahora somos los encargados del futuro de nuestra porción de universo deberíamos ser capaces de responder a la pregunta: ¿qué pasará mañana?

Albert Jacquard, *La légende de la vie*,
Flammarion, 1994, p. 270

Durante todo el periodo de lactancia, los pechos tienen una intensa actividad funcional. La sangre circula más deprisa y más abundantemente en los vasos dilatados y la leche se segrega de forma permanente. La succión del bebé produce movimientos de tracción y estiramiento del pezón, a menudo notables. Todos estos elementos concurren para dar lugar a una fragilidad temporal de los pechos, que puede conducir a trastornos o problemas médicos si la lactancia se lleva mal.

En la mente de cada mujer que da de mamar se esconde una angustia ante la idea de una complicación. Nuestra infancia está llena de historias de abscesos, infecciones, intervenciones quirúrgicas y drenajes dolorosos. Las conversaciones de vecindario o la charlatanería alrededor de las jóvenes que acaban de dar a luz no nos aportan ningún detalle. Pero un oído experto reconoce deprisa, entre todas estas historias, los casos en que ha habido complicaciones médicas reales. Centenares de mujeres hablan de lo que les han dicho que era un absceso del pecho y que no era más que una banal linfangitis. Demasiados médicos recomiendan la detención inmediata y definitiva de la lactancia ante el menor enrojecimiento o síntoma de fiebre, por temor a no saber identificar una dificultad real. Estas complicaciones a veces existen, pero son excepcionales, siempre que se eviten los errores iniciales y sobre todo las intervenciones médicas inadecuadas ante pequeñas dificultades.

Hay que encontrar el equilibrio para tratar lo mejor posible estas complicaciones cuando se presentan y evitar un destete inútil. Sería una lástima para el niño, que se beneficia de una leche excelente, y para la madre, a la que un destete brusco puede originarle complicaciones.

Por lo tanto, vamos a enumerar diferentes problemas que pueden plantearse y a intentar resolverlos con ayuda de un médico competente y atento.

Las dificultades frecuentes

Aunque ya se han examinado en el capítulo sobre el inicio de la lactancia, vamos a completar algunos puntos.

Existen dos dificultades básicas: las grietas del pezón y la hinchazón de los senos lactíferos o los acinos (localizada o generalizada) que, si evoluciona mal, provoca una linfangitis.

Las grietas

Una vez que el pezón se ha acostumbrado a la succión y está en buen estado, el niño puede mamar durante meses (o años, ¡incluso con dientes!) sin problema para la madre. Así pues, las grietas graves se producen sobre todo las primeras veces que se da de mamar. En los bebés siguientes, el pezón ya se ha acostumbrado.

Las grietas son problemas que sólo se plantean las dos o tres primeras semanas.

Las grietas son más frecuentes en las mujeres de piel clara, pelo claro o rubio y areola poco pigmentada al final del embarazo. Pero incluso los pezones más finos y sensibles permiten una lactancia sin problemas si el proceso se inicia correctamente.

◆ Hay grietas y grietas
Generalmente, se habla de grietas cuando el pezón se vuelve sensible durante las tetadas.

Es un error, en realidad, hay varios niveles de gravedad.

◆ **Pezón doloroso** durante las tetadas, pero sin lesión cutánea visible. Es banal los primeros días de la lactancia y no presenta riesgo, sólo un dolor que desaparecerá al cabo de una docena de tetadas. Hay que tener un poco de valor y paciencia.

◆ **Cortes en el pezón**, minúsculas rayitas rojas en la superficie del pezón, sensibles al roce y durante las tetadas. Sólo existe un tratamiento: llevar los pechos al aire.

◆ **Fisuras radiales**, profundos surcos de color rojo intenso que dividen la superficie del pezón. Son muy dolorosas en el momento de la succión, e incluso entre las tetadas.

◆ Erosiones de la parte superior o de la base, zonas donde el revestimiento cutáneo se ha desprendido y desgarrado por la succión. Como máximo, todo el pezón puede estar erosionado, al rojo vivo, muy doloroso y sangrante durante las tetadas.

◆ **Las grietas severas tienen tres inconvenientes**

◆ Un dolor extremo, difícil de soportar para la madre. Las tetadas pueden convertirse en fuente de angustia, pánico, crispación, mala eyección de la leche, inicio de hinchazón y aumento del dolor. Se genera un círculo vicioso que conviene evitar.

◆ Sangrados, frecuentes cuando las lesiones cutáneas son importantes. Se observan raramente fuera de las tetadas. El signo más corriente, y que enloquece a todo el mundo, es encontrar sangre en la leche regurgitada por el niño. Se cree que se debe a una enfermedad hemorrágica del niño, cuando se trata de sangre que ha bebido al mamar. Mientras el sangrado se limite al tiempo de las tetadas y sea poco abundante, es posible dejar al niño al pecho. La sangre de la madre no representa ni peligro ni toxicidad para él. Es el dolor de la madre lo que debe guiar el tratamiento, no el aspecto de las regurgitaciones del bebé.

◆ La herida cutánea de la grietas. Es una puerta de entrada para los microbios, es decir, la vía de una complicación infecciosa del pecho. Toda grieta, incluso incipiente, deberá acompañarse de cuidados rigurosos para evitar una infección.

◆ **Los factores que favorecen las grietas**
Aunque ya se han citado, conviene exponerlos en cuatro grupos esenciales.

◆ Mala mecánica de la succión:
  • Niño mal colocado, atravesado o demasiado bajo, que no está de frente con respecto a la areola.
  • Niño que no sabe colocar la lengua. El que pellizca el pezón y tira de él en lugar de mamar correctamente.

◆ Maceración o desecación excesiva del pezón:
  • Mal secado entre tetadas. Pechos que rezuman, ropa o compresas mojadas de forma permanente sobre el pezón.
  • Secado con aire demasiado caliente.
  • Pechos demasiado abrigados, cubiertos, a veces con tejidos sintéticos o plásticos impermeables al aire.

◆ Mala higiene:
- El primer error es no prestar atención: manos sucias de la madre o del personal de salud, pechos que no se limpian.
- El segundo error, quizá todavía más frecuente, es querer hacerlo demasiado bien: la areola del pecho está cubierta de pequeñas glándulas que segregan un líquido lubricante y desinfectante.

La propia leche, gracias a todos sus factores inmunológicos, es un excelente antiséptico local. También es cicatrizante.

No hay que suprimir estas defensas naturales restregando el pecho de seis a ocho veces al día con agua jabonosa o, peor, con una loción alcohólica. El organismo tiene sus defensas naturales que hay que respetar.

◆ También existen grietas ligadas a una candidiasis del pezón, que está rojo, brillante y es muy doloroso. Al principio de la tetada, el dolor se parece al de una quemadura intensa. Las lesiones pueden ser bilaterales. A veces, el bebé tiene un muguet bucal.

El análisis de la localización exacta de la grieta y de la fecha de su aparición aporta elementos para encontrar el factor desencadenante:
- Si la lesión se sitúa en la unión del pezón con la areola, hay que buscar la causa en el estiramiento hacia la parte posterior (dedos sobre el pecho, mala posición del bebé...).
- Si la grieta está en la punta del pezón, hay que buscar una mala posición de la lengua: frenillo, bebé que no abre bastante la boca...
- Si las lesiones son difusas y precoces, hay que buscar una mala mecánica de succión.
- Si las lesiones son tardías y difusas, hay que pensar en una candidiasis, un error de higiene (demasiado frotado con jabón) o una alergia a un producto.

◆ **¿Cómo prevenir las grietas?**
Conociendo las causas habituales, es fácil deducir la mejor conducta para evitarlas. Es bueno tener en cuenta algunos consejos.

◆ En la medida de lo posible, hacer «trabajar» el pezón (estiramiento, succión...) durante los últimos meses del embarazo. Esperar que el niño tenga hambre y ponerlo a mamar en buena posición.

◆ Al principio, programar tetadas frecuentes ajustando el tiempo según la aparición del dolor y los signos cutáneos. Entre las tetadas, dejar los pechos al aire. Como prevención, evitar las pomadas grasas, que favorecen la maceración.

198 ◆ La lactancia

◆ No lavarse los pechos si se aplicó una crema o un producto médico después de la tetada anterior. En cambio, tomar una buena ducha diaria para la higiene general de la madre. Enjabonarse los pechos cada día es suficiente. Evitar los sujetadores muy apretados, de fibra sintética, cuyo roce puede erosionar el pezón.

◆ Al final de la tetada, extender un poco de leche por los pezones. Sus componentes harán maravillas.

◆ **¿Cómo tratar las grietas?**
A pesar de todas estas precauciones, los primeros días pueden aparecer grietas. ¿Qué hacer?

◆ Incluso con tratamiento, se puede extender un poco de leche de la madre. Contiene todo lo necesario:
  • Desinfectantes.
  • El mejor cicatrizante: el factor de crecimiento epitelial.
  • Grasas para proteger las células de la desecación y para acelerar la cicatrización.

◆ Siempre se puede:
  • Aplicar cubitos de hielo sobre el pezón durante diez minutos antes de cada tetada; el frío es buen anestésico.
  • Favorecer la tranquilidad de la madre: relajación, respiración rítmica u otra solución personal.
  • Después de desinfectar, cubrir la herida con una capa lipídica: pomada o apósito graso. Se debe usar un solo producto a la vez y durante tres o cuatro días para valorar su eficacia.
  • Disminuir el dolor en las tetadas: el paracetamol antes de la tetada y llevar un protector de pezón durante algunas tetadas es eficaz.

◆ Si estos medios no bastan, habrá que dejar descansar al pezón. Es importante no sustituir la tetada normal por un sacaleches, que empeoraría las lesiones. Lo ideal es dejar el pecho en reposo durante seis a doce horas; durante este tiempo, el bebé mama del lado no afectado. Lo mejor es llevar cazoletas. No se producen roces y la herida se baña con la leche fresca cicatrizante. Hay que pensar en vaciarlas y limpiarlas cada veinticuatro horas.

◆ En los casos extremos, puede ser necesario detener las tetadas durante unos días. Siempre es posible intentarlo de nuevo cuando el pezón haya cicatrizado bien.

◆ **Las grietas de repetición**
En casos raros, las mujeres pueden presentar grietas de repetición durante varias semanas o, al contrario, ver aparecer grietas y encontrarse con pezones dolorosos tras varias semanas o meses de una lactancia sin problemas. Hay que buscar una causa exterior.

◆ La más frecuente es la candidiasis, fácilmente diagnosticada si existe un muguet en la boca del bebé. Se manifiesta en forma de una capa blanquecina, en placas, que se adhiere a la cara interna de las mejillas, las encías así como el paladar.
En tratamiento debe ser doble, de los pechos de la madre y de la boca del niño, para detener la evolución y ver desaparecer las grietas.

◆ Más raramente, otros problemas cutáneos crónicos de la madre pueden ser la causa: eczema del pezón, psoriasis, etc. En este caso, es útil consultar a un dermatólogo.

Las hinchazones y los canales tapados

◆ **El riesgo es mayor durante la primera semana**
Cuando se pone en marcha la lactancia, intervienen muchos factores para inhibir un buen reflejo de succión: la fatiga, el aislamiento de la maternidad, un inicio difícil, la ansiedad o la incomodidad de la madre, los pezones dolorosos, un sujetador demasiado apretado, las dificultades psicológicas para adaptarse al recién nacido, las dificultades familiares, etc.

Contrariamente a las grietas, las hinchazones pueden producirse en cualquier momento de una lactación.

Todos estos elementos enumerados, aislados o imbricados, favorecen las hinchazones.
Más tarde, una lesión del pezón, un traumatismo del pecho o una compresión repetida pueden producir un bloqueo localizado, llamado «canal tapado».

◆ **Puede haber otros periodos críticos**

◆ Siempre que el niño mama poco o mal, en especial cuando está enfermo, si le duelen los dientes, está resfriado, etc.

◆ Los periodos de regreso de la regla o simplemente, a partir del tercer mes, unos días cada mes, que corresponden a las fechas de menstruaciones inaparentes. Al parecer, en este momento el mecanismo depende de una retención de agua y de sal excesiva en el organismo bajo la influencia de las modificaciones hormonales.

◆ El destete, sobre todo si es precoz y demasiado rápido. En este caso, puede acompañarse de periodos de tensión mamaria dolorosa. Volveremos a hablar de ello en el capítulo 9.

◆ Finalmente, un último elemento mal conocido: al inicio de la lactación, algunas mujeres presentan hinchazones dolorosas de las glándulas mamarias satélites. En especial bajo los brazos.
   Son como voluminosos ganglios dolorosos, redondeados, duros, en una axila (o las dos).
   Estas glándulas mamarias no tienen senos lactíferos que desemboquen en el pezón. La secreción de leche se agota por sí sola, puesto que no se puede evacuar. Mientras, sólo se puede proponer un tratamiento antiálgico local: compresas calientes o pomadas antiinflamatorias.

◆ **¿Cómo prevenir la hinchazón?**
Prevenir una hinchazón es:

◆ Primero y ante todo, hacer mamar al niño lo antes posible después del nacimiento y con tanta frecuencia como reclame durante la primera semana. Si los pechos se estimulan bien y de forma regular, el riesgo de hinchazón es casi nulo.

◆ Igual de importante: una madre tranquila, relajada, feliz y orgullosa de dar el pecho a su bebé tendrá un reflejo de eyección eficaz y regular. Es indispensable crear un entorno adecuado para que la madre se sienta «bien en su piel», bien con su bebé, cálidamente rodeada...

◆ **¿Cómo tratar un canal lactífero tapado?**
Se reconoce fácilmente. El dolor y la zona congestionada son fijos, están en el mismo lugar después de varias horas o varios días. La madre a menudo tiene un pequeño punto blanquecino, duro y que no se puede movilizar en la abertura de uno de los poros del pezón. Se producen episodios inflamatorios repetidos en la zona afectada que pueden conducir a cuadros de linfangitis febriles de repetición.
   El tratamiento consiste en eliminar el «tapón», una especie de depósito espeso de caseínas y grasas aglomeradas.
   • En un primer momento, se hace mamar al bebé con la mayor frecuencia posible.

• Si esto no basta, se intenta sacar el pequeño punto blanco de la areola presionándola firmemente y después se hace mamar al bebé.

• Como máximo, puede ser necesario dar un masaje profundo a lo largo del canal. Este acto es muy doloroso, pero permite eliminar el problema: se ve salir un pequeño filamento blanquecino, duro, a veces de varios centímetros, que obstruía el canal.

◆ **¿Cómo tratar una hinchazón difusa?**
Cuando los cuidados clásicos de prevención no bastan y los pechos se vuelven duros, tensos y dolorosos, varias cosas pueden ser útiles:

◆ El reposo: lo mejor para la madre es quedarse en cama, con el bebé al lado. Tranquilidad, cataplasmas tibias sobre los pechos (o duchas o baños calientes) y tetadas muy frecuentes pueden solucionar el problema.

◆ Un truquillo útil: para favorecer el flujo, la madre puede colocarse por encima de su bebé acostado boca arriba, con los pechos colgando hacia abajo. Es un poco acrobático y puede parecer poco elegante, pero, para una tetada o dos, aprovechar la gravedad de esta manera es muy eficaz.

◆ Si estos medios sencillos no son eficaces, puede considerarse la prescripción de antiinflamatorios (derivados del ibuprofeno).

◆ **No dejar evolucionar una hinchazón**
Es esencial. Los vasos mal vaciados, distendidos y bloqueados presentan tres riesgos que no hay que pasar por alto:

◆ Primer riesgo: el dolor. Un pecho hinchado puede hacer mucho daño. El dolor es fuente de fatiga y agotamiento psicológico; además, falsea la fisiología de la lactación y mantiene un círculo vicioso: dolor, miedo, inhibición, bloqueo que empeora el dolor, etc. Una lactancia bien llevada no debe doler.

◆ Segundo riesgo: cualquier hinchazón se caracteriza por un aumento de tamaño brusco de los pechos y esta variación del volumen distiende demasiado deprisa los tejidos cutáneos de sostén. Esto da lugar a estrías y roturas del tejido elástico que pueden producir lesiones estéticas irreversibles.

◆ Tercer riesgo y el más importante: un pecho hinchado se infecta fácilmente. La hinchazón es fuente de complicaciones. Por poco que el pezón lesionado y agrietado favorezca la entrada de gérmenes, el empeoramiento es inminente y conlleva el primer estadio de infección del pecho: la linfangitis.

La linfangitis (o mastitis inflamatoria)

Por desgracia, las linfangitis todavía son frecuentes cuando el inicio de la lactancia es defectuoso, pero deberían ser excepcionales y sobre todo no deberían evolucionar hacia las infecciones graves. Es un punto esencial. Cuando las primeras dificultades se tratan a tiempo y bien, el riesgo de complicaciones es mínimo.

◆ **Los síntomas**

Una mujer que da de mamar y presenta de forma brusca fiebre, fatiga intensa y dolores difusos debe pensar en que padece una linfangitis, aunque, por supuesto, puede tratarse de una gripe.

En la mayoría de los casos, una linfangitis se manifiesta con síntomas mamarios evidentes: hinchazón global dolorosa de un pecho, dolor o enrojecimiento localizado en placas o en reguero, muy sensible al tacto o a la presión de la ropa. A veces, se produce hinchazón dolorosa de los ganglios axilares (bajo el brazo), que se sienten rodar con los dedos durante el examen médico.

◆ **¿Qué ocurre?**

La palabra linfangitis encubre dos problemas médicos diferentes:

◆ La linfangitis inflamatoria (aproximadamente el 95 % de los casos). Es una reacción interna del pecho, puramente inflamatoria, para limpiar un edema o un estancamiento de líquido después de una hinchazón. La localización de la placa roja informa sobre la causa del bloqueo: sujetador demasiado apretado, apoyo de los dedos durante la tetada, mala posición para dormir...

◆ La linfangitis infecciosa excepcional. A menudo complica el cuadro anterior si no se ha realizado correctamente el tratamiento. Gérmenes peligrosos han penetrado en el pecho y el organismo pone todas sus baterías antiinfecciosas en acción para impedir la invasión. Su derrota conduce a la verdadera infección, pero el cuerpo de una mujer sana, bien alimentada, que lleva bien la lactancia, tiene todos los elementos para ganar la batalla, siempre que no se alteren los factores de defensa (véase el párrafo siguiente).

La leche materna es tan rica en elementos antiinfecciosos que es poco probable, en condiciones normales de higiene, que los gérmenes puedan ascender por los canales galactóforos, a partir de los poros del pezón. Los pocos microbios que se aventuran son inmediatamente bloqueados, y su multiplicación es imposible.

La leche materna contiene algunos gérmenes, pero en escaso número y sin ningún riesgo para el bebé.

◆ **¿Cómo tratar una mastitis inflamatoria?**

En una mastitis inflamatoria, en el 95 % de los casos no hay que detener la lactancia:

• La leche no está infectada. Incluso en las linfangitis infecciosas, nunca hay infección de la leche antes de varios días de evolución.

• El sacaleches no es favorable para un buen vaciado del pecho ni, por lo tanto, para la disminución de los síntomas. El bebé es mucho más eficaz, y un buen drenaje del pecho soluciona el problema.

• Los antiinflamatorios aceleran el regreso a la normalidad.

Es conveniente pues:

• Ponerse el niño al pecho lo más a menudo posible, al menos diez o doce veces en veinticuatro horas.

• Empezar las tetadas por el lado enfermo. Al principio, la tetada es muy dolorosa, pero después el pecho deshinchado es menos sensible.

• También en este caso, los principales factores de curación son: reposo absoluto en cama de la madre, con el bebé al lado, dispuesto a mamar en cualquier momento, además de apósitos o cataplasmas húmedas y calientes sobre el pecho. Eventualmente, bolsa de hielo para las madres a las que el frío alivia más.

Normalmente, los signos de linfangitis desaparecen espontáneamente en unas horas.

◆ Si no se produce mejoría al cabo de veinticuatro o treinta y seis horas de este tratamiento, es bueno consultar con el médico, porque hay que prever un tratamiento antibiótico, que debe responder a tres condiciones:

• El médico prescribe un antibiótico eficaz sobre el estafilococo, el germen más frecuente. Por lo tanto, no son adecuados los tratamientos con penicilina o amoxicilina y resultan muy peligrosos, porque favorecen la contaminación por el microbio que se pretende combatir.

• Prever un tratamiento prolongado, de al menos diez días. Los tratamientos cortos (cinco o seis días) eliminan los signos clínicos, pero no solucionan el problema infeccioso, que puede regresar unos días o semanas más tarde en forma de una complicación grave. De esta manera, se fabrica un absceso del pecho.

• Dejar el niño al pecho. La leche es y sigue siendo buena. Basta con elegir antibióticos que no sean tóxicos para el niño.

◆ **Las linfangitis de repetición**

Algunas mujeres encadenan las linfangitis. Lo que parecen ser dos o tres linfangitis sucesivas, en realidad suele ser una sola afectación que desaparece y vuelve a aparecer, porque la madre no ha prestado suficiente atención, no se ha cuidado el tiempo suficiente, el tratamiento ha sido demasiado corto o se ha seguido mal, o el reposo ha sido incompleto.

◆ Si realmente las linfangitis se repiten, las mujeres deberían hacerse ciertas preguntas para comprender qué pasa:
• ¿El bebé mama con suficiente frecuencia (al menos diez a doce veces en veinticuatro horas)?
• ¿Se amamanta al bebé también por la noche?
• ¿Mama de los dos pechos en cada tetada?
• ¿Le falta a la madre hierro o vitaminas?
• ¿Está anémica? ¿Le han hecho un recuento sanguíneo en caso de duda?
• ¿Da de mamar al bebé con mayor frecuencia ante los primeros signos de una linfangitis?
• ¿Descansa de verdad, acostada en la cama, y se acuerda de los apósitos calientes en la región afectada?
• ¿Toma vitamina C? Un suplemento de vitamina C durante toda la enfermedad e incluso una semana después es una buena iniciativa.
• ¿Toma demasiados antibióticos? Pueden impedir que el organismo construya sus propias defensas inmunitarias.
Casi todas las linfangitis tratadas a tiempo pueden prescindir de antibioterapia; en cambio, es imperativo consultar a un médico si los síntomas no desaparecen en veinticuatro horas.
• ¿Bebe muchísima leche (rica en sal y alergénica para muchas personas, lo cual puede favorecer la hinchazón)?
• ¿Está en periodo de reglas? Los días precedentes son momentos críticos a causa de la retención salina.
• ¿Se siente contenta de dar de mamar y de ocuparse de su hijo?
• ¿Tiene problemas con su marido o su entorno sobre la lactancia?
• ¿Quiere hacer demasiadas cosas, limpieza, ocio, etc.?
• ¿Duerme lo suficiente? ¿Duerme la siesta? ¿Tiene al niño en la cama con usted para no perder el sueño?
• ¿Da sedantes al bebé? Si es así, no lo haga.
• ¿Trata los pezones dolorosos con atención y a fondo?
• ¿Ha eliminado todo lo que el bebé come o bebe diferente de la leche materna?
Antes de seis meses, los bebés no necesitan más que leche de su madre. Cuantos menos alimentos diferentes reciban, mejor.

Este largo cuestionario resume a la perfección las principales causas de esta afección y el medio de remediarla.

◆ Un síntoma puede ocultar otro. Las linfangitis de repetición pueden ser la llamada de atención de una infección a distancia, en la que la bacteriemia infecta el tejido linfático mamario. Por orden de frecuencia: los abscesos dentarios, las endometritis crónicas y las infecciones urinarias. Por lo tanto, es útil prever una consulta al dentista y una consulta ginecourológica ante una recaída de la linfangitis.

Las infecciones graves del pecho

Los gérmenes que penetran pueden llegar a la mama por dos vías:

• Por una efracción cutánea del pezón o la areola. Los microbios penetran, pero son «identificados» por los mecanismos de defensa interna del pecho.

• Por la sangre a partir de un foco infeccioso a distancia: infección urinaria, absceso dentario, infección uterina...

Los microbios peligrosos son captados por el sistema linfático del pecho, en el que son inhibidos o destruidos por las células de lucha contra la infección (polinucleares, macrófagos y linfocitos) y por los anticuerpos que la madre fabrica contra ellos. Los gérmenes causales más frecuentes son los estafilococos; más raramente, los estreptococos y los gérmenes piógenos gramnegativos. Es importante saberlo para decidir el tratamiento.

Las infecciones graves del pecho no deberían observarse, o en casos muy excepcionales. Sin embargo, existen cuando las condiciones de vida de la madre son demasiado duras: trabajo agotador, muchos hijos, alimentación insuficiente, mala higiene. Por desgracia, cuando las condiciones socioeconómicas son las más duras, también la lactancia materna es más necesaria para el niño... ¿Cómo salir de esta situación?

Las infecciones graves aparecen en dos formas sucesivas: la fase de mastitis infecciosa y el absceso del pecho. Las dos tienen el mismo significado. La infección ha franqueado las barreras linfáticas del pecho y se propaga por la glándula mamaria. En este estadio, la leche contiene microbios patógenos.

La fase de mastitis infecciosa

Aparece tres o cuatro días después del inicio de una linfangitis mal tratada. La madre tiene un poco de fiebre (38-38,5 °C). El pecho enfermo está tenso y duele moderadamente.

◆ **Un diagnóstico simple**
Lo que caracteriza esta fase es la presencia de pus en la leche. Antes de iniciar el tratamiento, hay que identificar el germen causal, es decir, tomar una muestra de leche purulenta para hacer un examen citobacteriológico y un antibiograma. Es esencial para adaptar los antibióticos y asegurar un tratamiento eficaz.

◆ **El tratamiento**
En este estadio se debe:
   • Mantener la lactancia; en el lado afectado, multiplicar los flujos de eyección mediante masaje areolar ligero o utilizar el sacaleches además de las tetadas.

   • Una antibioterapia adecuada y prolongada (al menos quince días), asociada a antiinflamatorios. Se recomienda empezar con un macrólido (tipo espiramicina) o una betalactamina eficaz contra el estafilococo (tipo oxacilina). Si la desaparición de todos los signos no es clara y rápida (menos de cuarenta y ocho horas), la antibioterapia debe adecuarse necesariamente en función del antibiograma.

   • Reposo estricto en cama de la madre para ayudarla a luchar contra la infección.

◆ **¿Se puede continuar la lactancia?**
Si el estado general de la madre le permite no detener la lactancia, siempre es posible dar de mamar al bebé, a condición de que los antibióticos no le planteen problemas.
   Bajo el efecto de este tratamiento, la mastitis infecciosa generalmente se cura.
   En caso contrario, se asiste a una evolución hacia el absceso de pecho.

El absceso del pecho

La fiebre de la madre sube a 39 o 40 °C, el dolor es más intenso, punzante, e impide el sueño.
   La madre está agotada y muy pálida.
   En el examen, se percibe un pecho muy sensible con un núcleo duro, muy doloroso, claramente visible en la ecografía.
   El recuento sanguíneo muestra signos de infección grave (muchos leucocitos, esencialmente polinucleares).

◆ El tratamiento

En este estadio, hay que asociar lo antes posible, según los signos clínicos:

- Una antibioterapia prolongada, adaptada al antibiograma.
- Una escisión quirúrgica del absceso para drenar el pus.

◆ El absceso frío

A veces, sobre todo cuando se han hecho tratamientos insuficientes, el absceso puede adquirir otra forma. Es lo que se llama absceso frío.

Se trata de una situación en la que la madre no tiene, o le desaparece, la fiebre; el pecho es poco doloroso, pero se palpa un núcleo sensible, que contiene unos centímetros cúbicos de pus. También en este caso, hay que vaciar el absceso quirúrgicamente.

Si es posible limpiar bien toda la zona infectada, no es indispensable añadir antibióticos; cuando la infección se encuentra así «enfriada», ya no son demasiado útiles. Algunos médicos preconizan un vaciado del absceso con aguja, con lavado cuidadoso, sin escisión.

A menudo es suficiente y simplifica el seguimiento.

◆ ¿Se puede continuar con la lactancia?

Si el estado de fatiga de la madre lo permite y tiene muchas ganas de continuar dando de mamar a su bebé, puede hacerlo por el lado sano.

De cualquier forma, puede seguir amamantando a condición de multiplicar las precauciones de higiene (duchas, lavado de manos, cambios frecuentes de ropa interior...) para evitar cualquier contacto del niño con los gérmenes de la infección.

Una mujer que desea dar de mamar puede continuar con la lactancia incluso después de un absceso del pecho, siempre que:

- Espere dos o tres semanas desde la desaparición de todos los signos clínicos; la cicatriz debe ser perfecta.
- Disponga de dos muestras bacteriológicas de leche estéril, con ocho días de intervalo.
- Se provoque flujos regulares mediante masaje areolar suave o utilizando un sacaleches para evitar una recaída a partir de una nueva hinchazón.

Una mujer que ha sufrido un absceso no tiene ninguna razón para sufrir otro en una nueva lactancia.

Un absceso de pecho es un accidente. La consecuencia de un error terapéutico.

Un antecedente de absceso no es una contraindicación definitiva para la lactancia.

La madre puede elegir libremente si desea o no intentar alimentar a su siguiente hijo. Al contrario, tiene todas las posibilidades de dar de mamar sin problemas.

Lactancia
y patología mamaria

Es un tema mal conocido, que numerosas publicaciones médicas intentan analizar. ¿La lactancia desempeña un papel en la prevención o en la aparición de los tumores mamarios? ¿Una mujer que ha sufrido intervenciones quirúrgicas sobre un pecho todavía puede dar de mamar?

Los tumores mamarios

Después de los 30 años, muchas mujeres presentan una patología quística de los pechos; un tumor benigno aislado o mastosis quística extensa, más o menos generalizada. Los signos clínicos son conocidos: dolor en los pechos antes y durante la regla, presencia en los pechos de pequeñas masas redondeadas del tamaño de un guisante. En estos casos, no hay ninguna duda, la lactancia no plantea ningún problema y es beneficiosa. No solamente hay menos tumores benignos en las mujeres que dan de mamar a sus hijos, sino que, además, los signos quísticos disminuyen a menudo durante la lactancia e incluso pueden desaparecer, evitando a la madre una intervención quirúrgica.

En las semanas, o meses, que siguen a la detención de la lactancia, algunas mujeres presentan una o dos masas quísticas en el pecho, no dolorosas, sin ningún signo clínico ni inflamatorio ni sangrado... Estos galactoceles corresponden a lóbulos que han quedado llenos de leche, muy dilatados. No hay riesgo ni problema evolutivo. Estos pequeños quistes de leche desaparecen en unos meses. Basta con no tocarlos.

A menudo se dice que la lactancia materna tiene un papel preventivo del cáncer de mama. En estos últimos años, los estudios han sido contradictorios, de ahí las opiniones, también contradictorias, que se pueden escuchar o leer. Algunos estudios recientes han permitido analizar la situación: la frecuencia del cáncer de mama es menor en las mujeres que dan de mamar que en las otras. El nivel de protección es proporcional al tiempo total de lactancia en uno o varios embarazos. Cuanto más tiempo se da de mamar, menores son las probabilidades de cáncer.

Lactancia y cirugía mamaria

Algunas mujeres jóvenes han sufrido, antes del embarazo, intervenciones en la glándula mamaria por razones estéticas o como tratamiento de quistes u otras masas glandulares. Sólo la plastia de reducción mamaria puede plantear problemas.

◆ **¿La lactancia es todavía posible?**

La respuesta sólo la puede dar el cirujano. Deben plantearse dos preguntas:

• ¿La intervención ha seccionado un número importante de canales galactóforos?

• ¿La intervención ha destruido una gran parte de la inervación de la areola? Cuanto más reciente sea la operación, más problemas planteará esta falta de inervación. En efecto, los nervios «crecen», y una operación realizada tres, cinco o diez años antes puede no alterar en nada la fisiología de la lactación.

Si la respuesta a estas preguntas es negativa, lo cual ocurre con las técnicas quirúrgicas recientes, la lactancia es posible. No hay que olvidar, en la decisión de intentar o no dar de mamar, el posible perjuicio estético posterior de una hinchazón. De ahí el interés de elegir bien la forma de seguimiento después del nacimiento.

Los implantes de silicona, que algunos cirujanos deslizan bajo la piel para aumentar el volumen y la turgencia de los pechos, tampoco molestan para la lactación. El embarazo y la lactancia no tienen ninguna incidencia sobre estas intervenciones estéticas.

CAPÍTULO VIII

Las mil y una tetadas
o la fase de equilibrio

Mi bienamado es para m´ un saco de mirra que reposa entre mis senos.

Cantar de los cantares, 1, 13

Te amo seno izquierdo rosado e insolente
Te amo seno derecho tiernamente coloreado
Te amo pezón derecho color del vino de aguja
Te amo pezón izquierdo semejante a las protuberancias de un ternerito recién nacido.

Apollinaire, *Poemas a Lou*

El jardín de las delicias

No me parece posible, ni oportuno, disertar sobre lo que se vive entre una madre, su hijo y el resto de la familia cuando todas las dificultades de las primeras semanas se han superado.

La felicidad no se puede describir. Cada madre, cada padre lo vive a su manera. No hay modelos ni teorías. Las experiencias son únicas e irreemplazables. Por eso, en este capítulo, se da el testimonio de algunos padres jóvenes que han vivido una lactancia prolongada y feliz.

Después de unas semanas de lactancia, madre e hijo alcanzan una nueva fase. Es el inicio de una felicidad tranquila. La fatiga del parto y de los primeros días desaparece. La madre está más confiada, alimenta y baña a su bebé sin angustia, conoce sus ritmos de hambre y sueño. Al mismo tiempo, el bebé se transforma, adquiere su personalidad. Se vuelve capaz de mirar, sonreír y reconocer. Sabe manifestar su placer cuando la madre lo toma en brazos. Es el inicio de verdaderos intercambios de miradas, risas, juegos y caricias mientras mama. El niño se vuelve más activo, juega con el pecho, lo toma, lo suelta, lo vuelve a tomar, se divierte con las palabras de su madre y balbucea para responder. Descubre al resto de la familia, llama a su padre o a sus hermanos y hermanas, levanta la cabeza para mirar su universo. Intenta atrapar los juguetes de colores que se le presentan. En el baño, chapotea con los pies y las manos para mojarlo todo. Su periodo de vigilia no es más que un juego, una búsqueda dulce de placer.

En lo más profundo de sí mismo, sabe que su madre colma sus deseos y sus necesidades. Las llamadas de hambre son advertencias a menudo alegres y pacientes.

Si el niño se ha alimentado a demanda durante las primeras semanas, no hay que temer carencias.

Ya no tiene necesidad de llorar, todos los días son un canto a la alegría de vivir: vocalizaciones, balbuceos, sonrisas, imitación de los gestos de su entorno. El niño ama de forma inmensa, infinita. ¿Por qué hablamos sólo de amor maternal? En este intercambio, al menos hay tres amores, la madre, el padre y el niño.

Josée: 30 años, comadrona; segundo hijo; lactancia materna 14 meses
De la misma manera que me pareció natural dar de mamar a Emmanuel lo antes posible tras el nacimiento, también me pareció natural prolongar más de tres meses lo que funcionaba tan bien y convenía a toda la familia. Todos se encontraban a gusto. El consumidor mamaba feliz y crecía como una bonita planta. Por lo tanto, la madre estaba contenta, el padre estaba contento de que la madre y el niño estuvieran contentos, y el hermano mayor también estaba satisfecho, puesto que todo el mundo estaba contento...

No había previsto en absoluto la duración de la lactancia, dejé al bebé la tarea de improvisar día a día según sus deseos y necesidades. Al azar de nuestras comidas, probó, con la cuchara, fruta aplastada, verduras...

Hacia el año, quería comer él solo con la cuchara. Nada que ver con lo que un médico general me había predicho (niño caprichoso, difícil de alimentar, que rechazaría la cuchara, etc.). Conservó hasta los 14 meses la tetada de la mañana; hacia las seis y media, cuando toda la casa dormía, Emmanuel escalaba su cama de barrotes y se acurrucaba contra mí, en busca de su comida matutina. Mamaba ávidamente —la leche era abundante por la mañana— y se dormía de nuevo hasta la hora de levantarse todos.

François: 25 años, estudiante de agronomía; primer hijo
Siempre pensamos que era tan guapo porque NOSOTROS le dábamos de mamar. No dudé ni un segundo del éxito. Era una evidencia.

Germaine: 80 años, no trabajaba, marido industrial; 9 hijos, todos amamantados durante 1 año
He tenido nueve hijos y les he dado a todos el pecho durante más o menos un año. La lactancia era maravillosa, un momento muy dulce. Me gustaba ese tiempo a solas con el bebé. A veces decía que el bebé necesitaba silencio y tranquilidad para mamar. Subía a mi habitación, cerraba la puerta con llave, tomaba un buen libro... Me sentaba cómodamente, con el bebé mamando a mi lado. Y vivía un largo momento tranquilo, feliz de liberarme por un tiempo de las cargas de la casa. Nunca habría podido estar tan tranquila con un biberón que preparar o calentar. Por otra parte, siempre he pensado que dando de mamar a mis hijos les «fabricaba una salud», que no podrían estar enfermos gracias a mí.

Thérèse: 20 años, no trabaja, marido obrero; segundo hijo, lactancia todavía en curso a los 15 meses
Lo que más valoro es que Pierre esté aquí, conmigo, cuando doy de mamar a Élodie. Tengo la sensación de que la amamantamos juntos, de tanta ternura

y amor que tiene su mirada. Poder vivir intensa y maravillosamente este placer que el hombre no tiene me ha proporcionado equilibrio. Valoro mejor mi cuerpo de mujer y sus privilegios. Si tengo otro hijo, será por el placer de darle de mamar.

Gérard: 25 años, director comercial; segundo hijo
La lactancia es la armonía, la armonía porque es la evidencia, porque es la simplicidad, porque es la libertad, porque veía al niño desarrollarse. No consigo comprender en qué podía ser un problema la lactancia para mí.

Élisabeth: 30 años, trabajadora; 3 hijos amamantados; el tercero tiene 1 año y sigue mamando
Florence nació y mamó inmediatamente. Tengo los pezones invertidos, lo cual dificulta mucho el comienzo. Tres semanas de grietas e hinchazón. ¡Suerte que hay barrotes en la cama, y la moral...!

El bebé y el placer recíproco ocupan el primer lugar, están en todas partes. Es muy sexual y es mejor que eso, sin segundas intenciones, sin reservas y sin razones. Es maravilloso tener a ese pedacito de una misma, calentito entre los brazos, que mama, por supuesto, lo cual es muy agradable, pero que se acurruca y se abandona a las caricias y al placer, que me rasca con sus manitas el lado de la espalda, me tira de los pelos, me pellizca la piel del pecho y del pezón; que ajusta su propio deseo a su manera de agarrar el pecho con toda la boca y con todas las manos.

Me gusta desnudarme delante de ella y verme apreciada... Es muy diferente de los hombres que te desnudan. Le gusta tocarme, sentirme, y a mí me gusta que me descubra centímetro a centímetro... verla llenarse de mí.

Lo estupendo es que al crecer, de glotona y comilona, se ha vuelto sibarita, y que al verme, sabe exactamente el placer que le espera, y sabe cómo podrá modularlo y sacarle el máximo.

Es una relación muy intensa, pero al mismo tiempo, como a mí, eso no le impide vivir su vida. Incluso me parece que ha cruzado el límite de los ocho meses.

Alain: 30 años, obrero; primer hijo
Cada mañana, me levantaba al primer llanto de Guillaume y lo llevaba contra Martine. Se ponía a mamar sin despertarse siquiera, y yo los acariciaba a los dos, la madre y el hijo. Era un gran momento de ternura para los tres... Esto no me impedía verlo evolucionar sin querer que siguiera siendo siempre un bebé.

En las páginas siguientes, se responde brevemente a preguntas que pueden plantearse durante este periodo: lo que es normal, lo que es médicamente posible, tanto para la madre como para el niño. También en este caso, tradiciones, costumbres, recetas médicas y auténtica necesidad se confunden, formando un amplio abanico «técnico» más o menos exacto. Intentaremos precisar los puntos importantes.

El lactante que va bien

Es fácil reconocer de un vistazo a un bebé sano y bien alimentado. Está rosado, con los labios subidos de color. Duerme tranquilamente. Cuando se despierta, está activo, abre mucho los ojos, sujeta bien la cabeza y la espalda, llora fuerte si se le molesta, pero se calma deprisa cuando se le acaricia o se le habla dulcemente. Los dos primeros meses, a menudo se coloca «en flexión», es decir, con brazos y piernas doblados, puños cerrados y espalda curvada. Poco a poco, relaja los miembros, aprende a extenderse y, al contrario, a mantener mejor la espalda y la cabeza. Aprende a sonreír, a balbucear y después a reír.

Ritmo y horario de tetadas

En la dietética tradicional, un lactante se alimentaba a horas fijas, seis veces en veinticuatro horas, con un ayuno nocturno prolongado (unas nueve horas). Se pasaba a cinco comidas cuando alcanzaba los 5 kg, y a cuatro comidas a los 7 kg aproximadamente.

Este rigor no tiene sentido. Si se da de mamar a demanda, el ritmo espontáneo medio de los niños es muy diferente. Al principio, la mayoría de recién nacidos reclaman de ocho a doce comidas en veinticuatro horas y muy pocos no reclaman mamar por la noche. Permanecen a este ritmo durante seis u ocho semanas y después, bruscamente, y casi de un día para otro, son capaces de esperar, de modificar su ritmo y prolongar el tiempo de sueño.

◆ **El problema de las tetadas nocturnas**
Las pasiones se desatan. Los partidarios de una educación «firme» son formales: «Nada de comidas por la noche, ¡el niño se acostumbra!».

Pero, ¿se acostumbra a qué? ¿A reclamar comida cuando tiene hambre? Dejarlo llorar durante horas para que se acostumbre a tener hambre no le enseña nada... ¡y resulta muy inhumano! Todos los estudios serios están de acuerdo. A los tres meses, los niños alimentados a demanda duermen tan bien y tanto tiempo como los niños sometidos a una disciplina severa. Responder a la demanda, asegurarles que no les faltará nada no es mimarlo. Su personalidad se construye sobre la seguridad.

♦ **El horario de las tetadas diurnas**
También es muy irregular. Algunos niños reclaman el pecho a intervalos regulares, cada tres horas o cada cuatro horas, pero otros son más variables. Por ejemplo: tres tetadas muy próximas por la mañana (cada hora más o menos), de seis a siete horas de sueño tranquilo, tres o cuatro tetadas muy próximas por la tarde y de nuevo de seis a siete horas de sueño durante la noche.

¿Por qué no? Si la curva de peso es buena, no hay razón para imponer otro horario. Sólo la fatiga de la madre o las dificultades de organización constituyen argumentos válidos en contra. El niño que come cuando lo desea no corre ningún riesgo.

♦ **El bebé puede no tener hambre, pero sí sed**
La principal razón de los llantos repetidos de un bebé, mucho más frecuente que la disminución de la leche de la madre, es la sed. Los bebés están mucho más tapados: camisita de lana, pantalones cálidos, mantas dobladas incluso en verano, habitación demasiado caliente. El único medio de que dispone el niño para luchar contra el calor es reclamar bebida a menudo... De lo contrario, corre el riesgo de deshidratarse. Es una necesidad absoluta si va demasiado vestido. Por supuesto, lo ideal es enseñar a las madres (y a las abuelas) que un niño no tiene ninguna necesidad de tanta ropa y que no debe estar más abrigado que los adultos que lo rodean. No es muy fácil de hacerlo entender.

Si un bebé que ha seguido un horario regular llora con frecuencia, más de ocho o diez veces al día, la primera pregunta que hay que hacerse es: «¿No tendrá demasiado calor?».

Duración de las tetadas

Puede ser variable. Muchas madres se inquietan porque el niño mama unos minutos y después se duerme tranquilamente. Una tetada corta de aproximadamente cuatro o cinco minutos puede ser satisfactoria desde el punto de vista nutritivo.

La mayoría de niños prefieren quedarse al pecho mucho más tiempo, veinte o treinta minutos. No solamente encuentran un poco de leche, sino el inmenso placer de chupar y mamar libremente, de gozar del cuerpo de su madre. Si ella está bien instalada, tranquila, tiene todo el tiempo para responder a la demanda del niño, ¿por qué hay que imponer a uno y otra un tiempo limitado de felicidad? El niño podría quedarse en el pecho veinticuatro horas sin riesgo para él. No puede ni «dilatársele el estómago» ni tener diarreas, trastornos del sueño, psicológicos u otros males.

Sólo la madre debe decidir libremente el tiempo que puede y quiere pasar con el niño en el momento de mamar. Por otra parte, parece que existe un paralelismo entre la duración de las tetadas y los cólicos dolorosos de los bebés; los niños de menos de tres meses lloran a menudo, parecen tener dolor de vientre. Se calman si se les mece, si se les acaricia el vientre suavemente o si eliminan el gas. Estos trastornos digestivos, que las abuelas llaman cólicos, son más raros y moderados si el niño puede mamar a su antojo... (ide ahí la discutible invención del chupete!). ¿Acaso no es mejor ofrecerle el pecho con tanta frecuencia como la madre pueda estar disponible?

Y si los trastornos aparecen por la tarde, al caer la noche, no se trata de cólicos, sino del primer signo de que el bebé empieza a sentir la diferencia entre el día y la noche. iSe inicia todo un *aprendizaje del tiempo*!

Curva de peso de los primeros meses

Ya no deberíamos ver, en las habitaciones de los lactantes, un pesabebés sobre la mesa, recordando a la madre la necesidad de cifras y pesos...

Si el niño va bien, es inútil pesarlo cada día. Una vez a la semana durante el primer mes, si el inicio es laborioso, y después una vez al mes.

Una madre que duda de la calidad de la leche que absorbe el niño no saca nada pesando las tetadas. Si el niño parece tener hambre, la única técnica posible es ponérselo al pecho con la mayor frecuencia posible. En realidad, a partir del final del primer mes, una pesada mensual, durante el examen médico del niño, es más que suficiente.

◆ **¿Cuáles son las cifras normales de aumento de peso de un niño?**
En las primeras páginas de las cartillas de salud que se entregan a los padres al nacer cada hijo, existen curvas de peso, talla y perímetro craneal. Es muy fácil dibujar en ellas, un mes tras otro, la evolución ponderal del niño. Resulta inútil hacer más. Estas curvas son curvas medias.

◆ Un niño puede estar en el límite inferior de la normalidad y tener una salud perfecta. Frecuentemente, es el caso de los niños que maman, a menudo considerados pequeños. ¿Por qué pequeños? Porque se comparan con los grandes bebés alimentados con leche de vaca (demasiado rica para ellos) o atiborrados de harinas. Sólo una cosa es cierta, los niños gordos no tienen mejor salud. Y en particular, se producen menos enfermedades respiratorias (bronquitis, neumopatías...) en los niños pequeños que en los bebés grandes.

Es bueno recordar que las curvas de crecimiento de los niños son estadísticas que se elaboraron a principios de los años setenta sobre una amplia población de niños. En aquellas fechas, el 98 % de los niños de un mes y cerca del 100 % de los niños de tres meses se alimentaban con leches artificiales o con leche de vaca. Por lo tanto, son parcialmente falsos por exceso.

◆ Si la curva de peso de un niño parece excesiva, demasiado vertical, lo primero que hay que hacer es *compararla con la curva de talla*. Si aumenta de talla tan deprisa como de peso (es decir, si las dos curvas son más o menos paralelas), seguramente no es obeso. Sólo se trata de un niño de crecimiento rápido... Nada anormal. A veces se han recomendado «dietas» para niños magníficos y realmente delgados, porque pesaban demasiado (en comparación con las cifras teóricas). En realidad, el médico o la puericultora habían olvidado mirarlos y darse cuenta de que no estaban gordos, sino que eran grandes, por lo tanto, pesaban más que la media de su edad. ¡Aunque era evidente!

◆ Último punto esencial: *los niños alimentados al pecho y a demanda no son ni corren el riesgo de volverse obesos*. La leche materna, incluso absorbida en grandes cantidades, no aporta al niño calorías excesivas capaces de formar grandes reservas grasas.

Excepto en casos patológicos rarísimos, los niños obesos son niños mal alimentados (leches demasiado ricas y harinas) y sobre todo niños a los que se fuerza a terminarse su ración. Los lactantes que maman regulan su apetito según sus necesidades.

Vacunaciones en el niño que mama

Cuando el niño es alimentado por su madre, ¿hay que vacunarlo? ¿Se puede hacer normalmente? Es una cuestión esencial y sin embargo mal conocida.

Hemos leído que la leche de la madre es rica en inmunoglobulinas, pero se quedan en el intestino del bebé y sólo lo protegen de las infecciones digestivas o con puerta de entrada intestinal. Por lo tanto, el niño no está armado contra la mayoría de enfermedades que se intenta evitarle: tuberculosis, difteria, tétanos, tos ferina, sarampión y poliomielitis. Es pues preferible no retrasar las vacunaciones.

El niño que tiene dientes

No sé qué mitos y fantasías han impuesto en muchas civilizaciones el destete brusco de los niños cuando le salen los dientes. Es cierto que esta aparición corresponde a una cierta madurez general y digestiva. El niño puede empezar a probar otros alimentos y alimentarse de ellos. Pero no hay ninguna prisa, ninguna razón imperiosa para destetarlo. Puede continuar mamando... y durante varios meses. Además, esto no plantea problema a la madre. Un pezón que ha «servido» regularmente durante cuatro a seis meses es muy resistente, no sufre por las «mordeduras», no corre el riesgo de ser lesionado. No hay que tener miedo. Los primeros dientes que salen son casi siempre los incisivos centrales del maxilar inferior (los dientes de abajo). Al mamar, el niño adelanta la lengua para tirar del pezón entre la encía superior por arriba y la lengua por abajo. Por lo tanto, los primeros dientes no están en contacto con el pezón.

Ningún niño, en ninguna historia creíble, ha «devorado» nunca el pecho de su madre. Olvidemos los cuentos fantásticos y los sueños de mutilación. No tienen

◆ **En resumen**

Dar de mamar a un bebé es extremadamente sencillo. De nada sirve preocuparse por horas, pesos, edad o posibles enfermedades. Todo es sencillo, la seguridad es total. El niño se beneficia del mejor alimento que hay en el mundo para él; goza de la presencia de su madre, de su ternura. Una armonía perfecta que puede durar tanto tiempo como deseen uno y otro...

nada que ver con la realidad.

En cambio, un día u otro, el niño que ya tiene dientes prueba el acto de morder, lo ensaya para ver qué sensaciones le produce y cómo reacciona su madre. Ella debe imponer firmemente una prohibición absoluta, porque le duele.

La madre que va bien

Para la madre, la fase de equilibrio corresponde al periodo de regulación autocrina. El pecho funciona de manera autónoma, fabrica leche en el momento en que el niño mama y justo en la cantidad deseada. El cuerpo de la madre recupera poco a poco su equilibrio hormonal de antes del embarazo. La ovulación y el regreso de las reglas se hacen posibles. ¿Qué preguntas se pueden plantear?

La alimentación de la mujer que da de mamar

La nutrición de la madre no plantea ningún problema. Es inútil hablar ampliamente de ello. Basta con que su dieta sea rica en proteínas (carne, huevos, pescado), en productos lácteos, fruta y verdura fresca. No hay ninguna contraindicación absoluta. Algunas verduras (col, ajo, espárragos) dan un sabor un poco fuerte a la leche durante unas horas, pero ¿no es la mejor manera de acostumbrar al niño con suavidad a los sabores de los futuros alimentos? Contrariamente a lo que se dice y escribe, los trastornos digestivos del niño no pueden atribuirse a la alimentación de la madre. ¡Por ejemplo, que un niño tendrá diarrea si su madre come demasiadas naranjas o estreñimiento si come chocolate! No existe ninguna relación directa. Que la madre coma lo que le apetezca, sin exceso, y todo irá muy bien.

◆ Evitar el alcohol y los estimulantes (té, café) en dosis altas es la única precaución. También aquí el exceso es peligroso. Un vaso de vino en las comidas y un café al final es totalmente compatible con una excelente lactancia.

◆ Último detalle: para fabricar leche, se necesita agua. Una mujer que da de mamar debe beber siempre que tenga sed. Es la única necesidad de su dieta. No hay ningún límite de cantidad. No hay motivo para forzarse porque recordemos que beber más no hace producir más leche...

¿La madre puede ausentarse?

Uno de los mayores temores de las mujeres jóvenes sobre la lactancia materna es volverse prisioneras de su hijo, no poder salir libremente. Este temor es totalmente injustificado. En cuanto la lactación está bien establecida, es regular, es muy posible regular las tetadas de manera muy flexible.

Por ejemplo, una mujer joven que quiera ausentarse un día puede sacarse leche la víspera y antes de partir, y llenar dos o tres biberones, que se conservan muy bien en el congelador de la nevera durante veinticuatro a treinta y seis horas.

¿Sabe que algunas mujeres se sacan regularmente un poco de leche y la guardan en el congelador? De esta manera, disponen de una reserva de leche materna de la que el niño puede beneficiarse si la madre debe ausentarse o tiene ganas de salir de viaje unos días. Si la leche se congela bien, se trata de un medio muy bueno.

Normalmente, en este estadio, una mujer que no da de mamar a su hijo durante varios días no tiene problemas de hinchazón o tensión anormal, puesto que la leche se segrega sólo cuando el bebé mama. Si los pechos se hinchan un poco y se vuelven sensibles, es fácil vaciarlos por expresión manual o con un pequeño sacaleches mecánico. Unas horas o días más tarde, basta con hacer mamar al niño de nuevo para que reaparezca una lactación normal. Existe un solo riesgo, que el niño le haya tomado gusto a la tetina y prefiera claramente el biberón... Esto ocurre, pero no muy a menudo. ¡El pecho es mucho más blando!

Lactancia, regreso de la regla y anticoncepción

◆ **El regreso de la regla no altera en nada la leche**
La leche no es ni menos buena, ni impura, ni peligrosa para el niño, ni menos abundante. Todos los chismes en este sentido son absurdos y anticuados, como las historias de la mayonesa que no cuaja, el vino que se agria o la leche que se corta en la lechería cuando las mujeres de la casa tienen la regla... Hay que olvidarse de estas aberraciones que todavía circulan.

◆ **La protección anticonceptiva ligada a la lactancia depende de condiciones muy estrictas**
Una mujer que da de mamar a un lactante y no desea un nuevo embarazo rápido no puede contentarse con una vaga información. Para tener una eficacia anticonceptiva equivalente a la de una píldora o un dispositivo intrauterino, la lactancia debe responder a criterios precisos con el objetivo de mantener una frecuencia elevada de picos de prolactina.
  • Que la lactancia materna sea exclusiva con tetadas frecuentes: al menos seis y si es posible diez o doce en veinticuatro horas.
  • Que la estimulación de la succión de los pechos sea larga: al menos noventa minutos en veinticuatro horas, si es posible ciento veinte minutos. Por lo tanto, un bebé que mame ocho veces al día pero durante cinco minutos no permite una protección satisfactoria.
  • Que no exista un intervalo largo entre dos tetadas: no más de cuatro horas durante el día y de seis horas por la noche. Si el bebé duerme una noche completa de ocho o diez horas sin mamar, puede producirse una ovulación.
  • Que el bebé no coma nada más para mantener una lactación abundante.
  • Que no haya regresado la regla.

Si se cumplen todas estas condiciones, la lactancia protege bien hasta los seis meses después del nacimiento.
Estas condiciones fueron elaboradas por un grupo de expertos de la OMS, en una conferencia en 1988, cuyo informe se llama «consenso de Bellagio».

Es mejor no esperar el regreso de la regla, que puede ser tardío debido a la lactación. Por otra parte, puede ir precedido de una ovulación, es decir, por el riesgo de un embarazo (del 3 al 10 % de mujeres que dan de mamar se quedan de nuevo embarazadas antes de que vuelva la regla). Además, el ciclo siguiente al regreso de la regla es siempre ovulatorio; el 100 % de las mujeres

EVOLUCIÓN DE LA PROLACTINA EN LOS PRIMEROS MESES Y FECUNDIDAD

① *Lactancia completa, intensiva, tetadas frecuentes: la prolactina se mantiene elevada y bloquea el ovario. La fecundidad es prácticamente nula.*

② *Lactancia completa, pero tetadas irregulares, cortas y espaciadas: la prolactina desciende progresivamente, la lactación continúa sin problemas y los ciclos ováricos se reinician, lo cual supone ovulación y regreso de la regla. La fecundidad reaparece.*

③ *Lactancia que «vegeta». La prolactina desciende y la lactación se detiene. Ovulación y regla en diez a quince días. Riesgo elevado de fecundidad.*

④ *Ausencia de lactancia. Bloqueo de la lactación por antiprolactina. Regreso de la regla con o sin ovulación en unos cuarenta días.*

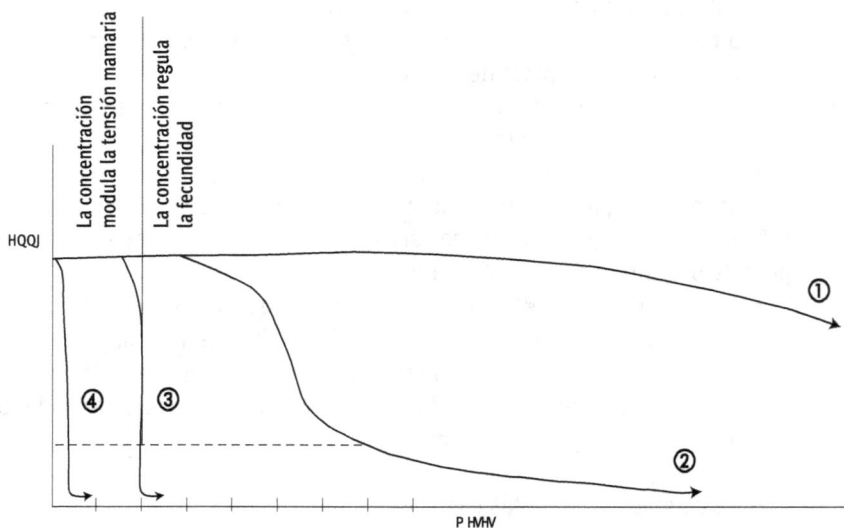

son fecundas en las semanas que siguen. Así pues, resulta indispensable prever un método anticonceptivo a más tardar en los cinco días siguientes a la reaparición de la regla.

Si una de las condiciones no se cumple o si el niño tiene más de seis meses, es mejor prever un método anticonceptivo.

◆ **¿Qué método anticonceptivo elegir?**
También en este caso las opiniones son divergentes.

◆ Los preservativos y los métodos locales son eficaces, pero sobre todo reservados a los dos primeros meses después del nacimiento, periodo en que el riesgo de fecundación es bajo.

◆ Los dispositivos intrauterinos (DIU) constituyen el mejor método anticonceptivo. No alteran en nada la lactación e incluso parecen aumentarla (en cantidad y duración). Esto podría deberse a la persistencia de una secreción de oxitocina ligada a la estimulación mecánica del útero por el DIU. Los DIU pueden colocarse relativamente temprano después del parto (dos a seis semanas). Conviene saber que, cuanto más temprano se colocan, mayor es el riesgo de rechazo. Se impone pues un control regular durante las primeras semanas para asegurarse de que el dispositivo sigue bien colocado. En estas condiciones, los fracasos son muy raros (cuatro mujeres de cada mil, después de un año de empleo, según una estadística de ciento cincuenta mil mujeres).

◆ Los métodos hormonales. La mayoría de investigaciones efectuadas los últimos veinte años en todos los países del mundo han llegado a las mismas conclusiones: es posible la anticoncepción hormonal, pero puede tener algunos inconvenientes.

• Las píldoras con estroprogestágenos normales ya no se utilizan. Dan lugar a una disminución clara de la cantidad de leche producida por la madre y quizá la leche segregada es menos rica (menos proteínas, lactosa, grasas, calcio y fósforo).

• Las minipíldoras y micropíldoras, con dosis muy bajas de estroprogestágenos, no se recomiendan durante la lactancia. También disminuyen la lactación.

• Los progestágenos puros, de forma continua, no parecen modificar ni la cantidad ni la calidad de la leche. Al contrario, algunas mujeres dan de mamar mejor y más tiempo con estas hormonas. Por lo tanto, se pueden utilizar durante todo el periodo de lactancia, ya sea en forma de píldora continua, ya sea en inyección. No hay ninguna contraindicación para el niño. Para la madre, los principales inconvenientes son el aumento de peso frecuente, la ausencia de verdaderas reglas y la existencia de pequeñas hemorragias que aparecen en cualquier momento. Esta molestia se presenta sobre todo cuando se utilizan dosis altas por vía inyectable.

◆ Sea cual sea el método hormonal elegido, el mejor momento para iniciar una anticoncepción depende del modo de lactancia.

• Si es completo, con tetadas eficaces y frecuentes, tanto de día como de noche, el bebé crece bien y prolonga con alegría la succión, no hay urgencia.

• En cambio, si la lactancia vegeta un poco, si el bebé es un gran dormilón y permanece largos periodos (más de seis horas) sin mamar, si la madre quiere ausentarse un día entero o dormir doce horas seguidas, se impone una anticoncepción a partir del primer mes.

Por otra parte, para paliar cualquier riesgo, la mayoría de médicos prescriben una anticoncepción a partir del quinceavo día o incluso desde el regreso a casa. Sin duda, es excesivo si la lactancia se ha iniciado bien.

Lactancia y «puesta en forma»

Una mujer que da de mamar debería descansar ampliamente las primeras semanas para establecer una lactación abundante y correcta. Es cierto, pero eso no significa que no pueda hacer nada. Es bueno prever lo antes posible un regreso a las diferentes actividades deportivas para recuperar una musculatura perineal y abdominal sólida. Actualmente, muchos médicos prescriben sesiones de fisioterapia a la salida de la maternidad. La lactancia no debe retrasarlas. Para todas las mujeres, es importante recuperar un cuerpo agradable y musculoso sin tardar, lo cual es totalmente posible, incluso dando de mamar.

Lactancia y sexualidad

La sensualidad de la lactancia, el inmenso placer compartido entre la madre y su bebé son factores de desarrollo e intercambio. ¿Por qué tantas mujeres tienen miedo, o vergüenza, de la leche que rezuma de sus pechos cuando hacen el amor? ¿Por qué tantas civilizaciones han prohibido la sexualidad durante el periodo de lactancia?

En realidad, si se evita refugiarse en tabúes morales o teorías falsamente médicas, la lactancia constituye una parte integrante de la sexualidad de las parejas, y no solamente de las mujeres. Todas las caricias, todos los placeres son posibles. No hay nada prohibido, ningún riesgo. Siempre que se acepte reconocer que el nuevo cuerpo de la joven madre, que sus pechos llenos de leche son una nueva fuente de placer, de conocimiento, y no un periodo que debe pasar lo antes posible.

> Una mujer joven: *Hay un momento angustioso, un minuto de verdad, es la primera vez que se hace el amor después del parto. Yo tenía miedo, miedo de tener dolor, miedo de no ser la misma. Vivimos un mes de timidez, de pudor, de reconocimiento de algo desconocido. Nuestro placer era diferente que antes del nacimiento, pero estaba bien. Descubrí que no estaba rota ni cambiada de manera negativa. Estaba más desarrollada, mis caderas eran más redondas. Mis pechos de nodriza, grandes, al principio excitaban mucho. Y me sentía orgullosa, de manera casi animal, de la leche que fluía por todas partes, que me hablaba de «abundancia», de la abundancia de nuestro placer...*
>
> Un joven padre: *Al principio, ella tenía sueño, a menudo estaba cansada. La veía feliz durante las tetadas y tenía la sensación de que eso le bastaba, la colmaba totalmente. Tenía miedo de que durara demasiado. Y después nos volvimos a encontrar. Me gusta su cuerpo nuevo, me gustan sus pechos demasiado sensibles que me llevan a probar otras maneras de hacer el amor. Me gusta su leche... ¡y me gusta todavía más darle placer...!*

Una madre, un lactante, una familia y la sociedad

Cuando se habla de lactancia como lo he hecho en este libro, se falsea una importante realidad que coloca a la madre y al niño en el centro del mundo, creando, un poco artificialmente, un universo cerrado alrededor de su relación. En la práctica, no es así. La vida continúa. Los otros hermanos y hermanas están presentes, participan en la lactancia. Alrededor, hay un mundo de amigos, de trabajo y de ocio que interpela sin cesar a la madre y al niño. Dar de mamar a un bebé es también un acto «social».

> Élisabeth: *A mis hijas les gusta que dé de mamar a Florence porque es una ocasión de regresar a su edad de bebé y hablar de lo que pudo pasar o no pasar. Comprenden el placer que se siente cuando el bebé es pequeño, el placer que tuvimos con ellas, en su época. También pudieron gozar de la leche y no se lamentan de no ser ya bebés. Ya ha pasado. A través de Florence, ellas reviven su propia historia... Al dar de mamar a Florence, en cierta manera me encargo de todos colectivamente...*

Josée: *Yann estaba satisfecho con la lactancia de su hermanito, porque eso nos permitió hacer salidas a la montaña durante el verano, que habrían sido imposibles con biberones. Así que nada de domingos encerrados y limitados a causa del bebé. Era importante para Yann, que había sido hijo único durante ocho años. Entre sus amiguitos —y sobre todo amiguitas— que asistían a la tetada por casualidad, algunos, molestos, no se atrevían a mirar o salían de la habitación disculpándose, avergonzados por haber sorprendido una escena tan íntima. En cambio, Yann consideraba los pechos, la leche, con naturalidad... ¡sabía que él había sido alimentado de esta manera!*

Élisabeth: *Me gusta poder dar de mamar a Florence fuera, en el supermercado, por ejemplo, para mostrar que se puede hacer. Las mujeres, antes, no eran tan atrasadas y tenían un sagrado sentido común que me gusta recuperar, ahora que tantas mujeres ni siquiera piensan en la eventualidad de hacerlo. Cuando doy de mamar en la guardería antes de dejar a Florence, eso la ayuda a sentirse en su casa y, por lo tanto, no le molesta la separación. Además, ¡puede hacer adeptas! También quiero demostrar a las demás que se puede trabajar y dar de mamar a un bebé. Que si una se las arregla para que no la atropellen, no hay problemas; que una vez iniciado, no es cansado. Nunca he estado tan en forma después de un embarazo y un parto. Ser feliz es mucho mejor que las prescripciones de vitaminas. No se trata de una cuestión de valor. Es idiota decir eso. Al contrario, es una solución de facilidad. La vida continúa como antes. No hay que tomar a los niños como pretexto para la inacción.*

Germaine: *Nunca regresé a casa para dar de mamar. Llevaba al bebé con nosotros fuera donde fuera. Siempre llevaba un fular en el bolso. Cuando el niño tenía hambre, me ponía el fular sobre el hombro y le daba el pecho, en cualquier lugar, incluso en la terraza de un café. ¡Estaba orgullosa y me sentía muy bien! Una noche, fui a bailar. Me marché a medianoche para dar de mamar al niño y después regresé de nuevo al baile. Mis amigos se divertían amablemente conmigo: «¡Si sigues bailando así, no le darás leche sino mantequilla!».*

Josée: *Y ahora, ¿qué queda de esos catorce meses de lactancia? Evidentemente y en primer lugar, un hombrecito bien plantado sobre sus piernas, de cuerpo armonioso, desarrollado... Y para nosotros, buenos recuerdos... pero no podemos hablar mucho de ello. Como dice su padre, transcurrió tan bien que en realidad no hay mucho que decir.*

Algunos casos particulares

Anteriormente, sólo se ha hablado de las lactancias sencillas de un niño feliz, en una familia feliz. No siempre es así. Algunas mujeres se enfrentan a condiciones mucho más difíciles, personales, médicas o sociales.

Nacimiento de gemelos o trillizos

En teoría, es igual de fácil —estrictamente desde el punto de vista de la lactancia— dar de mamar a dos o tres niños que a uno solo.

Si los niños se ponen al pecho regularmente, la cantidad de leche se adapta a las necesidades de todos, y la madre tiene todas las posibilidades de tener una lactación suficiente.

Se recomienda dar de mamar a los gemelos juntos, cada uno en un lado, y cambiar de pecho a cada tetada. Al principio no es fácil, hay que aprender a colocarse, pero se aprende rápidamente. Por supuesto, hay que imponer un horario común.

En cambio, los trillizos sólo pueden ser amamantados uno después del otro, o primero dos y después uno. Es inútil describir el trabajo y el tiempo que esto representa para la madre.

Como además siempre son prematuros y al principio no saben mamar, el inicio es una verdadera proeza.

En realidad, el verdadero problema —fundamental— es la fatiga materna. Sólo una mujer con una salud excelente, que no trabaje fuera de casa y reciba mucha ayuda en casa durante largos meses puede, en mi opinión, emprender esta lactancia. Si no se reúnen todas estas condiciones, es mejor no arriesgarse a un agotamiento rápido, perjudicial para el equilibrio de toda la familia.

Hospitalización del niño

Si el niño cae gravemente enfermo, todavía necesita más la leche de su madre que cuando gozaba de buena salud. No es el momento de destetarlo. Los padres pueden, y deben, exigir la continuación de la lactancia materna, es decir, que la madre pueda permanecer libremente al lado del niño, que pueda continuar alimentándolo. Nadie se lo puede prohibir.

El niño lo necesita para recuperarse, para no sentirse totalmente perdido, aislado en el hospital. Si no tiene miedo, si se siente seguro con su madre, sanará deprisa.

En ciertos casos muy excepcionales, el niño no puede ser alimentado durante unos días. La madre se ve pues obligada a sacarse la leche. Es duro, pero necesario. El niño la necesitará en cuanto pueda comer de nuevo. La leche de su madre es lo que soportará mejor como alimento.

A veces, el niño se hospitaliza en cuanto nace, durante largas semanas. Ocurre con los grandes prematuros o los niños que presentan un problema grave al nacer. Me parece fundamental que la madre pueda liberarse de todas las demás cargas familiares o profesionales para amamantar a este hijo frágil lo más a menudo posible. Le aporta la mejor posibilidad de sobrevivir.

Al principio, a menudo es indispensable sacarse la leche y llevarla al hospital regularmente. Pero cuando el niño se encuentra suficientemente fuerte para salir unos instantes de la incubadora, cuando su reflejo de succión se vuelve enérgico, su madre puede intentar ponérselo al pecho. ¡Qué maravilloso reencuentro para ambos!

Si la madre debe sacarse la leche durante mucho tiempo para un bebé enfermo, algunos conocimientos la ayudarán:

• Sacarse la leche de los dos lados a la vez permite ganar mucho tiempo y la lactación es más abundante.

• Conviene sacarse la leche al menos seis veces en veinticuatro horas, pero no obligatoriamente con horarios regulares.

• Conviene mantener el sacaleches hasta que la leche deje de salir totalmente, llegar hasta el final del flujo.

• Cuando la lactación parezca disminuir, hacer «días punta», en que la madre se saque la leche diez o doce veces para estimular la producción.

• Si el bebé está enfermo o es prematuro, la madre, durante el primer mes, tiene el objetivo de obtener una lactación máxima (muy superior a lo que el bebé puede comer en este momento), para que la producción se establezca bien respecto a lo que necesitará el niño cuando tenga 1, 2 o 3 meses.

Hospitalización o enfermedad de la madre

Una madre joven puede verse afectada, durante la lactancia, por un trastorno grave: urgencia quirúrgica, enfermedad grave o accidente. También en este caso, el destete del niño no suele ser ni urgente ni obligatorio.

Ciertas enfermedades infecciosas de la madre y algunos medicamentos plantean verdaderos problemas.

Pero cada caso es particular y, por lo tanto, no puede detallarse aquí. Es posible hablar tranquilamente de esto con el médico.

Nuevo embarazo

La aparición de un nuevo embarazo durante un periodo de lactancia se ha considerado en todas las civilizaciones como una razón imperiosa de destete inmediato. El temor no es tanto que la leche se vuelva mala y haga daño al lactante. El miedo es para el niño en camino: «El primer hijo chupa los pies del que se está formando», dicen las ancianas.

Algunas mujeres nos demuestran, en cambio, que es posible continuar dando de mamar durante el embarazo y después alimentar a los dos niños (poniendo primero al pecho al recién nacido). La alimentación conjunta, cuando todos la desean tranquila y claramente, es un momento maravilloso de felicidad y a menudo permite evitar los celos del mayor hacia el pequeño que mama. Se plantea una sola pregunta: ¿el recién nacido tiene su lugar, todo su lugar; la madre no tiene una dificultad anormal en desprenderse del mayor para ceder el lugar al más pequeño? Si la respuesta es no, no hay ningún problema.

Conviene conocer un pequeño punto: la leche de una mujer embarazada se modifica y tiene una composición química intermedia entre la del calostro y la leche madura. Es menos adecuada para el niño que antes y no puede constituir una alimentación exclusiva equilibrada. Pero cuando la madre se queda de nuevo embarazada, el primer hijo ya es mayor y es posible una alimentación diversificada.

Restablecer la lactación

Una mujer que ha dado de mamar mucho tiempo después del regreso de la regla, cuyos pechos han aprendido a funcionar de manera autónoma, tiene la posibilidad teórica de restablecer una lactación varias semanas e incluso varios meses después de la detención de la lactancia. Algunas madres conservan espontáneamente la leche en sus pechos durante años…

Para desencadenar la lactación, basta tener unas ganas inmensas de dar de mamar a otro niño y recibir ayuda, al principio, de un compañero o amigas comprensivas. Hay que estimular los pechos largamente cada día, con el sacaleches o con masajes areolares, para estimular una nueva subida de la leche.

Actualmente, existen muchos testimonios de mujeres que han vuelto a dar de mamar, o bien después de un destete precoz (por ejemplo, si el niño cae gravemente enfermo), o bien para amamantar a un hijo adoptado. Una mujer estadounidense cuenta que alimentó a un bebé adoptado siete años después del destete de su primer hijo. Probablemente es posible, con mucho valor y perseverancia (y aprendiendo cómo completar con astucia la cantidad de leche si no es suficiente).

La madre que se encuentra sola

¿Qué podemos decir de una madre joven que se enfrenta de repente a una crisis aguda, como la pérdida de una persona amada o un problema familiar importante? No hay recetas ni falsos consuelos. La lactancia, la dulzura, el amor y la intimidad con el niño pueden ayudarla a superar este periodo difícil... pero no solucionan el problema. Si la madre tiene muchas ganas de dar de mamar, lo conseguirá, después de un periodo transitorio en que la lactación puede verse un poco alterada.

◆ **En resumen**

*La lactancia es posible, incluso en situaciones difíciles o aberrantes. **Fabricar leche es una de las actividades permanentes, reales, importantes, del cuerpo de la mujer.** Puesto que tantas mujeres en el mundo consiguen (con embarazos sucesivos) proporcionar leche durante quince o veinte años de su vida, ¿por qué las mujeres jóvenes de hoy tienen miedo de no conseguirlo durante uno o dos meses?*

Ha llegado el momento de recuperar y reconocer este formidable poder que está en nosotras... ¡Y aprender a gozar de él!

CAPÍTULO IX

El destete,
un nuevo paso
hacia la libertad

Los dientes que le salen anuncian que la naturaleza ha hablado
y que su estómago todav´a débil ya es bastante fuerte para digerir los alimentos más sólidos que la leche.

J. Ballexserd, 1762

Creció el niño y lo destetaron, y dio Abraham un gran banquete el día del destete de Isaac.

Génesis, 21-8

Una palabra y un momento difíciles de definir

Una palabra diferente según los lugares y las épocas

Si abre el *Diccionario de la Real Academia Española* en la palabra «destetar» aprenderá que:

• El sentido corriente es «hacer que deje de mamar el niño o las crías de los animales, procurando su nutrición por otros medios».

• En sentido figurado, destetar es «apartar a los hijos de las atenciones y comodidades de su casa para que aprendan a desenvolverse por sí mismos».

El diccionario francés *Petit Robert* aporta en su definición un elemento nuevo: destetar es «dejar progresivamente de dar de mamar, de alimentar con leche, para dar una alimentación más sólida».

En todas estas definiciones, no hay ambigüedad. Destetar a un niño es alimentarlo «como a un adulto», con alimentos sólidos, puré, carne, fruta, queso. Es pasar realmente a la alimentación diversificada.

Sin embargo, en la tradición popular, esta palabra ha tomado otro sentido. Destetar es dejar de dar el pecho, es el paso prematuro a la lactancia artificial, la leche en polvo de los biberones. En este sentido, el destete adquiere el sentido de separar. Es la separación de la madre y el hijo.

Destete precoz y destete tardío

¿Qué diferencia existe entre un destete precoz (antes de los 3 meses) y un destete tardío (después de los 6 meses o 1 año)? En función de la edad del niño, la palabra destete reviste realidades diferentes. Habría que encontrar nombres para describir lo que ocurre en un bebé de 2 meses y en un niño de 2 años, ya que lo que viven en ningún caso puede compararse.

◆ **Antes de los 3 meses**

El destete es el *cambio de leche*, que puede dar lugar a dificultades digestivas temporales. Pero si el paso es progresivo, si la madre está presente, es mimosa y el niño continúa percibiendo toda su ternura, este «destete provocado» puede transcurrir de manera tranquila, sin dificultades.

◆ **Después de los 3 meses**

Los bebés empiezan a manifestar lo que les gusta o no les gusta, a tener preferencias y a no aceptar que los dirijan. A menudo, un bebé alimentado por su madre no ve ninguna razón para aceptar la intrusión de una tetina de caucho, con mal sabor y una forma desconocida, o de una cucharada de verdura. Por otra parte, su madre ya no se desnuda para alimentarlo. En lugar de la suavidad de su piel, de su calor, del olor que tanto le gusta, se roza la cabeza y la mejilla contra una prenda desconocida, más o menos agradable al tacto y no siempre cómoda.

¿Cómo un bebé equilibrado y consciente podría no manifestar su desacuerdo ante estos cambios?

Si un bebé llora y rechaza el biberón, da una prueba maravillosa de su amor por su madre… y también de su inteligencia, de su memoria y de su «buen gusto».

Pero no hay nada que temer. La elección del bebé no es nunca irreducible y definitiva. Si está seguro de que lo aman, si le miman más, si descubre otras situaciones de «cuerpo a cuerpo» para sentirse bien con sus padres, si no tiene que vivir la pérdida de su madre, la separación, sino solamente un cambio de alimentación, lo aceptará sin dificultades en muy poco tiempo. Sólo pedirá un poquito de paciencia y mucho amor.

◆ **A partir de los 8-9 meses**

El problema es diferente. El bebé empieza su vida de «explorador». A cuatro patas, de pie, boca abajo, intenta visitar y «saborear» el mundo que lo rodea. Tiene curiosidad por conocerlo todo, se siente feliz ante sus descubrimientos, orgulloso de participar en la vida de la familia. Lo toca todo, se come todo lo que cae en sus manos y descubre el placer de nuevas comidas. Es el momento de los verdaderos cambios: comidas más sólidas, consistentes, coloreadas, sabrosas, diferentes. Todo es bueno para saborear, para inventariar. Y espontáneamente, visitando el mundo, *se aleja, se separa de su madre*. En unas semanas, puede dejar de mamar, demostrando que prefiere los yogures o las verduras. También puede conservar unos meses más la seguridad de la lactancia, al mismo tiempo que devora sólidas raciones de verdura, carne y fruta. En este estadio de «destete espontáneo», el niño elige el momento en que puede separarse de su madre.

234 ♦ La lactancia

Esta separación puede vivirse de común acuerdo, como una plenitud, con la certeza de haber compartido hasta el final un intercambio excepcional.

Se ha hablado demasiado de destete en términos de privación, de ruptura, de separación. El destete no es un divorcio. Debemos recuperar la alegría y la sabiduría milenaria de los antiguos hebreos. En hebreo, la palabra que significa *destetado* es la palabra *saciado*.

El «destete precoz provocado»

¿Por qué las jóvenes madres eligen el «destete precoz provocado»? Un poco más del 50 % de las mujeres dan de mamar a su recién nacido en la maternidad, pero entre el 30 y el 40 % lo hacen todavía al mes, un 12 % a los 3 meses y solamente unos pocos niños de 6 meses son amamantados. Frente a esto, en las estadísticas escandinavas o estadounidenses, cerca de una mujer de cada dos que ha dado de mamar en la maternidad todavía amamanta seis meses después.

¿Por qué estas cifras?, ¿necesidad o costumbre? Esta detención rápida de la lactancia materna depende de una evolución histórica y sociocultural. Se puede describir en cuatro tiempos:

• Las mujeres de la aristocracia del Antiguo Régimen recurrían a las nodrizas para alimentar a su bebé mientras ellas recuperaban su lugar en la corte y en los salones. Desde finales del siglo XVIII, las mujeres de la burguesía encontraron normal imitar este comportamiento.

• Las guerras y los conflictos sociales del siglo XIX vaciaron las ciudades y el campo de toda una generación de hombres jóvenes. Las mujeres los sustituyeron en los puestos de trabajo, lo que favoreció la creación de un circuito comercial de alimentación. Una mujer acomodada confiaba a su hijo a una nodriza, que a su vez confiaba el suyo a una mujer más pobre... Existía una cadena en función de las posibilidades económicas de las familias.

• Durante la guerra de 1914-1918, para sustituir a los hombres jóvenes fallecidos en las trincheras, las mujeres se vieron obligadas a trabajar en las fábricas. Para que su maternidad no pesara en el mercado de trabajo, numerosas campañas de información intentaron demostrar que era posible alimentar a los recién nacidos con leche de vaca y que convenía «destetarlos» desde el principio.

• Paralelamente, durante las primeras décadas del siglo XX, surgieron dos cambios de mentalidad: la aparición de los movimientos feministas que, en sus reivindicaciones de emancipación y liberación, rechazaron la maternidad y militaron por la abolición de la lactancia, y la importante evolución de la medicina. Conocimientos científicos y nuevas teorías invadieron las facultades y las escuelas con el objetivo de disminuir la mortalidad infantil, todavía alta en aquella época. Al mismo tiempo, los médicos (¡hombres!) se interesaron por el embarazo y el recién nacido, ámbitos hasta el momento reservados a las «buenas mujeres». Y los nuevos especialistas, obstetras y pediatras, rechazaron las tradiciones y las costumbres de las comadronas y los médicos de familia.

A principios del siglo XX, los pediatras estadounidenses, siguiendo a Emmet Holt, defendieron «la cría científica» de los recién nacidos y los lactantes, que consistía en dejarlos en su cama, no mecerlos, adoptar horarios y raciones fijos, ser una madre rígida. Había que ser eficaz y dejar de amar para ser una «buena madre». Fue el inicio del temor mórbido a los microbios, de las curvas correctas de peso teórico impuestas como norma para todos los recién nacidos, de los hospitales inhumanos donde los niños se dejaban languidecer de soledad y falta de ternura. Todo era mejor que dejar a madres e hijos «mimarse» mutuamente.

Y por supuesto, en esta óptica, las primeras leches en polvo, éxito de la técnica moderna, eran consideradas superiores a la leche de «esas mujeres llenas de microbios y que a veces tienen abscesos». A partir de ahí, se creó un engranaje que condujo al olvido de la lactancia materna y a la diversificación precoz de la alimentación.

◆ **Razones externas**

Indiscutiblemente, hay razones que no permiten a las jóvenes madres elegir la duración de la lactancia.

◆ **El regreso al trabajo**, después de la baja maternal, es uno de los argumentos clave. Todo el mundo piensa que no es posible, sobre todo en las grandes ciudades (si hay otros hijos y largos trayectos diarios), conciliar la lactancia y el trabajo. Muchas mujeres jóvenes prefieren terminar el destete de su bebé antes de volver al trabajo. Y, para no dar prisa al niño, introducen los primeros biberones al final del primer mes. En realidad, sería posible dar de mamar por la mañana y por la noche, al volver a trabajar, así como constituir reservas de leche por adelantado para las primeras semanas. Las asociaciones de apoyo a la lactancia son una valiosa ayuda.

De manera general, las mujeres que saben que volverán a trabajar y dejarán a su hijo al cuidado de otros empiezan a sentir una disminución de la lactación en los quince días anteriores.

Es cierto que las mujeres que pueden prolongar su baja maternal con las vacaciones (las profesoras, por ejemplo) o tomarse permisos sin sueldo (porque pertenecen a medios socialmente favorecidos) viven el destete de manera más tranquila.

No constatan que «ya no tienen leche»... Deciden el momento del destete: «Porque me parece que ya basta». «Porque ya tengo bastante». «Porque me gustaría hacer otra cosa».

◆ El aislamiento de las madres jóvenes y la fatiga son razones frecuentes de detención precoz de la lactancia. Es mucho más fácil dar de mamar durante mucho tiempo si se está rodeada de otras mujeres, amigas, madres o abuelas que ya han vivido la experiencia. Además de la ayuda material, aportan la posibilidad de hablar, resolver dudas y angustias, allanar dificultades. Hoy día, esta ayuda prácticamente ha desaparecido y las madres jóvenes se encuentran solas con su bebé, aisladas en una sociedad en que la lactancia materna es desconocida. Dejar de dar de mamar es imitar a las otras mujeres, entrar en la norma... y dejar de tener miedo.

Los médicos y las puericultoras que conocen mal la lactancia materna prolongada no saben dar consejos a una joven madre que tiene ganas de alimentar mucho tiempo a su bebé. Sus consejos se dirigen hacia un destete precoz y una alimentación diversificada rápida. Todos conocemos niños magníficos que han sido criados sin problemas y sin trastornos digestivos con las leches en polvo modernas.

Por supuesto, es grande la tentación de pararlo todo a la primera dificultad, de destetar al niño rápidamente y pasar al biberón.

La publicidad de las harinas y los potitos está muy extendida. Muchas mujeres todavía piensan que las harinas son indispensables para la alimentación de un niño de 2 meses. ¿Cómo se pueden dar estas harinas si no es con un biberón de leche artificial? Hace unos años, se prescribían «potitos de verdura y carne» a partir de los 2 meses. Las mujeres tienen a menudo la sensación de que no tienen derecho a negarle a su hijo los avances de la dietética moderna, de que dar de mamar exclusivamente es volver a tiempos antiguos, en que la mortalidad infantil era muy elevada. Se sienten demasiado inquietas y a veces culpables...

◆ **Razones más personales**
Aunque todas las dificultades externas estén solucionadas, muchas madres jóvenes no prolongan la lactancia de su bebé. Por lo tanto, existen también causas personales.

◆ El primer argumento es el lugar del pecho en nuestra mentalidad. Para nosotros, el pecho es un órgano erótico. Las mujeres jóvenes no siempre aceptan que sus pechos se transformen en «tetas» de alimentación. Sobre todo si la lactancia se ha vivido como un deber, una «necesidad sagrada», y no como un maravilloso placer recíproco de la madre y su hijo.

◆ Por otra parte, el padre a menudo desempeña un papel en el destete. Si no ha «encontrado su lugar» en la relación con el bebé, reivindica (de forma infantil y celosa) el cuerpo de su mujer para él solo... e impone una detención más o menos brusca de la lactancia. Según la tesis de Françoise Julien: «Uno de ellos me dijo: "Si quiere saber mi opinión, el intelectual que hay en mí le dirá que lo ha vivido bien, en cambio, el amante seguramente se ha sentido frustrado…". Otro: "Me siento completamente excluido de esta relación madre-hijo. Se bastan a sí mismos. No tengo un lugar…". Otro: "He vivido la lactancia como una prolongación del embarazo. Aquello no me concernía directamente. Me sentía a la vez esclavo del niño y desposeído".».

◆ La segunda razón es el miedo de hacerlo mal, de hacer correr riesgos al niño. En nuestra sociedad, todavía estamos convencidos de la validez de las costumbres de alimentación de diversificación precoz. Es duro cambiar los comportamientos nutricionales de todo un país. Y todavía más duro para las madres oponerse individualmente. Es cierto que el entorno soporta mal en nuestra época a una madre que da de mamar mucho tiempo.

Miedo de hacerlo mal también en el equilibrio psicoafectivo del niño. La difusión de conceptos psicológicos y psicoanalíticos sumarios o deformados sobre el destete ha confirmado la noción de un «paso peligroso», de una «privación frustrante», de una separación mutilante para el niño. Las madres de la generación actual tienen miedo de esta ruptura, temen el enfrentamiento con su hijo. Prefieren «solucionar el problema» lo antes posible, antes de que el bebé manifieste sus deseos.

◆ El último argumento es el sueño de los padres de tener el bebé más hermoso, el más inteligente, el más despierto, el más rollizo, el más precoz, el más feliz. La diversificación precoz de la alimentación se explota, erróneamente, como un medio de valorar al niño, de mostrar su superioridad. «Será mejor que la hija de la vecina, que comía jamón a los 4 meses; nosotros se lo daremos a los 3…».

¿Es posible dar de mamar mucho tiempo?

Actualmente, existen muchos bebés alimentados al pecho durante un año y a veces incluso dos o tres años, aunque en Europa esto es todavía excepcional. En otros lugares, hay dos grandes grupos de mujeres que viven y realizan esta lactancia prolongada.

◆ Las mujeres del tercer mundo no tienen ninguna alternativa. Alimentar largamente a su bebé es darle la única oportunidad de evitar las diarreas graves, a menudo mortales, y sobre todo la única posibilidad de escapar a una malnutrición proteica grave, es decir, la temible enfermedad de Kwashiorkor que padecen los niños que pasan hambre, con su rostro huesudo, brazos y piernas descarnados y enorme vientre hinchado. Estos bebés comen tarde, se desarrollan difícilmente y mueren por centenares a la primera epidemia, diezmados por la tuberculosis o el sarampión más leve. Si la alimentación diversificada no puede aportar más que cereales o verdura, esta malnutrición se establece en menos de dos años.

La única manera de salvar a estos niños es mantener durante el mayor tiempo posible el aporte de proteínas de la leche de su madre. Por desgracia, a menudo ellas también están desnutridas. La lactancia prolongada empeora su estado nutricional y puede producir carencias graves.

Esta subalimentación de las madres y de sus hijos es la mayor urgencia social y política de nuestro tiempo. El 12 de octubre de 1979, la OMS lanzó una llamada a los diferentes gobiernos y comunidades internacionales para promover, en el plazo más breve posible, una política mundial que permitiera equilibrar los recursos nutricionales y mejorar las condiciones de vida de tres cuartas partes de la humanidad, en especial las de las mujeres y los niños pequeños. En esta llamada, la lactancia materna prolongada al máximo y una mejor alimentación de las madres se consideraron como la primera salida válida para la malnutrición crónica de millones de seres humanos. ¿La hemos escuchado?

◆ La situación es diferente para el segundo grupo de madres. Desde hace unos años, en diferentes países, pero sobre todo en Estados Unidos y en los países nórdicos, las mujeres de medios sociales más favorecidos han tomado conciencia de su «identidad de mujeres». En el marco de las reivindicaciones feministas, el derecho a disponer y gozar libremente de su cuerpo, y el descubrimiento de los placeres de la maternidad las conducen a la lactancia materna. A menudo, este placer de alimentar a su hijo se prolonga. La misma evolución, por razones diferentes, se observa en grupos ecologistas de los países europeos.

He visto niños australianos, finlandeses o estadounidenses correr y jugar en una sala de reuniones y después ir hacia su madre, desabrocharle la blusa y el sujetador y ponerse a mamar voluptuosamente.

He visto a una niña de 20 meses pedir con una adorable sonrisa: «¡Un poco más, mamá!». He visto a unos hermosos niños devorar un sólido bistec y un plato de patatas fritas, buscar a su madre para unos mimitos y una pequeña tetada, y después marcharse a jugar tranquilamente.

Por supuesto, estas imágenes no deben ocultar la realidad. Para la mayoría de las mujeres occidentales, no se reúnen las condiciones necesarias: estar bien en el propio cuerpo y vivir plenamente la maternidad; estar disponible para el niño sin grandes preocupaciones, ni financieras ni personales; sentirse apoyada y ayudada por un marido, un compañero y unas amigas favorables a esta experiencia; no trabajar o tener un trabajo ni demasiado cansado ni demasiado estresante... y simplemente saber que es posible y tener ganas de vivirlo.

Sin embargo, describir estos cuadros no es inútil. En los dos extremos de la escala social, por razones diferentes y con mentalidades también diferentes, las mujeres dan de mamar a sus bebés, durante años. Tenemos en ello la prueba de que es posible:

• Tener leche durante meses o años, tanto tiempo como el bebé mame y la madre tenga ganas.

• Tener lactantes y niños pequeños magníficos, alimentados con leche materna y después destetados sin grandes dificultades.

Las opiniones de los expertos pediátricos

Actualmente, existe unanimidad entre los expertos sobre la duración óptima de la lactancia.

Ante la multiplicación de las enfermedades alérgicas en los niños y los adultos, ante la multiplicación de las enfermedades infecciosas, en especial ORL, de la primera edad, ante la epidemia creciente de obesidad infantil, las tomas de posición se han esclarecido.

En efecto, en todas estas enfermedades, las investigaciones han mostrado el efecto protector de la lactancia materna.

Y este efecto depende de la duración. Cuanto más tiempo maman los bebés, más disminuye el riesgo de estas enfermedades. Es pues conveniente mantener la lactancia el mayor tiempo posible.

La OMS recomienda una lactancia EXCLUSIVA, sin otro aporte alimenticio, durante unos SEIS MESES. Después, se impone una diversificación progresiva, manteniendo la leche de la madre como aporte lácteo hasta los 2 años aproximadamente. Esta posición es la posición oficial de organismos conocidos, en todo el mundo, como la Academia Americana de Pediatría, el Consenso de Pediatras Suizos y el Comité de Nutrición de la Sociedad Francesa de Pediatría.

Sólo queda convencer a los padres, a su entorno, a los médicos y a los responsables políticos.

Algunos conceptos
de sentido común

El primer concepto es muy tonto y, sin embargo, difícil de definir individualmente: para tener éxito con el destete, hay que elegir el mejor momento y no tener prisa.

Elegir el mejor momento

No existe un «mejor momento teórico» cifrado en días, en semanas o en meses. El mejor momento para destetar al bebé es el elegido por los padres, el que más les conviene, el que parece mejor para ellos o para el niño, sin dejarse convencer demasiado pronto. ¿Por qué dejarse impresionar por los consejos más o menos objetivos del entorno? Las reacciones son múltiples: «¡Cómo! François tiene 3 meses y todavía no has empezado con las papillas. Pero te despertará cada noche... Además, ya nunca querrá aceptar un biberón».

¡Inevitable! «¿¿Cómo, Anne mama todavía a los 9 meses? Pero estás loca, te morderá... y te agotará. Además, es indecente dar de mamar así en un jardín público».

Más grave, un médico quizá poco informado informa: «Mire su curva de peso, señora, sería mucho mejor que introdujera harinas inmediatamente y verdura dentro de dos semanas...».

Lo más clásico, una madre o una suegra: «Sabes, querida, Mathilde a la misma edad pesaba 800 g más. Me pregunto si no te equivocas al querer continuar dándole de mamar. ¿No tienes la sensación de que Lucie está un poco delgada? ¡Me parece frágil!».

Resistirse a un entorno de este tipo y no dejarse convencer por esta multitud de argumentos contradictorios se convierte en una hazaña. Sin embargo, la relación con un bebé es única. Vale la pena no dejarse invadir.

Si una madre tiene ganas de dar de mamar mucho tiempo, sabiendo que esto será compatible con su vida familiar y profesional, tendrá que hacer oídos sordos a los comentarios negativos.

Como en la lactancia, sólo el destete elegido libremente, en el momento más propicio, puede tener éxito.

Entonces gozará tranquilamente, tanto tiempo como quiera, de este maravilloso encuentro. Un bebé crece deprisa y la lactancia sólo tiene un tiempo. Nadie debe estropeárselo.

◆ Los elementos de la elección

¿Cuáles son, para una mujer y una pareja, los elementos que influyen en la elección del mejor momento?

◆ En primer lugar, tener previsto disponer de tiempo, preferentemente varias semanas. Es la condición para no sentirse angustiada si el bebé rechaza unos días la nueva forma de alimentación. Para tener tiempo de mimarlo, de compensar con la presencia y la ternura la falta que sentirá al abandonar el pecho. Con tiempo, la madre no tiene que forzarse ni forzar al bebé.

Cuando un bebé debe dejarse al cuidado de otra persona durante horas, es mejor para él haber encontrado el equilibrio. Un destete con éxito no debe ser sinónimo de separación, de abandono. El bebé necesita tiempo para aprender el «reencuentro», la nueva forma de relación con sus padres, con su familia.

◆ ¿Es posible conciliar lactancia y trabajo? Es una pregunta importante. Volver al trabajo no es sinónimo de destete obligatorio. Algunas madres pueden beneficiarse de media jornada durante unas semanas o unos meses. Siempre que lo soliciten con antelación.

Otras pueden gozar de horarios flexibles. En algunos países, una mujer que da de mamar tiene derecho a una hora libre al día para ello. Esta disposición puede permitirle regresar a casa para dar de mamar al niño, tomarse el tiempo libre por la mañana o, al contrario, volver a casa más temprano por la tarde. Así pues, la lactancia es posible si los desplazamientos no toman mucho tiempo, si el trabajo no es demasiado agotador y si la madre recibe suficiente ayuda en casa. La elección depende de la situación de cada familia.

◆ En la medida de lo posible, evitar los periodos de fatiga, de «depresión», los momentos de dolor en los pechos o de espalda. Un destete brusco no es nunca una buena respuesta a estas dificultades. Es mejor recibir ayuda, del compañero, de los padres, de amigas o de mujeres que ya hayan pasado por eso, que pueden sacar de un apuro en ciertas tareas. ¿Por qué avergonzarse de pedir ayuda?

Es preferible esperar a estar mejor, haberse recuperado y haber solucionado los problemas que se pueden plantear para iniciar el destete. Un bebé acepta mejor una nueva alimentación si siente que su madre está contenta, abierta y relajada con él.

◆ El mejor momento para cada madre es aquel en que tiene ganas de vivir otra cosa. Aunque la relación con un bebé sea muy rica, muy hermosa, un día u otro la madre desea evadirse. Le apetece tener tiempo para ella, pasear, viajar, sentirse libre, recuperar su cuerpo de antes; ganas de abandonar el placer del niño para encontrarse mejor con su compañero, su marido; ganas de otra disponibilidad para los demás hijos.

Un día surgen deseos de ver crecer a ese «chiquitín», observarlo evolucionar, despertar, alejarse. Necesita esta mirada para crecer, para desarrollarse.

También en esto, si un bebé siente a sus padres felices, tranquilos y orgullosos de él, no querrá decepcionarlos. Y se maravillará de los descubrimientos que puede hacer aceptando la nueva alimentación.

Así, incluso el destete se convierte en un tiempo de diálogo, un placer recíproco.

◆ **Y para el niño ¿cuál es el mejor momento?**

◆ Primera evidencia. Nunca hay una indicación médica urgente de destetar a un niño (excepto la galactosemia congénita, enfermedad hereditaria excepcional). Todavía con demasiada frecuencia, un médico recomienda destetar por una curva de peso límite, dificultades para mamar o una ictericia duradera, olvidando que la leche materna es lo mejor para el niño, sin comparación con lo que se le dará a cambio. Si un niño tiene dificultades para arrancar, se le puede alimentar más a menudo, sacarse un poco de leche y dársela como complemento con una cuchara; buscar con el médico las causas de la ictericia, de la pérdida de tono o de los trastornos digestivos, pero la solución no es el destete; ¿cómo se le puede ayudar sustituyendo un alimento adaptado a su organismo por una leche artificial cuya digestión requiere más energía y trabajo? Una vez más, los padres deben expresar lo que saben que es bueno.

◆ Segunda evidencia. Para un bebé, como para su madre, es mejor evitar iniciar el destete en periodo de fatiga, de enfermedad o desequilibrio.

El mejor momento es aquel en que el bebé está en plena forma, ni acatarrado, ni sujeto a la salida de dientes, ni simplemente huraño o gruñón.

Como los adultos, los lactantes tienen periodos de fatiga, de retraso. Seguramente se ha dado cuenta. En unos días o unas semanas, hacen progresos fantásticos, despiertan, ríen, se comunican, y después, los días siguientes, parecen quedarse con lo aprendido, inventan menos y a veces incluso olvidan palabras o actos que ya habían aprendido. Hay que saber respetar estos periodos de repliegue, de reposo (no es fácil «hacerse mayor») y esperar que sea de nuevo activo y feliz, dispuesto a conquistar su universo.

◆ Lo ideal, si es posible, es esperar el momento en que el propio bebé reclame otra cosa para comer. Hacia los 6 meses, coge ya perfectamente los objetos y se los lleva a la boca. Pronto establece la diferencia entre el juguete de plástico o de madera y la suculenta galleta que se funde en la boca. Si en este periodo se le ofrecen pedacitos de pan, fruta o queso, empieza a chuparlos y saborearlos con delicia. Poco a poco, con la salida de los dientes, aprende el placer de masticar y alimentarse realmente él mismo. Entonces el niño solo decide despegarse del pecho de vez en cuando, guiado suavemente por su madre, y progresivamente disminuye el número de tetadas. Esta disminución puede escalonarse en varios meses (y por qué no, en varios años). Aunque coma un poco de todo, la leche materna sigue siendo el alimento complementario ideal.

Y qué reconfortante para él saber, cuando parte a explorar el mundo, que en cualquier momento puede volver con su madre y encontrar en sus brazos, contra su piel, la dulzura, la ternura y la leche que tanto le gusta. Si tiene esta seguridad absoluta, aprenderá mucho más deprisa a ser independiente y autónomo.

Se podrían resumir todos estos criterios en uno solo: el momento del destete debe ser simplemente un tiempo de fiesta.

No apresurarse

Al bebé le gusta mamar, a su madre le gusta amamantarlo. Sería una pena y un peligro alterar demasiado deprisa esta dulce costumbre.

♦ **El bebé no valora demasiado esta novedad**

♦ A menudo, la primera vez que se le ofrece un biberón o una cucharada de puré, el bebé se sorprende, desagradablemente. Si llora, si se niega a probarlo, sobre todo no hay que forzarlo. El tiempo de la comida era, y debe seguir siendo, un momento de relajación y alegría. ¿Por qué hacer un drama de su rechazo? Es mejor consolarle, hacerle reír; así asociará pronto la risa con la nueva alimentación. Tendrá ganas de probarla, de volver a empezar.

♦ No olvidar el tiempo de los mimos, las caricias. Sería aberrante y peligroso dejar al bebé en su cuna que se trague solo un biberón calado hasta las orejas. Se aleja del pecho, de su madre y todavía tiene más necesidad de sus brazos, de su piel. Necesita juegos, palabras, paseos. ¿Por qué, por ejemplo, no bañarse con él para encontrar en el agua otro placer, otro encuentro?

♦ Las costumbres nuevas no son fáciles de adquirir. Basta una a la vez. No hay que presentarle el mismo día, por primera vez, un plato de puré, una compota y un biberón. El bebé no entendería nada, tendría miedo y se pondría a llorar. También para la comida necesita familiarizarse. En *El principito* se dice que familiarizarse: «Esto significa crear vínculos [...] Sólo conocemos las cosas con las que nos hemos familiarizado [...] Hay que tener mucha paciencia [...]».

244 ◆ La lactancia

Si se ofrecen alimentos nuevos uno después del otro, los padres aprenden a conocer no solamente los gustos de su hijo, sino también lo que, por casualidad, no le conviene. Desde que nació, lo que come es muy variable de un día a otro, de una tetada a otra. Dejémosle hacer. Sabe lo que es bueno para él. Mientras esté contento y rosado, y su curva de peso no descienda, no corre ningún riesgo.

◆ **No convertir las comidas en un reto**
Si siente a sus padres inquietos, angustiados, si los ve dispuestos a gastar muchas energías para hacerle comer, un día u otro, cuando no esté muy en forma, puede utilizar este medio para mantenerlos cerca de él, retenerlos hábilmente «prisioneros». Es esencial evitar las pruebas de fuerza en el momento de las comidas. El niño no corre ningún riesgo, ni adelgazará ni se pondrá enfermo.

Es mejor la ternura de la risa y el juego que la de «una cucharada para papá, una cucharada para mamá...». Toda la familia se sentirá mejor.

◆ **El destete natural y espontáneo de un niño ya mayor**
Plantea muy pocos problemas. Si el niño se siente perfectamente seguro, tomará la decisión él solo, cuando tenga ganas. El único escollo que debe evitarse es ofrecerle el pecho al menor problema, a la menor contrariedad. Es decir, transformar la lactancia en un camuflaje de los problemas que pueda tener. A esta edad, la solución es hablarle, intentar comprenderlo, ampliar su universo.

◆ Un niño siempre solo, que sale poco, se aburre y, como un adulto, busca algo para comer para distraerse. Sin duda le gustaría más un nuevo juego, un paseo, una historia o unos mimos. Si reclama mamar con demasiada frecuencia, quizás es que quiere estar más a menudo con otros niños, en el jardín o en una guardería, o recibir a sus amiguitos en su casa.

◆ El niño puede sentirse celoso del tiempo que sus padres pasan sin él, juntos, con amigos o leyendo... y querer mamar solo para atraerlos hacia él, sin tener hambre. No hay ninguna razón para presentarle el pecho, eso no es lo que realmente pide. Tendrá que aprender que sus padres desean tiempo para él y tiempo para ellos solos. En cambio, en el momento de las tetadas, del «tiempo para él», necesita una disponibilidad total, que sus padres le hablen, le cuenten un cuento, estén muy presentes.

◆ En una familia, el humor de unos repercute en el de los demás. Cuanto más cansados, tensos e impacientes estén los padres, más inseguro y aislado se siente el bebé y más comida reclama.

Tener éxito en un destete es enseñar al niño a separar la comida de las necesidades emocionales. ¿Cuántos adultos de nuestra generación se precipitan sobre un pastel, una enorme comida o «maman» febrilmente un cigarrillo para intentar olvidar sus dificultades personales, sus problemas de pareja o su trabajo? Sin duda nunca han aprendido otra seguridad. ¿Acaso todos, o casi todos, somos «niños con destete frustrado»?

La mejor posibilidad que se puede dar a un niño de ser un día una mujer o un hombre equilibrado, desarrollado, es enseñarle que la felicidad no es la comida. Comer es bueno, comer puede ser un maravilloso momento de la vida colectiva y social. Pero la felicidad está en el encuentro con los demás hombres y mujeres, ancianos, jóvenes, niños, amigos o extranjeros. La felicidad no es la comida; la felicidad es compartir una comida con los demás.

La leche materna disminuye y después desaparece espontáneamente

El cuerpo de la madre se adapta progresivamente a la disminución de las tetadas, como se había adaptado el primer mes al apetito del niño. Tomándose tiempo, es decir, varios días entre cada cambio, no hay ningún problema.

La leche disminuye al ritmo que el bebé y su madre han elegido. Y al detener las tetadas, los pechos permanecen flexibles, no dolorosos.

Esto no significa que la leche desaparezca de un día para otro. *Es muy frecuente tener leche* durante varias semanas, e incluso varios meses. Los cambios hormonales del final de la lactancia para volver al estado de antes del embarazo son muy progresivos. Es posible, como hemos dicho en el capítulo 8 (p. 229), restablecer una lactación incluso después de largas semanas de interrupción total de las tetadas.

Esta leche que queda en los pechos no presenta ningún riesgo, ni para la madre ni para el niño. Todo lo que se dice sobre los abscesos, la leche que se «vuelve agria», el peligro que corre el niño si mama después de tres o cuatro días (o semanas) del destete, todo lo que se puede oír no son más que sandeces. Los pechos no son botellas cualesquiera en las que la leche se almacena y puede estropearse. Como hemos visto, la disminución del número de tetadas se acompaña de la reabertura de las «uniones cerradas» entre las células glandulares productoras. Por lo tanto, la leche que todavía se fabrica se reabsorbe regularmente en la circulación sanguínea de la madre. Lo que bebe el bebé cuando mama, incluso después de un intervalo de varios días, es leche «totalmente fresca». Si el bebé tiene ganas, un día, de una «última tetadita», no hay razón para prohibírselo.

Una vez el bebé completamente destetado, los pechos recuperan su tamaño y su forma de antes del embarazo. La madre a menudo tiene la sensación de que se han vuelto mucho más pequeños y más blandos, porque los ha visto durante largos meses hinchados y firmes. Es el momento de recuperar su verdadero aspecto, su nuevo volumen. En algunas semanas, si la lactancia se ha llevado bien, y en especial si se ha evitado la hinchazón, volverán a su firmeza.

Como todos los cambios físicos y hormonales, este periodo de final de destete a veces se acompaña de *un tiempo de readaptación psicológica* un poco difícil. Detener una relación de amor siempre es muy emotivo. La madre puede tener la sensación de perder a su hijo, miedo de verlo vivir lejos de ella y se siente un poco vulnerable, un poco deprimida. Se siente inútil o solitaria. Es normal y carece de gravedad. Es duro abandonar una relación tan hermosa. Pero la lactancia no es la maternidad. Queda mucho por hacer.

◆ **Es posible que la lactación no se acabe fácilmente**
La disminución de la leche no sigue la de las tetadas, los pechos están demasiado llenos, hinchados, dolorosos. Un poco esquemáticamente, podríamos decir que sólo hay dos razones para ello.

EL ORIGEN DE LAS RECETAS DIETÉTICAS QUE LLENAN LOS LIBROS DE PUERICULTURA Y LOS CONSEJOS DE LOS MÉDICOS Y PEDIATRAS

Un poco esquemáticamente, podríamos decir que sólo son el resultado empírico de una reacción en cadena que intenta limitar las consecuencias desastrosas del postulado básico: «Se puede alimentar sin problemas a los lactantes con leche de vaca».

La leche de vaca pura es tóxica para los lactantes debido a su contenido demasiado elevado en proteínas y en sodio. Por lo tanto, se empezó por «cortarla», es decir, añadir más o menos un tercio de agua. A pesar de esto, la mayoría de bebés presentaban trastornos digestivos, sobre todo diarreas importantes. Se intentó aumentar la proporción de agua en la leche, pero la ración calórica resultaba insuficiente. Los bebés lloraban de hambre o se tragaban cantidades gigantescas de leche diluida, lo cual los hacía vomitar. Se intentó enriquecer esta leche diluida y se inventaron las harinas, que tenían dos funciones: espesaban la leche, por lo tanto limitaban los vómitos, y representaban un aporte calórico muy importante con un volumen absorbido bajo. Pero estas harinas, compuestas casi exclusivamente de glúcidos, desequilibraban la dieta y producían importantes trastornos digestivos:
• La mayor parte de los bebés alimentados así estaban estreñidos y padecían cólicos muy dolorosos relacionados con una fermentación intestinal demasiado grande. Para disminuir estos trastornos, se aceleró el tránsito intestinal introduciendo en la dieta verdura y fruta. (En este periodo también se inventó, por des-

gracia, el supositorio de glicerina y se utilizaba el termómetro para estimular la evacuación de heces; estos dos métodos representan una verdadera herida para el equilibrio digestivo y sin duda psicológico de los bebés).

• Un pequeño número de lactantes, en cambio, presentaban, al cabo de unos meses de esta dieta lactofarinácea, una pérdida de peso y un mal estado general debido a una diarrea grave. Esta enfermedad grave, llamada enfermedad celíaca, es una alergia del tubo digestivo a una proteína presente en todos los cereales, el gluten. Una vez constituida esta alergia, el único tratamiento posible para conseguir la supervivencia y el crecimiento correcto de los bebés afectados es una dieta estricta de varios años, sin ningún cereal, es decir, sin pan ni galletas, ni pasta... Una dieta muy difícil de seguir en nuestras familias, en que estos productos constituyen la base de la alimentación diaria. Esta alergia se constituye durante los tres a seis primeros meses y las harinas se introducían mucho más temprano. Este era el peligro.

Continuemos nuestra historia. La leche de vaca, como hemos visto, contiene hierro, pero no el sistema transportador que permite su absorción intestinal. Los bebés alimentados con leche cortada, harinas y verdura presentaban a menudo anemias graves, puesto que les faltaba hierro y el hierro sirve para la construcción de la hemoglobina, componente de los glóbulos rojos.

Para compensar esta anemia, se introdujo la carne y el hígado, que efectivamente son ricos en hierro. En esta forma, el hierro, para su utilización biológica, debe ser modificado, lo cual requiere un importante consumo de energía y un trabajo de depuración del riñón. Pero al menos puede ser parcialmente absorbido y metabolizado. (¡No hablemos de los consejos sobre dar espinacas a los bebés para aportarles hierro y hacerlos forzudos! Las espinacas no contienen hierro, o apenas un poco... excepto en los dibujos animados estadounidenses).

Continuemos: para evitar las diarreas graves de los primeros años, se sabía desde hacía tiempo que el mejor medio para disponer de una leche estéril era hervirla cuidadosamente. Pero se descubrió que esta ebullición destruía las vitaminas. De ahí la idea, muy justificada, de compensar esta desaparición y, por lo tanto, la prescripción sistemática a partir del primer mes de vitaminas o complejos vitamínicos. Esta prescripción era válida para todos los niños, a veces incluso para los alimentados al pecho... En cambio, las dosis necesarias no estaban bien definidas; ¡por ejemplo, para la vitamina D, las normas variaban de cuatrocientas a mil doscientas unidades al día según si se estaba en un país u otro!

Podría continuar mucho tiempo, hablar del calcio, del flúor, de los oligoelementos, etc. Sería inútil. Solamente quiero mostrar hasta qué punto todas nuestras recetas dietéticas son empíricas y merecen una revisión, volver a pensarlas a la luz, en primer lugar, de los nuevos datos nutricionales e inmunológicos y después del deseo de cada uno de nuestros bebés. En este campo de la alimentación, todo debe volver a escribirse.

◆ Primera razón: un destete demasiado rápido. El cuerpo no ha tenido tiempo de adaptarse. Hay que ralentizar, esperar un poco antes de suprimir otra tetada. Tomarse tiempo, el tiempo del cuerpo, y todo transcurrirá de la mejor manera unos días más tarde. Si se trata de la última tetada, al final del destete, es muy fácil hacer mamar al niño un día de cada dos, después un día de cada tres y después con menor frecuencia. Lo ideal es dejar que el cuerpo y los pechos nos guíen. Son excelentes jueces y referencias de evolución de la lactación.

◆ Segunda razón, mucho más frecuente de lo que se imagina: la madre no tiene realmente ganas de destetar al niño. El destete se ha iniciado sin saber demasiado por qué; la madre se ha visto impulsada por una amiga, el qué dirán, argumentos no demasiado convincentes. Tan poco convincentes que a cada biberón la madre tiene ganas de desnudarse y dar el pecho, y sueña sin confesarlo con ese placer que le gusta compartir. Todo su cuerpo y sus pechos sienten este violento deseo.

Los pechos se hinchan, se endurecen, se llenan de leche para hacer realidad su sueño. No es posible mentir al cuerpo. ¡Para destetar bien al bebé, hay que tener ganas!

◆ **Métodos sencillos de acelerar la disminución de la leche**
Si es necesario, se puede:

◆ Hacer dar los biberones a otra persona. Los pechos de la madre reaccionan menos si el bebé no está en sus brazos durante la comida.

◆ Iniciar un poco más rápidamente cierto número de actividades.

◆ **Métodos médicos para los casos urgentes**
Estos métodos son diferentes según el periodo en el que se inscribe el destete.

◆ Si se trata de un destete precoz y brusco, se impone una consulta médica. En este estadio, el tratamiento ideal es el Parlodel®, al menos durante veintiún días, a la dosis de dos o tres comprimidos al día. Se puede asociar a estrógenos locales en pomada o en gotas para friccionar el pecho (Estrogel® o Percutacrine estrogénico®).

◆ Durante la fase de automatismo mamario, los inhibidores de la prolactina son ineficaces, puesto que la concentración sanguínea de esta hormona es espontáneamente muy baja. El único tratamiento eficaz son los antiinflamatorios. Normalmente, en este estadio, no se necesita ningún medicamento. La lactación se detiene por sí sola cuando el bebé deja de mamar.

Destete y cambio de leche

La elección de la leche

La leche es la base de la alimentación del niño hasta un año.

Durante los seis primeros meses, la leche sola cubre todos los aportes nutricionales del niño. Por supuesto, la leche materna es la mejor. Pero, si la madre prefiere detener la lactancia materna, es muy sencillo sustituir la leche materna por una leche en polvo. Existen tres condiciones: elegir una leche dietética especial para lactantes; dársela en cantidad equivalente, y mantener la flexibilidad de las raciones, similar a la de la lactancia al pecho.

Después de los seis meses, la leche sigue siendo indispensable, a pesar de la diversificación de la alimentación. Conviene darle 500 a 700 ml de leche al día durante todo el primer año para mantener un aporte de lípidos, calcio y ácido linoleico correcto para el crecimiento del niño.

Si se elige una leche de vaca, pura o poco modificada, incluso con 700 ml al día, falta la cantidad de hierro necesaria para evitar las pequeñas anemias clínicas y biológicas, que son muy frecuentes durante el primer año. Si se aumenta la dosis, se introduce un aporte excesivo de prótidos, sobre todo si al mismo tiempo se le da carne, pescado o huevos.

Lo ideal, en función de nuestros conocimientos actuales, es:

◆ O bien mantener, al menos hasta un año, 500 a 700 ml de leche de primera edad al día diversificando progresivamente la alimentación y procurando completar regularmente el aporte de leche en forma de yogur o queso.

◆ O bien ofrecer, a partir de los seis meses, una leche de continuación (o leche de «tipo 2») enriquecida en hierro, que puede cubrir sola, de manera equilibrada, las necesidades del niño (también al menos 700 ml al día).

Estos datos son válidos actualmente en función de las leches artificiales que se encuentran en el mercado. Es evidente que las fórmulas todavía van a mejorar y adaptarse. Quizá se producirán modificaciones en las próximas décadas; los consejos dietéticos sobre la elección de la leche deberán entonces volver a pensarse por completo en función de los nuevos datos.

¿QUÉ LECHE ELEGIR?

Si el bebé tiene menos de 6 meses, elegir una leche de primera edad. Si ya se ha utilizado este tipo de leche, por ejemplo como complemento de los primeros días en la maternidad, es mejor emplear la misma.

Si el bebé tiene más de 6 meses, se puede elegir una leche de primera edad o una leche de segunda edad. Su médico le aconsejará una u otra según el apetito y la curva de peso del niño. Las leches de continuación «tipo 2» son más ricas en proteínas y lípidos, por lo tanto, están menos indicadas para los niños «rellenitos», que se alimentan muy bien con leche de primera edad hasta 1 año.

Cómo realizar el cambio de leche

El cambio de leche no plantea dificultades. Basta con sustituir las tetadas, una a una, por comidas de leche artificial, tomándose el tiempo necesario.

◆ **Unos consejos prácticos**

◆ Para empezar, elegir las horas para mamar en que la madre tiene menos leche; la mayoría de las veces, al final de la tarde y a media mañana. Conservar durante más tiempo la tetada de la noche para evitar tener dolor en los pechos por la noche. La última tetada antes del destete completo es casi siempre la de la mañana, porque la lactación suele ser más abundante después del descanso nocturno.

◆ Cuanta más leche tenga la madre, más conveniente es espaciar la introducción de nuevos biberones. Esperar que los pechos estén menos llenos, no sean dolorosos y se adapten bien al nuevo ritmo antes de volver a modificar el número de tetadas.

◆ Para que el bebé acepte sin problemas esta nueva alimentación, es necesario que tenga ganas de comer. Así pues, simplemente conviene esperar a que tenga hambre, que reclame su comida. Si el sabor de la tetina le sorprende demasiado, las primeras veces se puede enmascarar con una gota de miel o poner unas gotas de leche.

◆ No olvidar que este cambio es un poco difícil y desagradable para el niño. Multiplicar la ternura y la presencia.

◆ Si realmente el bebé no quiere saber nada, rechaza la tetina y se vuelve desesperadamente hacia el corpiño, donde encuentra el olor de su madre y el de la leche, quizá resulte más fácil pedir a otra persona que le dé el biberón. Durante este tiempo, es mejor no quedarse detrás de la puerta acechando sus llantos y sus reacciones. Que la madre se vaya a dar un paseo, se relaje y regrese media hora más tarde para mimarlo y estar con él. Sobre todo, no hay que tener miedo. Esta reacción hostil nunca dura mucho. El bebé también necesita su tiempo para adaptarse.

◆ Darle un biberón grande, muy superior a la ración teórica que el bebé debería tomar en función de su edad y su peso. Dejar que tome lo que quiera y, sobre todo, no forzarle a terminar. Si para de beber, nunca volver a ponerle la tetina en la boca «para ver». En cambio, si toma una ración muy grande, no hay problema. Muy probablemente ya lo hacía cuando mamaba... y comerá menos la próxima vez.

◆ Prestar mucha atención a la reconstitución de la leche. Siempre es la misma: una medida de leche por 30 g de agua. Si se diluye demasiado, el bebé tendrá hambre. En cambio, si se pone demasiado polvo, la leche estará demasiado concentrada y puede producir trastornos digestivos y neurológicos graves a corto plazo. La leche debe estar absolutamente bien reconstituida. No se hace crecer a un bebé con más polvo de leche, sino con más leche bien equilibrada.

◆ Último consejo práctico. Si el bebé tiene algún trastorno digestivo, un pequeño estreñimiento (frecuente con las leches de vaca incluso modernas), vómitos o erupciones... sobre todo no empezar de entrada por buscar una nueva marca de leche. No cambiará nada y ni la madre ni el bebé se orientarán. Hay que utilizar la misma leche y examinar con el médico los pequeños problemas que se presenten. Nunca resulta muy difícil solucionarlos lo mejor posible.

◆ Si se elige el biberón

Según los países, las costumbres cambian mucho y los consejos en este sentido —cuchara o biberón— difieren totalmente. En Europa, el biberón es de uso absolutamente general, y las madres lo utilizan sin hacerse la menor pregunta. Sin embargo, se imponen algunas precauciones.

◆ Se necesita una esterilización cuidadosa del conjunto biberón-tetina-tapón al acabar cada comida, durante los primeros días. Después, una limpieza rigurosa aclarando con agua basta. Es bueno saber que las diarreas tóxicas de los más pequeños suelen deberse a los gérmenes que se desarrollan en los restos de leche que quedan en los biberones. Por lo tanto, hay que lavar los biberones en cuanto el bebé ha terminado de comer y secarlos bien.

Cómo esterilizar: lo ideal es ponerlos a 100 °C durante quince o veinte minutos, o bien por ebullición, o bien al vapor (cacerola, olla a presión, esterilizador clásico o esterilizador eléctrico al vapor). También se pueden sumergir biberones y tetinas durante media hora en una solución antiséptica hecha con un producto de venta en farmacias. Una sola precaución: aclarar con agua abundante antes de preparar la leche.

◆ **¿Se pueden preparar los biberones de antemano?** Sí, siempre que se preste mucha atención a la limpieza en el momento de la preparación. Lavarse las manos. Conservar los biberones en la nevera. No más de veinticuatro horas.

Si se sale de viaje, es mejor no transportar los biberones llenos y calientes. Pueden llenarse de microbios. Lo ideal es preparar los biberones estériles con la cantidad de agua necesaria, eventualmente guardada en un termo, y añadir el polvo de leche en el último momento, justo antes de dárselo. La leche así preparada estará más limpia.

◆ **Para reconstituir la leche, se necesita un poco de agua poco mineralizada y bacteriológicamente correcta.** Eventualmente, se hace hervir por seguridad durante las primeras semanas. Sin embargo, hay que tener cuidado en las regiones agrícolas y ganaderas, en que la concentración de nitratos hacen el agua poco adecuada para el consumo (conviene asegurarse en un organismo competente). En las ciudades muy grandes, hay que asegurarse de la calidad del agua preguntando en los ayuntamientos.

Las aguas de mezcla que se venden en el comercio son adecuadas desde el punto de vista de la mineralización, pero tienen varios inconvenientes: se necesita mucha, de ahí el precio elevado y la necesidad de transportar pesadas cargas para tener bastante en casa. Por otra parte, y esto es lo más grave, los envases de plástico no ofrecen ninguna seguridad desde el punto de vista químico y bacteriológico, y pueden ser peligrosos a largo plazo...

◆ **El niño necesita chupar, chupar largamente para satisfacer su necesidad de succión,** por lo tanto, se impone calcular las perforaciones de las tetinas para que la comida dure al menos diez minutos. De lo contrario, no estará satisfecho.

Además, la forma de succión de la tetina es muy diferente de la del pezón. Al principio, el bebé puede no saber, saca demasiada leche y se atraganta fácilmente. Un riesgo que hay que conocer.

◆ El biberón puede darse indiferentemente a temperatura ambiente o calentado a unos 30-35 °C. No hay mucha diferencia entre estos dos métodos, ni para la digestión ni para la comodidad del bebé. La costumbre de calentarlo es más una tradición familiar que una necesidad real. ¡Pero como la leche materna está calentita!

◆ Último punto que no es inútil señalar una vez más. Colocarse bien. Ponerse al bebé contra el cuerpo. Hablarle, mimarle. No dejarle nunca solo, con el biberón calado hasta las orejas.

◆ **Se puede elegir de entrada la cuchara**
En muchos países, el biberón no se admite y las comidas se hacen con la cuchara. ¿Por qué?

En los *países del tercer mundo*, no es posible esterilizar correctamente los biberones. El agua es escasa, el fuego también y la limpieza es difícil. El biberón, con sus recovecos, su tetina y su rosca, es extremadamente peligroso. Es más fácil lavar con un poco de agua un tazón y una cuchara. Además, los biberones son caros, demasiado caros para el presupuesto medio de las familias.

Es mejor utilizar correctamente el material de que disponen. La compra de leche ya representa un problema económico importante. El biberón es inútil.

En *los países anglosajones*, con un nivel de vida elevado, la elección de la cuchara responde a otros motivos. La tetina se considera peligrosa porque deforma demasiado la succión. En un libro canadiense sobre lactancia,[5] se puede leer: «Los dentistas se inquietan por los perjuicios del biberón y de la succión sobre el desarrollo de la boca y los dientes de los niños... Los maxilares y los dientes mal formados que requieren la colocación de hierros dependerían estrechamente, en la mayoría de los casos, de la alimentación artificial... El acto de mamar (al pecho) proporciona el ejercicio necesario para el desarrollo adecuado del paladar y los maxilares... El niño alimentado al pecho está menos sujeto a la caries dental...».

No disponemos de estadísticas serias recientes para valorar estos datos. Quizá sería bueno iniciar un día un estudio en profundidad sobre este tema. Es probable que, justamente porque modifica la succión, *la tetina no sea compatible durante mucho tiempo con la lactancia al pecho*. Al niño no le gusta alternar la succión del pezón y la succión de la tetina, son demasiado diferentes para él. A menudo, al cabo de unos días, hace su elección. Esto da lugar a cierto número de «destetes bruscos», porque el niño se niega de un día para otro a tomar el pecho de la madre y se contenta con el biberón.

---

5. Colette Clark, *Le livre de l'allaitement maternel*, Ed. Intrinsèque, Quebec, 1977.

Varias madres jóvenes que se han enfrentado a esta elección del niño han vivido mal sentirse rechazadas. La cuchara es mejor aceptada como complemento por el niño, porque requiere mecanismos que no compiten con la succión del pezón.

Por eso, las mujeres que militan por una lactancia materna prolongada hacen del biberón el «símbolo a destruir», el «competidor desleal» del pecho. El biberón está formalmente prohibido, incluso para un niño mayor. No hay otra alternativa que el pecho o la leche con la cuchara o la taza. ¿Tienen razón o no? Sus argumentos son válidos, pero las consecuencias quizá no carecen de problemas para nuestra vida cotidiana. Cada familia debe elegir lo que más le convenga.

Zumos de frutas y vitaminas

Las necesidades del niño en ácido ascórbico, o vitamina C, son un poco difíciles de definir. Las necesidades mínimas se estiman en 10 mg/día. Pero, en realidad, la carencia grave de vitamina C, es decir, el escorbuto, es una enfermedad que ha desaparecido en nuestros países, incluso en los niños alimentados exclusivamente con leche de vaca... y sin zumo de frutas.

Sin embargo, la vitamina C no actúa solamente para prevenir el escorbuto. También desempeña un papel en la activación de la mayoría de metabolismos y un papel de protección contra las infecciones. Principalmente en esto resulta útil para el crecimiento del niño. Las dosis consideradas como necesarias son de unos 35 mg/día (recomendación de la FAO en 1973).

El último elemento que conviene conocer es que no existe una dosis máxima de vitamina C y no hay intoxicación por esta vitamina, aunque se absorba en cantidades muy importantes. Como máximo, se puede observar cierta hiperexcitabilidad transitoria.

◆ La vitamina C

El aporte de vitamina C se hace únicamente por la alimentación. La leche de mujer contiene de 20 a 60 mg/l, lo cual cubre ampliamente las necesidades de los niños alimentados al pecho. La leche de vaca hervida no la contiene, de manera que es bueno aportarla en forma de jugo de fruta a los niños alimentados así.

Las leches de primera edad y las leches de continuación están enriquecidas en vitamina C, más o menos como la leche materna. Los jugos de frutas son muy ricos en vitamina C (de 6 a 12 ml en tres cucharaditas de zumo de naranja) y pueden administrarse sin riesgo, incluso en dosis elevadas, si al niño le apetecen.

La prescripción sistemática de jugo de fruta sólo se impone para los niños alimentados con leche de vaca no modificada. Para los demás, alimentados al pecho o con leche en polvo, sólo hay dos indicaciones, y además muy relativas:

• Como «estimulante y fortificante» de un niño un poco hipotónico y cansado.

• Sobre todo, y es la mejor indicación, para regularizar el tránsito intestinal. Cuando un niño está un poco estreñido, el único tratamiento eficaz y sin peligro es darle unas cucharadas de zumo de fruta.

Para introducir los zumos de fruta, se ofrecen cantidades progresivamente crecientes, partiendo de una a dos cucharaditas al día. Se ajusta la cantidad según el estado de las deposiciones; si son duras y escasas, se aumenta rápidamente; al contrario, si el niño tiene tendencia a la diarrea, se disminuye un poco. Y como siempre, conviene guiarse por los deseos del bebé, sin forzarlo.

Variar el aporte de zumo de fruta en la medida de lo posible. Es clásico empezar por la naranja y el pomelo. Pero se puede pasar con rapidez al jugo de cualquier fruta fresca.

✦ La vitamina D

Es imperativo un suplemento. La leche de vaca no la contiene, las leches de primera edad o de continuación actualmente tienen suplementos. En la alimentación, sólo el hígado y el aceite de pescado son relativamente ricos (ya sabe, el aceite de hígado de bacalao de nuestras abuelas). Hay un poco en los productos lácteos y la mantequilla, pero en dosis bajas.

La fuente más importante de vitamina D es la piel. Bajo el efecto del sol, el colesterol de los tejidos se transforma espontáneamente en vitamina D. Por lo tanto, habría que poner al bebé desnudo al sol para que fabricara la vitamina D que le es indispensable.

¿Para qué sirve la vitamina D? Para una sola cosa, pero esencial, la fabricación y la calcificación del tejido óseo. Por lo tanto, tiene un efecto directo importante sobre el crecimiento y la «solidez» del niño. Previene el raquitismo. Indirectamente, desempeña también un papel en el mantenimiento de una concentración constante de calcio en la sangre, necesario para el equilibrio cerebral y neurológico.

La cantidad necesaria varía mucho según las estaciones, los lugares y el color de la piel. Los niños de piel oscura, los niños que viven en zonas de niebla o de frío tienen necesidades más importantes. Dado que no es cuestión de dejar mucho rato al sol a los bebés y los niños pequeños, el aporte de vitamina D es necesario, incluso en pleno verano.

La dosis necesaria sólo puede calcularla un médico, y los preparados farmacéuticos de vitamina D sólo se venden con receta. Atención, la vitamina D nunca debe darse en exceso. Hay que respetar escrupulosamente las dosis indicadas. Basta un poco de exceso para tener signos clínicos de sobredosis. La intoxicación por vitamina D es una enfermedad muy grave, que puede dejar secuelas renales irreversibles. No hay que aumentar nunca las dosis para «fortalecer» al niño.

Destete y alimentación diversificada

Me gustaría poder decirles a los padres solamente: «Espere, espere a que su hijo reclame los alimentos que ve en su plato. Déjele elegir lo que le guste, cuando le guste y como le apetezca».

Es cierto que sería magnífico alimentar a un niño así, que las comidas serían momentos de fiesta colectiva, que la madre tendría tres veces menos trabajo y angustia, que los padres estarían mucho más contentos y relajados. No habría niños obesos y, probablemente, los únicos niños hipotróficos o desnutridos serían los niños realmente enfermos (lo cual simplificaría muchísimo el trabajo de diagnóstico de los pediatras, las puericultoras... y los psiquiatras).

Nuestros bebés saben lo que es bueno para ellos... y en qué dosis. ¿Por qué no confiar en ellos?

Pero vivimos en una civilización técnica. Necesitamos cifras o normas para actuar seriamente. Las librerías están llenas de libros y revistas sobre «la dietética correcta»; dietas, menús, costumbres alimenticias, comidas sofisticadas o macrobióticas y sueños vegetarianos o naturalistas pululan por el mercado. Una receta sustituye a otra. Una moda sucede a otra y, cada vez, abundantes publicaciones intentan convencernos de «hacerlo bien» y comer bien. La «buena comida» es, por supuesto, la última que llega.

Lo mismo ocurre con el «deber sagrado de los padres». Los manuales de puericultura llenan secciones completas. Se publican nuevos todos los días, o casi. Y todos enseñan en sus largos párrafos muy serios la «difícil tarea de ser padres». Horarios, menús, conductas a seguir, una verdadera agenda de las mil y una cosas que hay que hacer y los pensamientos que hay que tener. Todos estos consejos, estas recetas, son de una rigidez impresionante. Como si una familia se pareciera a todas las demás. Como si un niño fuera un niño en cadena que debe comer los mismos gramos de puré y hacer pipí en su orinal a la misma hora que su vecino. No se deje encerrar en este molde de la «perfecta pareja joven que cría a su primer hijo». Todos estos libros, a mi modo de ver, generan más angustia de lo que aportan en verdadera información.

La mejor educación, la única válida, es la que aporta cada niño... si los padres le dan una posibilidad de expresarse.

Si se evitan ciertos errores, la alimentación diversificada de un niño es extremadamente simple.

Primer error: hacerlo comer demasiado[6]

Es el error más frecuente. Todo pediatra, cada día de consulta, recibe como urgencia en su despacho a un niño arrastrado por sus padres o sus abuelos asustados porque «no come nada». No hay que ser una lumbrera para descubrir al primer vistazo a un chiquillo estupendo, de mejillas rosadas, bien llenitas, de nalgas rollizas al que, manifiestamente, no le falta nada. Sin embargo, los padres son categóricos: «Se lo aseguro, doctor, apenas prueba la verdura, rechaza la carne a las tres cucharadas, no le gusta la leche, sólo ha tomado dos bocados de queso... me pregunto cómo puede aguantar... Seguro que está enfermo o se va a poner enfermo».

¿Por qué esta angustia ante un niño magnífico? Simplemente porque casi todos, adultos y niños, consumimos una ración calórica claramente superior a nuestras necesidades. Este exceso alcanza con frecuencia el 50% y puede llegar hasta el 100 %, es decir, que comemos el doble de lo necesario. Comparado con estos consumos habituales excesivos, los del niño que come justo lo que le conviene lo hacen parecer anoréxico. Para valorar estas necesidades, nos hemos equivocado tontamente de escala.

Es urgente calmar la angustia de los padres, para devolver la paz a las comidas familiares y sobre todo evitar al niño un atiborramiento inútil y peligroso. ¿Cómo evitarlo?

◆ Aprender a observar al niño, a ver de nuevo lo evidente, es decir, que goza de perfecta salud.

◆ Recordar conceptos simples sobre la curva de peso de un niño normal. Como promedio, un lactante dobla su peso de nacimiento hacia los 5 meses y lo triplica hacia el año.

  Durante el segundo año, aumenta 1 ó 2 kg. Además, un recién nacido normal de 50 cm al nacer mide entre 70 y 80 cm al año de edad. Si la evolución del niño sigue estas curvas, ¿por qué forzarlo? ¿Para que sea más grande que su amiguito?

◆ Si estos argumentos sencillos no bastan para tranquilizar, las tablas científicas de necesidades de alimento de los niños según la edad y el peso, y las

6. Para este apartado, me he inspirado en el excelente artículo de A. M. Dartois, M. du Fraysseix y G. Vermeil, publicado en *Le Concours Médical* del 25 de febrero de 1978.

tablas de composición de los principales alimentos permiten calcular exactamente la ración consumida por el niño. Pero atención, hay que usar estas
tablas de forma inteligente y no hacerles decir cualquier cosa.

◆ Hay que contarlo todo, incluso la galleta después del baño o el jarabe de gra-
nadina que le ha dado la vecina, incluso el caramelo regalado por el tendero,
incluso, ¿por qué no?, las miguitas recogidas sobre la mesa... ¡Todas estas
«cositas» representan a veces un tercio de la ración calórica de un niño!

◆ Sobre todo, no olvidar que las cifras marcadas representan necesidades medias
teóricas. En realidad, estas necesidades pueden variar considerablemente de
un niño a otro y, en el mismo niño, de un momento a otro de su existencia.

◆ Indiscutiblemente, existen niños que tienen grandes necesidades de comida,
pero que mantienen un peso totalmente normal. Están en equilibrio con una
ración elevada. Se podría decir que son «motores con mal rendimiento» que
necesitan mucho carburante para construirse y moverse. Mientras su peso sea
normal, no es cuestión de restringir severamente su consumo.

◆ Un error mucho más frecuente es no reconocer a los niños menudos, de crecimiento lento, cuyas necesidades de alimento son claramente inferiores a las
necesidades teóricas. Contrariamente a lo que cree el entorno, no crecen lentamente porque comen poco, sino que comen poco porque crecen lentamente.
Este crecimiento lento puede deberse a veces a una causa patológica, enfermedad o fatiga, que requiere un diagnóstico y un tratamiento adecuado, después de lo cual el niño volverá a tener apetito y, por lo tanto, recuperará su
ritmo de crecimiento. Por fortuna, no es el caso más frecuente.

◆ Una cosa es cierta: nunca y con ningún pretexto el remedio consiste en forzar
al niño a comer más de lo que marca su apetito, ni darle medicamentos considerados activos sobre el apetito. El apetito es un equilibrio valioso que permite
al organismo adaptar exactamente el consumo a las necesidades. Si se altera
el mecanismo por la fuerza en los primeros años, se crean generaciones de niños
y adultos completamente incapaces de saber lo que comen y por qué; esto da
lugar a conductas alimenticias totalmente desequilibradas y extravagantes.

Mire a su alrededor la docena de personas que oscilan siempre entre un exceso
de consumo y una dieta para adelgazar; nunca están saciadas y siempre se sienten enfermas por mala digestión. ¿Qué han hecho con ese instinto vital que era su
apetito? ¿Qué conocimiento profundo y tranquilo de su cuerpo les queda? No des-
truyamos el fantástico equilibrio natural de nuestros hijos. Respetemos su apetito.

Segundo error: querer diversificar demasiado pronto la alimentación

Se ha descrito anteriormente el engranaje que ha conducido a la evolución de las costumbres alimenticias de diversificación. Dos encuestas recientes, resumidas en el cuadro adjunto, ilustran lo tardía que era la introducción de los diferentes alimentos hasta 1930. Y cómo «aceleramos».

Para muchos padres, médicos y puericultoras, esta tendencia a prescribir cada vez más temprano al niño los diferentes alimentos era un medio de estar en «la vanguardia» de la pediatría. Es un error.

Ahora se sabe que el niño, hasta los 6 meses, no necesita más que leche y una leche adecuada, leche materna, por supuesto, o en su defecto una leche dietética de primera edad.

A partir de los 6 meses, se le pueden dar progresivamente verdura, carne, fruta y harinas, según los deseos del niño. Así se evitan al máximo las alergias y la obesidad.

Tercer error:

Edad media de introducción de los alimentos diversificados

Alimentos	1930-34	1940-44	1945-49	1950-54	1960-64	1970-72	1977
Harinas	9	7,5	6,1	5,3	3,6	2,1	1,5 a 2
Legumbres	15,5	11,5	8	7	3,9	2,8	2 a 3
Carne	?	?	?	9	5,5	4,3	4 a 5
	Encuesta de J.-P. Deschamps y M.-F. Laruelle Nancy, 1972						Encuesta Guigoz Sofres, París, 1977

creer que las harinas son necesarias

Tienen muchos inconvenientes. Las harinas están formadas casi exclusivamente por glúcidos, en forma de almidón, cuya digestión depende de una enzima, la amilasa pancreática, que está ausente en el recién nacido y aparece progresivamente a lo largo de los primeros meses. Antes de los cuatro meses, el lactante sólo puede digerir una cantidad muy pequeña de harinas. Por ejemplo, la dosis máxima clásicamente admitida es de 5 g al día para un niño de 5 kg, es decir, unas 2 cucharaditas al día de harina instantánea. Aunque los recién nacidos digieran sin problemas, el biberón de leche que contiene harina está desequilibrado, es decir, contiene demasiados glúcidos. Lo cual no es bueno ni para el tubo digestivo, ni para la flora intestinal, ni para el crecimiento del niño.

La mayoría de las veces, los padres introducen la harina para calmar el hambre de su hijo, únicamente porque no se atreven a aumentar las cantidades de leche. Todavía tienen en mente las raciones concretas que deben darles, raciones desgraciadamente todavía inscritas en cada bote de leche. En ninguna parte está escrito hasta qué punto estas cifras rigurosas corresponden a reglas arbitrarias y anticuadas. Si un niño tiene hambre, la mejor solución (la única verdadera solución antes de los 4 meses) es darle leche, más leche, tanta como quiera. ¿Por qué sustituir esta leche tan adecuada por un alimento inferior? Sólo se necesitan 50 ml de leche para aportar tantas calorías como cuatro cucharaditas de harina instantánea.

Como ya he dicho, las harinas de cereales contienen también proteínas (la del trigo es el gluten) a las que los niños se volverán intolerantes; entonces serán víctimas de la temible enfermedad celiaca. El único medio de evitarlo es eliminar sistemáticamente las harinas que contienen gluten hasta aproximadamente los seis meses. No se puede prever qué niños reaccionarán mal a la absorción del gluten. Por lo tanto, es mejor protegerlos a todos.

Otro inconveniente, *existe una gran diversidad de harinas*: para cocinar (dextrinadas o malteadas) o instantáneas, lácteas o no, simples o con multicereales, con o sin gluten, enriquecidas en proteínas, en verdura, en fruta, con o sin cacao, etc. Todas estas harinas tienen componentes y propiedades diferentes, con grandes variaciones de los principales constituyentes.

Cuarto error: no saber compensar los desequilibrios

◆ **Todas las proteínas animales son equivalentes**

Pescado, carne, huevo, queso, leche, se puede variar enormemente. Las carnes rojas no son más alimenticias ni fortalecedoras que las carnes blancas o el pescado. Los huevos, tan injustamente considerados, con toda seguridad no tienen ninguna toxicidad sobre el hígado y se pueden dar varias veces a la semana a partir de los seis meses. El queso es una maravillosa fuente de proteínas y de calcio. Puede sustituir ventajosamente a la carne o la leche que el niño rechaza.

En cualquier caso, antes de los 6 meses, las proteínas de la leche bastan ampliamente. No es juicioso diversificar y aumentar demasiado pronto el

LAS EQUIVALENCIAS ALIMENTARIAS[7]		
1/2 l de leche (como fuente de proteínas y calcio)	=	4 yogures 60 g de gruyere 80 g de pasta dura 250 g de requesón
50 g de carne (como fuente de proteínas)	=	50 g de pescado 40 g de jamón 1 huevo 40 g de gruyere 1/4 l de leche

7. Según Lestradet.

aporte proteico. Su exceso en el primer año seguramente es una de las causas de obesidad importante en el niño, cuya multiplicación se observa desde hace unas décadas.

◆ La verdura no es obligatoria

Algunos padres pierden mucho tiempo y energía forzando a sus hijos a comer verdura. En realidad, a los niños no les gusta mucho la verdura y prefieren la fruta, que tiene el mismo valor dietético.

La sopa de la noche no es más que un resto de nuestras costumbres campesinas. No tiene demasiado interés para una población sedentaria, que no tiene ocasión de perder grandes cantidades de agua y sales minerales en un trabajo físico intenso. ¿Por qué forzar a un niño que refunfuña ante la sopa, cuando esta puede desaparecer sin inconveniente para la salud?

◆ El pan y las galletas

Excepto en la intolerancia al gluten, el *consumo moderado* de pan de trigo o de galletas no tiene ningún inconveniente para el niño. Pan y galletas pueden comerse con la mano a partir de los seis meses... siempre que no se atiborre al niño durante todo el día. Al principio, una galleta o una rebanada fina de pan al día es ampliamente suficiente.

El pan integral, que está muy de moda, no es adecuado para los niños pequeños. El salvado a menudo es mal tolerado por el intestino, puede producir diarreas y fermentaciones, y es rico en ácido fítico, que impide por competición la absorción de calcio y hierro. Finalmente, su riqueza en vitaminas del grupo B no es un argumento, puesto que una alimentación normalmente diversificada aporta las suficientes.

◆ **Un niño que tiene sed debe beber**
Y beber tanto como desee. No hay ningún riesgo. Todas las prohibiciones con las que se agobia a los niños son absurdas: no beber cuando se tiene calor, no beber cuando se tiene frío, no beber antes de las comidas, no beber antes de este o aquel alimento...

Un niño que quiere beber debe beber, si es posible *agua*. Hay que evitar las bebidas azucaradas (naranjada, limonada, gaseosa, coca-cola), que contienen más de 100 g de sacarosa por litro. Este azúcar, demasiado consumido en nuestros días (caramelos, golosinas, bebidas azucaradas), es el principal factor de desarrollo de caries dentales y de obesidad. Racionar el azúcar es proteger el peso y los dientes de los niños.

Quinto error: tener miedo de los alimentos en conserva

Los relatos de las primeras expediciones polares han dejado un recuerdo indeleble en la mente de los europeos, que se traduce por una gran desconfianza ante las conservas. Es un error.

Las conserveras actuales están sometidas a reglamentos draconianos y sacan productos de excelente calidad, quizá superior a las verduras supuestamente frescas que han permanecido durante varios días en vagones, camiones o almacenes.

Las verduras industriales para lactantes (tanto los polvos de verdura como los potitos) suelen ser de excelente calidad. Además de su comodidad de empleo, las conservas tienen múltiples ventajas:

• Presentan un alimento que contiene toda la sustancia de las verduras en forma fluida, es decir, que se puede mezclar en la leche del biberón, lo cual los padres sólo pueden conseguir con una batidora potente.

• Aportan en realidad verdura fresca, porque se conserva en cuanto se cosecha y porque las técnicas actuales de conservación mantienen mejor la calidad de los constituyentes que los transportes y el almacenado prolongado.

Al parecer, para la corta duración de introducción de una pequeña cantidad de verdura en los biberones de un lactante, el manejo de las conservas es más práctico y adecuado a las necesidades que un caldo de verduras tradicional.

Teniendo en cuenta las escasas cantidades necesarias, el argumento financiero es despreciable, mientras que la ganancia de tiempo y de energía no lo es. Sin duda, actualmente ya no es razonable ni necesario imponer a las madres de familia la obligación diaria de pelar verduras y ponerlas a cocer durante una o dos horas, dejando la casa impregnada de olor a puerro.

Todo el tiempo que una madre gana de esta manera, toda la fatiga que se evita, pueden transformarse en una mayor disponibilidad para el niño y en presencia tranquila para el resto de la familia. ¿Acaso no vale la pena, al menos de vez en cuando?

No milito por el consumo de conservas a toda costa. Si posee un huerto, si consigue fácilmente buenas verduras frescas, si le gusta hacer sopa a la antigua para toda la familia, no se prive. El sabor será diferente. Todos juntos se regalarán... ¡y el bebé también!

Una palabra sobre los congelados: es un maravilloso medio de conservación de los alimentos, que mantiene de forma casi integral la composición y el contenido en vitaminas.

Compruebe solamente que las exigencias de la cadena de frío se hayan respetado escrupulosamente.

Sexto error: repartir mal la alimentación a lo largo del día

Las costumbres actuales a este respecto son muy criticables. ¿Cómo mejorarlas?

◆ Prever desde la más tierna edad un desayuno completo. El nuestro es demasiado pobre después de una larga noche de ayuno. Intente incluir leche o queso, jugo de fruta, harina o tostadas.

Y si el niño lo desea, añada una bebida caliente o fría como complemento, no obligatoriamente tiene que ser leche si la ración de queso es correcta.

◆ La comida del mediodía puede ser muy sencilla: un plato de proteínas (carne, pescado o huevo), verdura, un poco de pan y queso, y una fruta. Eso basta para mantenerse hasta la merienda.

◆ La merienda podría parecerse al desayuno y ser más completa.

◆ La comida de la noche debe ser más ligera, pero aportar cierta cantidad de productos que liberen lenta y regularmente glúcidos durante el largo periodo de ayuno nocturno: proteínas y alimentos feculentos están pues indicados.

◆ **En resumen**

• *El **único error verdadero** sería hacerse demasiadas preguntas sobre este periodo de transición entre la leche y las «comidas como un adulto».*

• *Hay que evitar complicarse la vida. A partir de los 6 meses, se puede ofrecer un poco de todo al niño, darle los mismos alimentos que al resto de la familia para evitar la fatiga inútil de menús diferentes, acostumbrarlo en la medida de lo posible a todos los sabores y consistencias de los alimentos. Pronto se hará a ello. Se sentirá feliz y orgulloso de hacerse mayor.*

• *Una sola precaución indispensable, conservar el mayor tiempo posible, durante los primeros años, una ración muy amplia de leche (o sus derivados) para favorecer al máximo su crecimiento y desarrollo.*

Anexos

ANEXO A LA EDICIÓN ESPAÑOLA

◆ **Los beneficios económicos y para la salud de la lactancia materna**

Es cierto que la incorporación de la mujer al trabajo ha ocasionado durante varias décadas una disminución de la lactancia materna en función de las obligaciones horarias. Así, por ejemplo, en Estados Unidos este periodo disminuyó un 25 % entre 1950 y 1967, considerando el inicio del mismo a partir del alta hospitalaria. En 1998 esta cifra descendió todavía más y llegó al 64 %. Del 36 % restante, el 29 % la abandonó a los seis meses. Por ello, en la actualidad hay todo un movimiento de vuelta a los orígenes ya que se han constatado los beneficios de la lactancia materna.

La Comisión Europea junto a la Organización Mundial de la Salud y UNICEF presentaron el pasado año un plan estratégico para promover el desarrollo de proyectos que promocionen la lactancia materna y ponerlo a disposición de los gobiernos que quieran aplicarlo con el fin de ejercer una protección y apoyo a este periodo. Dicho plan, desarrollado previamente por expertos de varios países europeos, se basa en la Estrategia Mundial para la Alimentación del Lactante y del Niño pequeño. Asimismo, se le añade un Código Internacional de Comercialización de Sucedáneos de Leche Materna.

El Comité Español de UNICEF y el Ministerio de Sanidad y Consumo de nuestro país asumieron y presentaron este Plan Estratégico para la Promoción y Apoyo de la Lactancia Materna. El Plan fue traducido al castellano, euskera, catalán y gallego y se dio a conocer en España en octubre de 2005.

El objetivo de los gobiernos implicados en este Plan es alcanzar el 75 % de lactancia materna a partir del alta hospitalaria y el 50 % a los seis meses, lo que representaría un ahorro de unos 3.600 millones de euros, aproximadamente.

Este cálculo, procedente de un estudio realizado en Estados Unidos por *ERS Food Assistence and Nutrition Research Report No 13. USDA Economic Research Service,* Washington, DC. 2001, contempla las reducciones del gasto familiar que supone la lactancia materna junto a las del gasto médico, ya que los niños amamantados tienen menores incidencias de urgencias y precisan menor atención sanitaria. Asimismo, valora el costo de muertes prematuras debidas a enterocolitis necrotizante del bebé que pueden evitarse. De este cálculo se descuenta el posible costo de la atención materna. Pero el estudio advierte que es imposible calcular los beneficios que se derivan de la atención de la madre, la estabilidad emocional que ello supone para el niño y los aspectos positivos que puedan redundar en su mejor desarrollo cognitivo.

En la actualidad, se han llevado a cabo muchos estudios epidemiológicos y científicos sobre la lactancia materna y siempre se ha llegado a la conclusión de que los beneficios de esta sobrepasan el ámbito económico, sin dejar de lado este. Dichos beneficios también redundan en la madre, porque, por ejemplo, uno de estos estudios realizado por el Hospital Escuela de Medicina de Harvard, en Boston (Estados Unidos), concluye que las mujeres que alimentaron mediante lactancia materna durante más tiempo, tienen menos riesgo de contraer diabetes de tipo 2 ya que desarrollan una mejor tolerancia a la glucosa. Además, hace tiempo que se asevera que la lactancia materna influye en una menor posibilidad de desarrollo de cáncer de mama.

Las estadísticas en España, según un estudio realizado por el Comité de Lactancia Materna de la Asociación Española de Pediatría, oscilan positivamente ya que en la década de los ochenta la lactancia materna realizada a partir del alta médica hospitalaria era del 80 al 90 %. Pero descendía al 60 % en el primer mes en el mismo periodo y, en cambio, ascendió al 70 % en la década de los noventa, mientras que en la actualidad el cálculo llega al 75 %. En el tercer mes, la estadísticas mostraban un descenso al 30 % en la década de los ochenta, el 40 % en la de los noventa y el 50 % en la actualidad. Si contemplamos las cifras en el sexto mes, no llegaban al 10 % en los años ochenta, ascendieron al 20 % en los noventa y en la actualidad alcanzan el 30 %.

M. D. Muntané
Periodista científica

Bibliografía

◆ **Obras generales**

Akre J., bajo la dirección de, «L'alimentation infantile, bases physiologiques», *Boletín de la OMS*, suplemento del vol. 67, 1989.

Aubert-Godard A., Ben Soussan P., Didierjean C., et al., *Allaiter*, Erès, «Mille et un bébés», 1999.

Beier U., *Contes africains de la création*, Federop, 1966.

Berg A., *The Nutrition Factor*, Estados Unidos, 1972.

Bertherat T., Bernstein C., *Le corps a ses raisons*, Le Seuil, 1976.

Bonnet D., Le Grand-Sebille C., Morel M. F., *Allaitements en marge*, L'Harmattan, 2002.

Brewster D., P., *You can breastfeed your baby... even in special situations*, Estados Unidos, Rodale, 1979.

Cahiers du Nouveau-né, *Naître... et ensuite?* Stock, 1978.

Cahiers du Nouveau-né, *D'amour et de lait,* Stock, 1980.

Cazeaux P., *Accouchements* (7.ª ed.), Chamerol y Lauwereyns, París, 1867.

Clark C., *Le livre de l'allaitement maternel*, Intrinsèque, Quebec, 1977.

Colin M., *Un bébé en analyse*, Pierre Horay, 1978.

Comité nacional de la infancia, *L'Enfant du premier âge*, 1980.

Dana J., *Et nous aurions beaucoup d'enfants*, Le Seuil, 1979.

Darmon P., *Le mythe de la procréation à l'âge baroque*, J. J. Pauvert, 1977.

Delouis C., Richard P., «La lactation», *La reproduction chez les mammifères et l'homme*, ediciones del INRA, «Ellipses», pp. 487-514.

De Schuiteneer B., De Coninck B., «Médicaments et allaitement», Centro antivenenos, Bruselas, 1992.

Dufour H., *La guenon qui pleure*, Grasset, 1980.

Fischer C., «La position de l'enfant au sein», *Médecine et enfance* (1987, n.º 5, pp. 223-238.

Fomon S., *Infant nutrition*, W. B. Saunders, 1974.

Horvilleur A., *Vous ne pouvez plus ignorer l'homéopathie*, Camugli, 1975.

Huard P., Laplane R., *Histoire illustrée de la puériculture*, ed. Roger Dacosta, 1979.

Jaubert M. J., *Les bateleurs du mal joli*, Balland, 1979.

Koechlinswartz D., Granier Rivière M. E., *Médecine douce pour vos enfants*, Stock 2, Pratique, 1977.

Laborde M., *Bébé d'amour*, Stock, 1979.

Laroque P., bajo la dirección de, *Les institutions sociales en France*, La Documentation française, 1980.

Lawrence R. A., *Breastfeeding*, Pediatrics in review, 1989, 11, n.º 6, pp. 163-171.

Leboyer F., *Pour une naissance sans violence*, Le Seuil, 1974.

Leche League internacional, *L'Art de l'allaitement maternel*, 1978.

Leclerc A., *Parole de femme*, Grasset, 1974.

Loux F., *Le jeune enfant et son corps dans la médecine traditionnelle*, Flammarion, 1978.

Manushkin F., Himler R., *Bébé*, École des loisirs.

Marfan A. B., *Traité de l'allaitement*, Masson et Cie, 4.ª ed., 1930.

Martinet J., Houdebine L. M., *Biologie de la lactation*, ediciones Inserm-INRA, abril 1993.

Mathiot G., Vermeil G., *Bon appétit de un jour à 20 ans*, Stock, 1972.

Maury E. A., Rudder C., *Dictionnaire familial des médecines naturelles*, France Loisirs, 1978.

Mendel G., *Quand plus rien ne va de soi, Apprendre à vivre avec l'incertitude*, R. Laffont, 1979.

Metge J., bajo la dirección de, *La production laitière*, Nathan, 1990, capítulo VIII, pp. 151-162.

Milinaire C., *Naissance*, Albin Michel, 1977.

Montagner H., Schaal B., *Données nouvelles sur les systemes d'interaction entre le nouveau-né et sa mere*, ediciones del CNRS, «Comportements» n.º 6, 1986, pp. 125-154.

Montagu A., *La peau et le toucher*, Seuil, 1977.

Morley D., *Pédiatrie dans les pays en développement. Problèmes prioritaires*, Flammarion Médecine-Sciences, 1977.

Odent M., *Bien naître*, Le Seuil, 1976.

Odent M., *Genèse de l'homme écologique*, Épi, 1979.

OMS, *Déclaration de consensus à l'issue de la consultation OMS/Unicef sur la transmission du VIH et l'allaitement au sein*, Ginebra, 30 abril - 1 mayo 1992, WHO/GPA/INF 92.1.

OMS, *Protection, encouragement et soutien de l'allaitement maternel. Le rôle spécial des services liés à la maternité, declaración conjunta OMS y FISE*, Ginebra 1989.

Parat H., *L'Érotique maternelle: psychanalyse de l'allaitement*, Dunod, 1999.

Philippeau A. F., *Manuel d'obstétrique et de gynécologie*, París, 1899.

Roques N., bajo la dirección de, *L'Allaitement maternel*, Spirale n.º 27, Erès, 2003.

Rosenstiehl A., *La naissance*, Centurion Jeunesse, 1977.

Royal College of Midwives, *Pour un allaitement réussi: physiologie de la lactation et soutien aux mères*, Masson, 2003.

Schaal B., Porter R., «L'olfaction et le développement de l'enfant», *La Recherche*, dic. 1990, 227, vol. 21, pp. 1502-1510.

Short R., «Hormones et allaitement», *Ces hormones qui nous gouvernent*, obra colectiva con prefacio de P. Mauvais-Jarvis, «Bibliothèque pour la science», julio 1990, pp. 46-57.

Soulé M., Blin D., bajo la dirección de, *L'Allaitement maternel: une dynamique à bien comprendre*, Érès, 2003.

Terrien E., *Précis d'alimentation des nourrissons*, Masson, 1939.

Trémolières J., Serville Y., Jacquot R., *Manuel élémentaire d'alimentation humaine*, tomo II, «Les aliments», 7.ª ed., ediciones ESF, 1977.

Weill E., *Précis de médecine infantile*, Testud, DOIN, 1900.

Wright S., «Hypothalamus et système limbique», *Physiologie appliquée à la médecine*, Flammarion Médecine-Sciences, 1989, pp. 381-391.

◆ **Artículos**

American Academy of Pediatrics, «A woman's guide to breastfeeding», Elk Grove Village, AAP, 2000.

American Academy of Pediatrics, «The transfer of drug and other chemicals into human milk», *Pediatrics*, 108 (3), 2001, pp. 776-789.

Academy of Breastfeeding Medicine, *Guidelines for glucose monitoring and treatment of hypoglycemia in term breastfed neonates*, San Diego, ABM, 1999.

Auerbach K. G., Guss E., «Maternal employment and breastfeeding. A study of 567 women's experiences», *Am. J. Dis. Child*, 138, 1984, pp. 958-960.

Auerbach K. G., Renfrew M. J., Minchin M., «Infant feeding comparisons: a hazard to infant health?», *J. Hum. Lact.*, 7 (2), 1991, pp. 63-68.

Christensson K., Siles C., Moreno L., Belaustequi A., De La Fuente P., Lagercrantz H. et al., «Temperature, metabolic adaptation and crying in healthy full-term newborns cared for skin-to-skin or in a cot», *Acta Paediatr.*, 81, 1992, pp. 488-493.

Christensson K., Cabrera T., Christensson E., Uvnas-Moberg K., Winberg J., «Separation distress call in the human neonate in the absence of maternal body contact», *Acta Paediatr.*, 84, 1995, pp. 468-473.

Coordinación francesa para la lactancia materna (COFAM), *Ressources pour l'allaitement maternel*, Guide des organisations et des documents, 2001.

Cornblath M., Hawdon J. M., Williams A. F., Aynsley-Green A., Ward-Platt M. P., Schwartz R. et al., «Controversies regarding definition of neonatal hypoglycemia: suggested operational thresholds», *Pediatrics*, 105 (5), 2000, pp. 1141-1145.

Daly S. E. J., Hartmann P. E., «Infant demand and milk supply/part 2. The shortterm control of milk synthesis in tactating women», *Journal of Human Lactation*, 1995, 11 (1): 25-37.

Dalys S. E. J., Owens R. A., Hartmann P. E., «Frequency and degree of milk removal and the short term control of human milk synthesis», *Experimental Physiology*, 1996, 81: 861-875.

Decreto n.º 98-688 de 30 julio 1998 en aplicación del artículo L.121-53 del Código de consumo y relativo a la distribución gratuita de preparados para lactantes, a la documentación y al material de presentación correspondiente. *Journal Officiel* de 8 agosto 1998.

Dirección de investigación, estudios, evaluación y estadísticas, *Certificats de santé du 8ᵉ jour. Taux en pourcentage: nombre d'enfants allaités par leur mère en France métropolitaine*, París, DREES, dic. 2002.

Donnet-Hughes A., Duc N., Serran P., Vidal K., Schiffrin E. J., «Bioactive molecules in milk and their role in health and disease: the role of transforming growth factor-b», *Immunology and Cell Biology*, 78, 2000, pp. 74-79.

Evans K., Evans R., Simmer K., «Effect of the method of breast feeding on breast engorgement, mastitis and infantile colic», *Acta Paediatr.*, 84 (8), 1995, pp. 849-852.

Fetherston C., «Mastitis in lactating women: physiology or pathology?», *Breastfeed Rev.*, 9 (1), 2001, pp. 5-12.

Foxman B., D'Arcy H., Gillespie B., Bobo J. K., Schwartz K., «Lactation mastitis: occurence and medical management among 946 breastfeeding women in the United States», *Am. J. Epidemiol.*, 155 (2), 2002, pp. 103-114.

Gojard S., *L'alimentation dans la prime enfance, diffusion et réception des normes de puériculture*, comunicación para las «Jornadas de jóvenes investigadores INRA» del 30 de septiembre 1999, París, INRA, 1999.

Grupo de trabajo para la promoción de la lactancia materna en el distrito del norte, «Dossier pour la promotion de l'allaitement maternel», *Ann. Pédiatr.*, 8 (8), 2001, pp. 865-874.

Hartmann P. E., Cregan M. D., Ramsay D. T., Simmer K., Kent J. C., «Physiology of lactation in preterm mothers: initiation and maintenance», *Pediatric Annals*, 2003, 32 (5): 351-355.

Hawdon J. M., Platt M. P. W., Aynsley-Green A., «Patterns of metabolic adaptation for preterm and term infants in the first neonatal week», *Arch. Dis. Child*, 67, 1992, pp. 357-365.

Hawdon J. M., «Hypoglycaemia and the neonatal brain», *Eur. J. Pediatr.*, 158 (supl. 1), 1999, pp. 9-12.

Howard C. R., Howard F. M., Lanphear B., De Blieck E. A., Eberly S., Lawrence R. A., «The effects of early pacifier use on breastfeeding duration (abstract)», *Pediatrics*, 103 (3), 1999, p. 659.

Jansson U. M., Mustafa R. N. T., Khan M. A., Lindblad B. S., Widstrom A. M., «The effects of medically-orientated labour ward routines on prefeeding behaviour and body temperature in newborn infants», *J. Trop. Pediatr.*, 41, 1995, pp. 360-363.

Kramer M. S., Kakuma R., «Optimal duration of exclusive breastfeeding» *(Cochrane Review)*, en *The Cochrane Library*, Issue 1, Oxford, Update Software, 2002.

Kramer M. S., «Maternal antigen avoidance during lactation for preventing atopic disease in infants of women at high risk» *(Cochrane Review)*, en *The Cochrane Library*, Issue 4, Oxford, Update Software, 2001.

Labbok M., Krasovec K., «Toward consistency in breastfeeding definitions», *Stud. Fam. Plann.*, 21(4), 1990, pp. 226-230.

Labbok M. H., Hight-Laukaran V., Peterson A. E., Fletcher V., Von Hertzen H., Van Look P. F., «Multicenter study of the Lactational Amenorrhea Method (LAM): I. efficacy, duration, and implications for clinical application», *Contraception*, 55 (6), 1997, pp. 327-336.

Langhendries J. P., «À la perpétuelle redécouverte du lait maternel», *Arch. Pediatr.*, 9, 2002, pp. 543-548.

Lawrence R. A., «A review of the medical benefits and contraindications to breastfeeding in the United states» *(Maternal and Child Health Technical Information Bulletin)*, Arlington VA, National Center for Education in Maternal and Child Health, 1997.

Lawrence R. A., *Breastfeeding: a guide for the medical profession*, St Louis, Mosby, 1999.

Marchini G., Persson B., Hagenäs L., «Hunger behaviour contributes to early nutritional homeostasis», *Acta Paediatr.*, 87, 1998, pp. 671.675.

Martin-Calama J., Bunuel J., Valero T., Labay M., Lasarte J., Valle F. et al., «The effect of feeding glucose water to breastfeeding newborns on weight, body temperature, blood glucose, and breastfeeding duration», *J. Hum. Lact.*, 13(3), 1997, pp. 209-213.

McKenna J. J., Mosko S. S., Richard C. A., «Bedsharing promotes breastfeeding», *Pediatrics*, 100 (2), 1997, pp. 214-219.

Matthiesen A. S., Ransjo-Arvidson A. B., Nissen E., Uvnas-Moberg K., «Postpartum maternal oxytocin release by newborns: effects of infant hand massage and sucking», *Birth*, 28 (1), 2001, pp. 13-19.

Neifert M. R., «Clinical aspects of lactation. Promoting breastféeding success», *Clin. Perinatol.*, 26 (2), 1999, pp. 281-306.

Neifert M. R., Lawrence R. A., Seacat J., «Nipple confusion: toward a formal definition», *J. Pediatr.*, 126 (supl. 6), 1995, pp. 125-129.

Neville M., «Physiology of lactation», *Clinics in perinatology*, 26 (2), 1999, pp. 251-279.

Newman J., Pittman T., *Dr Jack Newman's guide to breastfeeding*, Ontario, HarperCollins Publishers, 2000.

Osterman K. L., Rahm V. A., «Lactation mastitis: bacterial cultivation of breast milk, symptoms, treatment, and outcome», *J. Hum. Lact.*, 16(4), 2000, pp. 297-302.

Picciano M. F., «Nutritional composition of human milk», *Pediatric Clinic of North America*, 48 (1), 2001, pp. 53-67.

Pinilla T., Birch L. L., «Help me make it through the night: behavioural entrainment of breast-fed infant's sleep patterns», *Pediatrics*, 91(2), 1993, pp. 436-444.

Renfrew M. J., Lang S., Martin L., Woolridge M., «Interventions for influencing sleep patterns in exclusively breastfed infants» *(Cochrane Review)*, en *The Cochrane Library*, Issue 2, Oxford, Update Software, 2001.

Renfrew M. J., Lang S., Martin L., Woolridge M. W., «Feeding schedules in hospitals for newborn infants» *(Cochrane Review)*, en *The Cochrane Library*, Issue 4, Oxford, Update Software, 2001.

Renfrew M. J., Lang S., Woolridge M. W., «Early versus delayed initiation of breastfeeding» *(Cochrane Review)*, en *The Cochrane Library*, Issue 2, Oxford, Update Software, 2001.

Renfrew M. J., Woolridge M. W., McGill H. R., *Enabling women to breastfeed. A review of practices which promote or inhibit breastfeeding with evidence-based guidance for practice*, Londres, The Stationery Office, 2000.

Righard L., «Are breastfeeding problems related to incorrect breastfeeding technique and the use of pacifiers and bottles?», *Birth*, 25 (1), 1998, pp. 40-44.

Righard L., Alade M. O., «Effects of delivery room routines on success of first feed», *Lancet*, 336, 1990, pp. 1105-1107.

Righard L., Alade M. O., «Sucking technique and its effect on success of breastfeeding», *Birth*, 1992, 19 (4), pp. 185-189.

Righard L., Flodmark C. E., Lothe L., Jakobsson I., «Breastfeeding patterns: comparing the effects on infant behavior and maternal satisfaction of using or two breasts», *Birth*, 20 (4), 1993, pp. 182-185.

Rodríguez G., Ventura P., Samper M. P., Moreno L., Sarria A., Pérez-González J. M., «Changes in body composition during the initial hours of life in breast-fed healthy term newborns», *Biol. Neonate*, 77 (1), 2000, pp. 12-16.

Schwetterlé F., «Évolution d'un projet de service dans une maternité», en *Santé Homme*, 1999, pp. 335-339.

Short R. V., Lewis P. R., Renfree M. B., Shaw G., «Contraceptive effects of extended lactational amenorrhea: beyond the Bellagio Consensus», *Lancet*, 337, 1991, pp. 715-717.

Sikorski J., Renfrew M. J., Pindoria S., Wade A., «Support for breastfeeding mothers» *(Cochrane Review)*, en *The Cochrane Library*, Issue 1, Oxford, Update Software, 2002.

Snowden H. M., Renfrew M. J., Woolridge M. W., «Treatment for breast engorgement during lactation» *(Cochrane Review)*, en *The Cochrane Library*, Issue 1, Oxford, Update Software, 2002.

Uvnäs-Moberg K., «The gastrointestinal tract in growth and reproduction», *Sci. Am.*, 1989, pp. 60-65.

Valdés V., Labbok M. H., Pugin E., Pérez A., «The efficacy of the lactational amenorrhea method (LAM) among working women», *Contraception*, 62 (5), 2000, pp. 217-219.

Westphal M. F., Taddei J. A., Venancio S. I., Bogus C. M., «Breastfeeding training for health professionals and resultant institutional changes», *Bull. World Health Organ*, 73, 1995, pp. 461-468.

Widstrom A. M., Ransjö-Arvidson A. B., Christensson K., Matthiesen A. S., Winberg J., Uvnäs-Moberg K., «Gastric suction in healthy newborn infants. Effects on circulation and developing feeding behaviour», en Widström A.M., ed., *Studies on breast-feeding: behaviour and peptide hormone release in mothers and infants. Applications in delivery and maternity ward care*, Estocolmo, Kongl Carolinska Medico ChirurGiska Institutet, 2001.

Widström A. M., Thingstrom-Paulsson J., «The position of the tongue during rooting reflexes elicited in newborn infants before the first suckle», *Acta Paediatr.*, 82 (3), 1993, pp. 281-283.

Widström A. M., Wahlberg V., Matthiesen A. S. «Short-term effects of early suckling and touch of the nipple on maternal behavior», *Early Hum. Dev.*, 21, 1990, pp. 153-163.

Woolridge M. W., «Baby-controlled breastfeeding. Biocultural implications», en Stuart-Macadam P., Dettwyller K. A., *Breastfeeding. Biocultural perspectives*, Nueva York, Aldine De Gruyter, 1995, pp. 217-242.

Woolridge M. W., «The anatomy of infant sucking», *Midwifery*, 2 (4), 1986, pp. 164-171.

Woolridge M. W., Fisher C., «Colic, "overfeeding", and symptoms of lactose malabsorption in the breast-fed baby: a possible artifact of feed management?», *Lancet*, 2 (8607), 1988, pp. 382-384.

World Health Organization, *An evaluation of infant growth. A summary of analyses performed in preparation for the WHO expert committee on physical status: the use and interpretation of anthropometry*, Ginebra, WHO, 1994.

World Health Organization, *Breastfeeding and replacement feeding practices in the context of mother-to-child transmission of HIV. An assessment tool for research*, Ginebra, WHO, 2001.

World Health Organization, *Complementary feeding of young children in developing countries: a review of current scientific knowledge*, Ginebra, WHO, 1998.

World Health Organization, «Connaissances et attitudes des personnels de santé concernant les pratiques d'alimentation du nourrisson», *Wkly. Epidemiol. Rec.*, 70, 1995, pp. 117-120.

World Health Organization, *Données scientifiques relatives aux dix conditions pour le succes de l'allaitement*, Ginebra, WHO, 1999.

World Health Organization, *Essential newborn care. Report of a technical working group. Trieste, 25-29 abril 1994*, Ginebra, WHO, 1996.

World Health Organization, *Feeding and nutrition of infants and young children*, Ginebra, WHO, 2000.

World Health Organization, *Healthy eating during pregnancy and breastfeeding. Booklet for mothers*, Ginebra, WHO, 2001.

World Health Organization, *Hypoglycaemia of the newborn: review of the literature*, Ginebra, WHO, 1997.

World Health Organization, *Indicators for assessing breastfeeding practices. Reprinted report of an informal meeting 11-12 june 1991*, Ginebra, WHO, 1991.

World Health Organization, *Indicators for assessing health facility practices that affect breastfeeding*, Ginebra, WHO, 1993.

World Health Organization, *Mastitis. Causes and management*, Ginebra, WHO, 2000.

World Health Organization, *Promoting breast-feeding in health facilities. A short course for administrators and policy-markers*, Ginebra, WHO, 1996.

World Health Organization, *Protecting, promoting and supporting breast feeding: the special role of maternity services*, Ginebra, WHO, 1989.

World Health Organization, «The World Health Organization multinational study of breastfeeding and lactational amenorrhea. III. Pregnancy during breastfeeding», *Fertil. Steril.*, 72 (3), 1999, pp. 431-440.

Yamauchi Y., Yamanouchi I., «The relationship between rooming-in/not rooming-in and breastfeeding variables», *Acta Paediatr. Scand.*, 79 (11), 1990, pp. 1017-1022.

Dónde encontrar las respuestas a las preguntas que se plantean

◆ **Tomar una decisión**
— ¿Qué maternidad elegir? 136
— ¿Por qué la leche humana es mejor? 88, 92
— ¿Qué mujeres pueden dar de mamar? 32
— ¿Qué hacer si no se quiere dar de mamar? 113, 130
— ¿Se puede dar de mamar con pezones poco o no formados? 68, 129, 135, 165, 186
— ¿Es cierto que la lactancia cansa? 121
— ¿Hay que tener grandes pechos para tener mucha leche? 36, 123
— ¿Cuáles son las contraindicaciones de la lactancia materna para la madre? ¿Para el niño? 127, 129
— ¿Cómo se fabrica la leche? 83
— ¿Cuál es la evolución de la leche materna? 87, 92, 166
— ¿La leche de mujer puede ser peligrosa? 103, 127
— ¿Para qué sirve el calostro? 90 y ss., 153
— ¿El padre y la lactancia? 119, 236

◆ **Las primeras tetadas**
— ¿Cuáles son los cuidados de higiene de los pechos antes y después de las tetadas? 56, 173
— ¿Cuáles son los mecanismos de la lactación? 47 y ss., 70 y ss., 85
— ¿Cómo prepararse para dar de mamar? 133
— ¿Cómo colocarse para dar de mamar? 52
— ¿Cómo dar el pecho después de una cesárea? 157
— ¿Por qué una tetada precoz? 140, 153, 173
— ¿Por qué las tetadas a horario libre? 152 y ss., 215
— ¿En qué momento el recién nacido sabe mamar mejor? 150
— ¿Hay que alimentar a un niño por la noche? 215
— ¿Hay que darle de beber además? 95
— ¿Cuál es el número de tetadas al día? 163, 215
— ¿Cuánto tiempo dura una tetada? 74, 163, 216
— ¿Hay que darle de los dos pechos? 76, 173
— ¿Se puede dar de mamar a gemelos o trillizos? 76, 227
— ¿Por qué es inútil pesar al niño antes y después de una tetada? 162, 165

— ¿Cuál es la curva de peso normal de un recién nacido durante las primeras semanas? 165
— ¿Cuál es la curva de peso normal de un lactante durante los primeros meses? 217

◆ **Las dificultades**
— ¿Por qué los pechos están tensos y pesados las primeras semanas? 41, 62
— ¿De dónde viene el dolor de los pezones durante las tetadas? 37, 49, 64
— ¿Qué significan las contracciones uterinas durante las primeras tetadas? 69, 154
— ¿Cuáles son las razones de la falta de leche? 60, 174, 187
— ¿Qué hacer para estimular la subida de la leche? 168, 188
— ¿Por qué la subida de la leche puede ser dolorosa y qué hacer? 35, 69, 168
— ¿Es cierto que hay que beber mucho? 180, 189, 220
— ¿Qué hacer si los pechos rezuman? 190
— ¿Qué es una linfangitis? ¿Un absceso de pecho? 202, 207
— ¿Cómo prevenir y curar la hinchazón? 36, 168, 177, 179, 201
— ¿Cómo prevenir y curar las grietas? 198, 199
— ¿Qué hacer en caso de hospitalización de la madre o del niño? 227, 228
— ¿Qué hacer si la madre debe ausentarse unos días? 220, 228, 229
— ¿Cómo conservar leche humana? 220
— ¿Qué hacer ante un bebé que mama mal o no quiere mamar? 156, 183
— ¿Hay que vacunar a un niño que mama? 218
— ¿Qué hacer ante una enfermedad o una malformación del recién nacido? 157
— ¿Cuáles son los medicamentos que una mujer no puede tomar durante la lactancia? 106
— ¿Cómo detener la lactación? 130
— ¿Se puede restablecer la lactación después de haberla detenido totalmente? 229
— ¿Cuándo utilizar el sacaleches? 175

◆ **La madre y su cuerpo**
— ¿Qué acción tiene la lactancia sobre el organismo materno? 76, 246
— ¿Se puede tener una sexualidad normal durante la lactancia? 124, 224
— ¿Cómo adelgazar dando de mamar? 78, 124, 224
— ¿Cómo debe alimentarse una mujer que da de mamar? 219
— ¿La lactancia estropea los pechos? 40, 122
— ¿Es necesario utilizar mamaderas, protectores del pezón y otros accesorios? 26, 72, 174
— ¿Una mujer que da de mamar puede quedarse embarazada? 77, 221
— ¿Qué anticoncepción elegir durante la lactancia? 77, 224

◆ El destete
— ¿Cuál es el mejor momento para el destete? 232, 240
— ¿Cómo tener éxito en el destete? 240 y ss.
— ¿Hay que destetar a un niño enfermo? 242, 243
— ¿Se desteta sin dificultad a un niño de más de tres meses? 233, 237, 245
— ¿Cómo preparar un biberón? 252
— Los biberones de complemento, ¿por qué? ¿Cuándo? 58, 173
— ¿Cómo realizar el cambio de leche? 251
— ¿Qué leche artificial elegir? 93 y ss., 97, 249
— ¿Qué pensar de las conservas de alimentos? 263
— ¿Cuál es el papel de las harinas en la alimentación del bebé? 260
— ¿De dónde vienen las costumbres actuales de diversificación precoz de la alimentación? 259
— ¿Cuándo hay que dar zumo de fruta y vitaminas? 254

◆ ¿A quién pedir consejo?
• *Comité de lactancia materna de la Asociación Española de Pediatría*
C/ Aguirre 1 - bajo derecha
28009 Madrid. Tel. 914354916
Visitando la página web de esta organización (véase dirección en el siguiente apartado) podrá obtener toda la información referente al tema de la lactancia, así como aclarar sus dudas en el foro de preguntas para padres.
• *Leche League*
1400 N. Meacham Road, Schaumburg, IL 60173-4808 USA
En su página web (véase dirección en el siguiente apartado) se facilitan, entre otras cosas, artículos, boletines informativos, eventos y catálogos de productos relacionados con el tema de la lactancia.

◆ Los sitios Internet sobre lactancia

Organizaciones
Comité de lactancia materna de la Asociación Española de Pediatría
http://www.aeped.es/lactanciamaterna/index.htm

La Leche League International
http://www.lalecheleague.org/

El sitio de la Dra. Marie Thirion
http://co-naitre.net/

Grupos de apoyo
Asociación de madres Vía Láctea
http://www.vialactea.org/

Asociación de madres «Lactaria»
http://www.terra.es/personal6/sofiab

Asociación La Buena Leche
http://personal3.iddeo.es/espro/lactancia/index.htm

Alba Lactancia materna
http://www.albalactanciamaterna.org/

Asociación Canaria Pro Lactancia materna
http://www.iespana.es/grupolactanciamaterna/

Liga de la Leche de Cataluña
www.terra.es/personal4/lllcatalunya

Amamantar
http://www.amamantarasturias.org/
e-mail: coretute@arrakis.es

Federación Catalana de Grupos de Apoyo a la Lactancia Materna
http://www.grupslactancia.org/

Amamanta
http://www.amamanta.net/

Asociaciones de lactancia materna
ABAM - ASSOCIACIÓ BALEAR D'ALLETAMENT MATERN
C/ Rosa, 3 – 07002
Palma de Mallorca
e-mail: abam1@latinmail.com
Tel.: 617 89 71 75

ACPAM - (ASSOCIACIÓ CATALANA PRO ALLETAMENT MATERN)
Sede Social
C/ Benet Mercader, 9 1 1 Baixos
08012 Barcelona
Tel.: 93 217 05 22

LIGA DE LA LECHE DE GUIPÚZCOA
CASA DE CULTURA OQUENDO
C/ Zemoriya, 10-12
20013 - San Sebastián
Tel.: 94 328 63 59

LIGA DE LA LECHE DE MADRID
Centro Cultural San José de Calasanz
C/ Maria del Carmen, 65
28011 - Madrid
Tel.: 91 663 99 46
Colegio Siglo XXI
C/ Lituania, 8
28030 - Madrid
e-mail: molbel@pobox.com
Tel.: 91 734 91 34

COLECTIVO DE APOYO A LA LACTANCIA MATERNA DE TRES CANTOS «CALMA»
Casa de la Cultura de Tres Cantos
Avda. Encuartes s/n
28760 - Tres Cantos
Tel.: 91 803 10 83

LIGA DE LA LECHE DE MÁLAGA
Instituto de la Mujer (Dirección Provincial de Málaga)
C/ San Jacinto, s/n
29007 - Málaga
Tel.: 95 232 39 05

GRUPO DE APOYO A LA LACTANCIA «ORO BLANCO» DE MURCIA
Centro de Salud de Santomera
C/ La Gloria, s/n
30140 - Santomera
Tel.: 968 86 22 33

LIGA DE LA LECHE DE NAVARRA
Locales de la Parroquia de San Miguel
C/ Francisco Bergamín, 17, 1 Planta
31003 - Pamplona
Tel.: 948 24 35 10

ASOCIACIÓN DE APOYO A LA LACTANCIA MATERNA EN CANTABRIA
«LA BUENA LECHE»
Guardería del Niño Jesús
C/ Joaquín de Bustamante s/n (Cazoña)
3901 1 - Santander
Tel.: 942 34 36 48

COLECTIVO «LA LECHE» SEVILLA
Centro de la Mujer de Taracea
C/ Albedo Lista, 16
41003 - Sevilla
Tel.: 95 490 40 61

Centros de recogida de leche materna

Fundació Banc de Sang i Teixits de les Illes Balears
C/ Rosselló i Caçador, 20
07004 Palma de Mallorca
Teléfono gratuito: 800 401 301
Página web: www.fbstib.org

Esta Fundación dispone del primer y, hasta el momento, único Banco de Leche Materna de España.

Para ser donante hay que haber sido madre hace menos de seis meses y estar dando el pecho al bebé, gozar de buena salud y querer ayudar a otros recién nacidos que lo necesiten.

Los pasos que hay que seguir son los siguientes:
— contactar con el Banco de Leche Materna a través del teléfono indicado;
— acudir a la cita facilitada por el personal sanitario para realizar un pequeño control médico (entrevista, análisis de sangre...);
— el Banco facilitará un sacaleches y unos recipientes especiales para recoger la leche en casa, y antes de los 15 días desde el momento de la extracción, un mensajero los recogerá y los llevará al Banco de Leche;
— el Banco de Leche se encarga de recibir la leche donada, analizarla, pasteurizarla y congelarla hasta su distribución a los hospitales. Posteriormente, esta leche se administrará a los neonatos que lo precisen bajo prescripción facultativa.